章	指　標	数　値	頁
9	日本の総人口　　　　（2022年）	1億2,494万7千人	290
	年齢3区分別人口構成　（2022年）	年少人口（11.6%） 生産年齢人口（59.4%） 老年人口（29.0%）	290
	平均世帯人員　　　　（2022年）	2.25人	292
	全世帯における世帯類型順位 （2022年）	1位：単独世帯（32.9%） 2位：夫婦と未婚の子のみの世帯（25.8%） 3位：夫婦のみの世帯（24.5%）	292
	出生数 出生率（人口千対） 合計特殊出生率　　　（2022年）	77万759人 6.3 1.26	293
	総再生産率 純再生産率　　　　　（2021年）	0.64 0.63	293, 294
	死亡数　　　　　　　（2022年）	156万9,050人	295
	死因順位　　　　　　（2022年）	1位：悪性新生物（24.6%） 2位：心疾患（14.8%） 3位：老衰（11.4%）	295
	平均寿命　　　　　　（2022年）	男性：81.05年 女性：87.09年	297
	国民医療費（総額） 　　　　（人口1人あたり） 　（国内総生産(GDP)に対する比率） （2020年）	42兆9,665億円 34万600円 8.02%	305
	傷病分類別医科診療医療費 （2020年）	1位：循環器系の疾患（19.5%） 2位：新生物（15.2%） 3位：筋骨格系及び結合組織の疾患（8.1%）	307
10	社会保障給付費　　（2020年度）	132兆2,211億円	313
	社会保障給付費内訳　（2020年度）	1位：年金給付（42.1%） 2位：医療給付（32.3%） 3位：福祉その他の給付（25.6%）	313

MEDIC MEDIA

保 健 師

国家試験のための
レビューブック

Review book for
public health nurse

2025

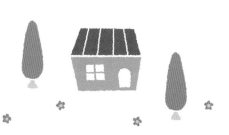
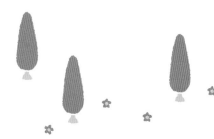

はじめに

　『保健師国家試験のためのレビューブック2025』は，国家試験問題を正文化し，必要不可欠な関連知識を補った国試対策の参考書です．

　保健師国試の出題領域は，分野が多岐にわたり，また法律や統計数値などの情報の変動が激しいために，学習を前に苦手意識を抱く受験生も少なくありません．

　本書は，表やイラストを多く用いたうえで，国試で問われた内容をコンパクトにまとめています．読者の皆さまにとって，「より学習しやすく，わかりやすい書籍」になることを目指して編集しました．

　過去10年間（101〜110回）で出題された内容は，国試で繰り返し問われるポイントや，近年の国試の出題傾向が一目でわかるよう，青字と国家試験の問題番号で示し，効率よく学習できます．

　統計数値については『国民衛生の動向2023/2024』掲載の年度に準拠，法律・制度の内容については令和5年4月施行の最新の法改正まで反映しているので，保健師国家試験や地方公務員試験（専門試験）に向けた学習に，安心してご利用いただけます．

　さらに，本書は姉妹本である『クエスチョン・バンク保健師国家試験問題解説2025』や『看護師・看護学生のためのレビューブック2025』，『公衆衛生がみえる2024-2025』に対応しています．これらの書籍で得た知識を本書に書き込み，反復学習することで，知識をより確実なものにできるでしょう．対応ページについては，本文に参照ページを掲載していますので，ぜひ，併せてご活用ください．

　なお，本書の具体的な活用方法は，ivページの「本書を使った"国試突破勉強法"」をご覧ください．

　限られた時間のなか，本書の最大限の活用が，皆さまの保健師国家試験合格の一助となりますよう，心よりお祈り申し上げます．

2024年4月吉日

編者一同

保健師国試について

>>> 直近，第110回国試の概要

試験期日 ●	令和6年2月9日（金）
試 験 地 ●	北海道，青森県，宮城県，東京都，新潟県，愛知県，石川県，大阪府，広島県，香川県，福岡県，沖縄県
試験科目 ●	公衆衛生看護学／疫学／保健統計学／保健医療福祉行政論
合格発表 ●	令和6年3月22日（金）午後2時に厚生労働省及び各地の保健師国家試験運営臨時事務所にその受験地，受験番号を掲示して発表．

※令和7年2月実施見込みの第111回国試については，令和6年8月初旬，官報（政府の広報誌）と厚生労働省のHPで発表予定です．必ず確認しましょう．

>>> 近年の国試状況

第110回保健師国家試験の合格状況

受験者数 ● 7,795人 　　**合格者数** ● 7,456人 　　**合格率** ● 95.7%

合格基準 ● 一般問題を1問1点（74点満点），状況設定問題を1問2点（70点満点）とし，次の合格基準を満たす者を合格とする．

総得点　87点以上／144点（60.4%）

過去6年の合格率の推移

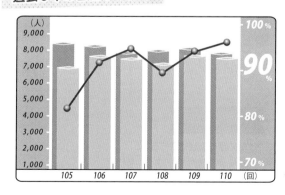

- 保健師国試は絶対基準が用いられ，例年約6割取れれば合格できる試験です．

- 近年の国試では，単に知識を問うのではなく，状況設定を読み取る力が求められる問題が増えています．

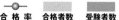

本書を使った "国試突破勉強法"

■準備するもの

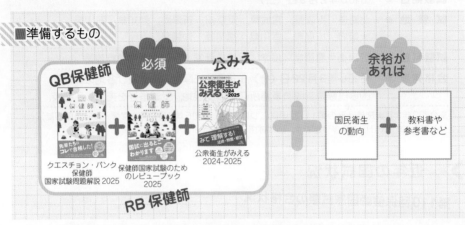

QB保健師　**必須**　**公みえ**

クエスチョン・バンク
保健師
国家試験問題解説 2025

保健師国家試験のための
レビューブック
2025

公衆衛生がみえる
2024-2025

RB 保健師

**余裕が
あれば**

国民衛生
の動向

教科書や
参考書など

■『RB』『QB』『公みえ』で国試対策!

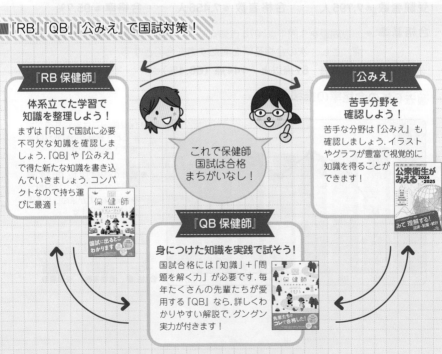

『RB 保健師』
**体系立てた学習で
知識を整理しよう!**

まずは『RB』で国試に必要
不可欠な知識を確認しま
しょう.『QB』や『公みえ』
で得た新たな知識を書き込
んでいきましょう. コンパ
クトなので持ち運
びに最適!

『公みえ』
**苦手分野を
確認しよう!**

苦手な分野は『公みえ』も
確認しましょう. イラスト
やグラフが豊富で視覚的に
知識を得ることが
できます!

これで保健師
国試は合格
まちがいなし!

『QB 保健師』
身につけた知識を実践で試そう!

国試合格には「知識」+「問
題を解く力」が必要です. 毎
年たくさんの先輩たちが愛
用する『QB』なら, 詳しくわ
かりやすい解説で, グングン
実力が付きます!

本書の使い方

それでは、実際に中身を見てみよう!

関連書籍の対応するページです.

出題された国試の回数（101～110回）と問題番号です.
例）102A35→102回国試
午前（AM）35番で出題された内容

≫ 支援ニーズが高い対象とその家族に

未熟児・低出生体重児に対する支援　〈QB保-150, 151〉〈RB看-母84～86〉〈衛102〉〈公みえ207〉

102A35

□① 低出生体重児（出生時体重2,500g未満）が生まれた場合，保護者は速やかに市町村に届け出なければならない（『母子保健法』18条）.

□② 未熟児（身体の発育が正常児の出生時の状態に至らない児）に対して，養育上必要な場合に市町村の保健師などが訪問指導を行う（同法19条）.

□③ 未熟児・低出生体重児の保護者は，児の成長や育児に対して不安を抱えている．訪問指導では，児の発育・発達を適切にアセスメントするとともに，保護者の訴えを傾聴し，不安軽減に努めることが重要である.

102A35

赤字→特に重要な語句です. 付録の赤いシートで隠せます.

青字→過去10年（101～110回）の国試で問われた箇所は青字で記しています.

関連書籍の参照ページはこちら↓の書籍と対応しています.

参照ページ

関連する事項が掲載されているページです.

★〈QB保-150, 151〉
『クエスチョン・バンク保健師国家試験問題解説2025』の参照ページ.

★〈RB看-母84～86〉
『看護師・看護学生のためのレビューブック2025』の参照ページ.

★〈公みえ207〉
『公衆衛生がみえる2024-2025』の参照ページ.

★〈衛102〉
『国民衛生の動向2024/2025』（厚生労働統計協会 編）の参照ページ.

地方公務員試験（保健師）
について

　保健師の就業先の大部分が「都道府県または市町村」です．この「都道府県または市町村」に就業するためには，**地方公務員試験（保健師）**を受験し，合格・採用されなければなりません．本頁では，地方公務員試験（保健師）の概要を紹介します．各自治体によって試験構成や受験資格，募集人数などが異なりますので，**受験の際には，必ずご自身が受験する自治体の情報を確認してください．**

▶▶▶ 受験資格

　年齢要件と保健師資格要件が，すべての自治体で設定されています．年齢要件は自治体によって異なりますが，上限は 30 〜 40 歳程度のところが多いようです．

▶▶▶ 試験から合格発表までの流れ

　地方公務員試験（保健師）は，一般的に一次・二次試験に分かれており，多くの自治体では毎年6月から9月にかけて実施されています．一次試験の約1か月後に，一次試験合格者に対して二次試験が実施され，その約1か月後に，最終合格者が発表されます．

▶▶▶ 試験内容

一次試験

　教養試験と**専門試験**があります（自治体によっては，専門試験がないところもあります）．出題パターンには，全国型，関東型，中部・北陸型，東京都型，特別区型などがあります．全国型は五肢択一で，教養試験50問（時間は150分程度），専門試験40問（時間は120分程度）の自治体が多いようです．

▼ 一次試験の概要（全国型の一例）

試験の種類	出題内容	問題数回答時間	備考
教養試験（五肢択一）	●知識問題（政治，経済，社会，地理，歴史，理科，数学 等） ●知能問題（文章理解，一般知能）	50問 150分程度	●東京都や特別区などでは，専門試験が記述式で行われる．
専門試験（五肢択一）	●公衆衛生看護学 ●疫学・保健統計（統計処理含む） ●保健医療福祉行政論	40問 120分程度	●大阪府は，平成23年度から独自の方式で行っている．

二次試験・最終試験

　内容は，面接試験，論文試験，身体検査，適性試験，討論試験などで，自治体によって異なります．三次・四次試験などと分けて実施しているところもあります．論文や討論の課題は，保健師業務に関係のある事柄や社会で話題になっている問題が多くなっているので，自治体における保健師業務についておさえておくとよいでしょう．

　自治体によっては過去の出題例を受験案内やホームページで公表しているところもあります．また，試験日程・内容などの試験実施要項は毎年変わります．ご自身が受験する自治体の情報を必ず確認してください．

≫ 学習法

　一次試験の専門試験は比較的点数が取りやすいので，受験者間に点差がつきにくくなっています．一次試験では教養試験がカギとなります．教養試験は，幅広い分野から出題されるため，過去問などで早めに対策しておきましょう．また，大学で実施している公務員試験対策講座や予備校の講座を利用するとよいでしょう．一方，専門試験の対策は，保健師国試対策と同じ勉強で対応できるはずです．ただし，記述式の問題が出題される場合もあるので，着実に知識を身に付けていきましょう．

　二次試験の面接試験と論文試験は，いずれも配点が高いので，本番を想定した練習をするなど，早めに対策を立てましょう．一次試験で高得点を取れても，二次試験で思うように得点できないことも珍しくありません．一次試験の対策に追われて二次試験の対策がおろそかにならないようにしましょう．

≫ 合格基準

　合格最低点などは公表されていません．採用予定数，受験者数，受験生の質，問題の難易度などによって合格基準は変動しますが，6割前後で一次通過となるところが多いようです．

POINT
- ● 一次は教養試験がカギ．早めの対策を！
- ● 一次の専門試験は，高得点を目指そう．
- ● 二次の面接・論文もしっかり準備しよう．

実際の問題を見てみよう（1）

［令和5年度　東京特別区Ⅰ類採用試験より一部抜粋］

出題例　保健師　専門問題

● 次の①～③は，感染症の発生に関する記述であるが，文中の空所a～dに該当する語を解答欄に記入せよ．

① ［　a　］とは，ある集団において，一定期間に同一感染症が通常に比べて高い頻度で発生することをいい，［　b　］とは，世界的な［　a　］のことをいう．

② ［　c　］とは，ある感染症の発生率が通常より有意に増加したり，天然痘など通常発生しない感染症が発生したりすることをいう．

③ ［　d　］とは，ある感染症が特定地域に長期間存在していることをいう．

正答　a：エピデミック　b：パンデミック　c：アウトブレイク　d：エンデミック

出題例　保健師　専門問題

● 次の①，②は，感染症の類型に関する記述であるが，文中の空所ア～エに該当する語又は数値を解答欄に記入せよ．

① 結核は，結核菌の［　ア　］感染によって起こる感染症で，感染症の予防及び感染症の患者に対する医療に関する法律（感染症法）では，［　イ　］類感染症に指定されている．

② 平成26年に国内では69年ぶりに発生した［　ウ　］は，蚊が媒介する感染症で，感染症法では，［　エ　］類感染症に指定されている．

正答　ア：空気（飛沫核）　イ：2　ウ：デング熱　エ：4

出題例　保健師　専門問題

● 次の文は，民生委員に関する記述であるが，文中の空所A～Cに該当する語又は数値を解答欄に記入せよ．

民生委員は，都道府県知事の推薦によって［　A　］が委嘱し，任期は［　B　］年であり，［　C　］福祉法の［　C　］委員を兼ねる．

正答　A：厚生労働大臣　B：3　C：児童

出題例 保健師 専門問題

●次の①，②は，生活保護法に関する記述であるが，文中の空所 a ～ f に該当する
語又は数値を解答欄に記入せよ．

①生活保護法は，日本国憲法第 [a] 条の理念に基づき，国が生活に困窮す
る全ての国民に対し，その困窮の程度に応じ，必要な保護を行い，その最低限
度の生活を保障するとともに，その [b] を助長することを目的とする．

②生活保護には，8つの扶助があり，原則，現物給付である [c] 扶助及び
[d] 扶助並びに金銭給付である生活扶助，[e] 扶助，住宅扶助，
出産扶助，[f] 扶助及び葬祭扶助がある．

正答　a：25　b：自立　c：医療　d：介護　e：教育　f：生業

出題例 保健師 専門問題

●次の表は，疾病A～Dについて，喫煙群及び非喫煙群それぞれ10万人に対する
罹患率を示したものであるが，これについて次の問①～④に答えよ．

疾病	罹患率	
	喫煙群	非喫煙群
A	5,000	4,000
B	60	20
C	4,000	2,000
D	800	500

①疾病Aの相対危険度を求めよ．　②疾病Bの寄与危険度を求めよ．

③疾病Cの寄与危険割合を求めよ．

④禁煙により罹患率の減少が最も期待されるのは，疾病A～Dのうちどれか．

正答　①相対危険度＝5,000×（4,000＋96,000）÷4,000（5,000＋95,000）＝1.25
　　　②寄与危険度＝60／（60＋99,940）－20／（20＋99,980）＝0.0004
　　　③寄与危険割合＝（4,000／100,000－2,000／100,000）÷（4,000／100,000）＝0.5
　　　④疾病A～Dの寄与危険度を算出し，比較することで罹患率に与える影響がわかる．
　　　疾病Aの寄与危険度＝（5,000－4,000）／100,000＝1,000／100,000
　　　疾病Bの寄与危険度＝（60－20）／100,000＝40／100,000
　　　疾病Cの寄与危険度＝（4,000－2,000）／100,000＝2,000／100,000
　　　疾病Dの寄与危険度＝（800－500）／100,000＝300／100,000
　　　よって，罹患率の減少が最も期待されるのは疾病Cである．

実際の問題を見てみよう（2）

[令和4年度　東京特別区I類採用試験より一部抜粋]

(出題例) 保健師　専門問題

● 次の①，②は，母子保健に関する記述であるが，文中の空所A～Dに該当する語又は数値を解答欄に記入せよ．

① 乳児家庭全戸訪問事業（こんにちは赤ちゃん事業）では，生後 A か月までの乳児のいる全ての家庭を訪問し，子育て支援に関する情報提供や B 等の把握を行う．

② 母子健康包括支援センター（子育て世代包括支援センター）は，母子保健法により市町村に設置することが C となり， D 期から子育て期までの切れ目のない支援を提供する．

正答　A：4　B：養育環境　C：努力義務　D：妊娠

(出題例) 保健師　専門問題

● 次の文は，特定健康診査及び特定保健指導に関する記述であるが，文中の空所A～Eに該当する語を解答欄に記入せよ．

A に着目した特定健康診査及び特定保健指導は，高齢者の医療の確保に関する法律（高齢者医療確保法）に基づき， B が40～74歳の対象者に対して実施することが義務付けられている．特定健康診査後は，リスクに応じた C を行い，情報提供， D ， E を実施する．

正答　A：メタボリックシンドローム　B：医療保険者　C：階層化　D：動機づけ支援　E：積極的支援

(出題例) 保健師　専門問題

● 次の①，②は，精神保健及び精神障害者福祉に関する法律（精神保健福祉法）に規定する入院に関する記述であるが，文中の空所a～eに該当する語又は数値を解答欄に記入せよ．

① a 入院とは，患者本人の同意に基づくものをいう．

② 措置入院とは， b 人以上の c の診察により，入院させなければ d のおそれがある精神障害者を e が入院させるものをいう．

正答　a：任意　b：2　c：精神保健指定医　d：自傷他害　e：都道府県知事

保健師　専門問題

●次の①，②は，健康危機管理に関する記述であるが，文中の空所 a 〜 d に該当する語を解答欄に記入せよ.

① 災害対策基本法では，「高齢者，障害者，[　 a 　] その他の特に配慮を要する者」を要配慮者とし，また，[　 b 　] は避難行動要支援者名簿を作成しておかなければならないと規定している.

② [　 c 　] とは，災害の発生直後の急性期に活動が開始できる機動性を持った，専門的な研修・訓練を受けた医療チームで，医師，看護師，[　 d 　] で構成される.

正答　a：乳幼児　b：市町村長　c：災害派遣医療チーム（DMAT）　d：業務調整員

 保健師　専門問題

●次の表のような，体重のデータの標準偏差を計算の過程を示して求めよ.

番号	1	2	3	4	5	6	7	8	9	10
体重[kg]	61	59	40	67	53	65	55	55	80	65

平均値＝体重の総和／人数＝(61＋59＋40＋67＋53＋65＋55＋55＋80＋65)/10＝60
標準偏差＝$\sqrt{\{(1/10)\times(個々の体重－平均値)^2の総和\}}$
　　　　＝$\sqrt{\{(1/10)\times(1＋1＋400＋49＋49＋25＋25＋25＋400＋25)\}}$
　　　　＝$\sqrt{100}＝10$　　　　　※ルート（$\sqrt{\ }$）内は分散を表す.

正答　10

出題例 保健師　論文課題

●2題中1題を選択すること.

1　健康寿命の延伸及び生活の質の向上のためには，継続的かつ包括的な保健事業を展開していくことが不可欠です. 近年，健康課題が複雑・多様化し，時代によって変化する価値観や社会情勢，テクノロジーの発展等を踏まえて，在住者や在勤者の違いによらず，地域に関係する人々への地域保健と職域保健が連携した幅広い取組の促進が必要となっています.

　このような状況を踏まえ，地域・職域連携による効果的・効率的な保健事業の推進のために，特別区の保健師としてどのように取り組むべきか，あなたの考えを論じなさい.

2　高齢化が進行する中で，生活習慣病の予防や健康寿命の延伸が引き続き国民的課題であり，健全な食生活の実践は，生涯を通じた心身の健康を支える基本となります.

　各世代で食生活に起因する課題があり，食育の取組が求められています. また，食育は家庭における共食が原点ですが，世帯構造の変化や生活の多様化により，地域における共食の推進も重要となっています.

　このような状況を踏まえ，家庭や地域における食育の推進について，特別区の保健師としてどのように取り組むべきか，あなたの考えを論じなさい.

1章　公衆衛生看護学概論

1 公衆衛生看護学の基本

≫ 公衆衛生看護の概念と変遷

公衆衛生と公衆衛生看護の定義
（公衆衛生行政の概要：p.316参照）
（QB保-2）（公みえ9）

□① 　公衆衛生は，健康な人間を含めた集団を対象とし，社会全体の健康の維持・増進を目標とする実践の学問である．

　　▼ 公衆衛生の定義（ウィンスロー，1949年改訂）[109P5]

　　公衆衛生とは，組織化された地域社会の努力を通じて，疾病を予防し，寿命を延長し，身体的・精神的健康と能率の増進を図る科学・技術である．
　　《具体的内容》
　　環境衛生対策，感染症対策，衛生教育，医療看護サービス，社会保障制度の改善

□② 　公衆衛生行政は，『日本国憲法』25条に基づき，すべての国民の健康の保持増進を図るため，国や地方自治体によって行われる公的な活動である．

　　▼ 『日本国憲法』25条（生存権，国の社会的使命）

　　1．すべて国民は，健康で文化的な最低限度の生活を営む権利を有する．
　　2．国は，すべての生活部面について，社会福祉，社会保障及び公衆衛生の向上及び増進に努めなければならない．

□③ 　公衆衛生看護は，地域全体のあらゆる人を対象に，健康レベルの向上を目指し，人々の健康生活を看護の立場から支援する活動である．

★『レビューブック』の使い方がわからない人は，巻頭ⅳ，ⅴ『本書を使った国試突破勉強法』『本書の使い方』をチェックしよう！

諸外国の公衆衛生と公衆衛生看護の変遷 (QB保-3) (公みえ2, 9)

□① 公衆衛生と公衆衛生看護にかかわる重要人物と事項は，以下のようである． 102A23

重要人物	事　項
チャドウィック	世界で最初の『公衆衛生法』成立に寄与．イギリスで衛生局を設置．
ジョン・スノウ	疫学研究の父．ロンドンにおけるコレラ流行に対して，疫学的手法により感染経路の解明と対策を講じ，まん延を防止した．
ナイチンゲール	クリミア戦争下の病院で統計学的手法により衛生状態を改善し，死亡率を下げるといった看護を展開．著書『看護覚え書』等．
ラスボーン	世界で最初に訪問看護活動を実施．地区看護婦の養成を行った．
リチャーズ	初代京都看病婦学校看護責任者．看護婦養成と家庭での看護活動を推進．
ウォルド	初めて公衆衛生看護の言葉を用いて活動．
ドーソン	イギリスで地域包括医療の重要性を強調した（ドーソン報告）．
ウィンスロー	公衆衛生の定義 (p.2参照) を発表．
オルト	GHQ（連合国軍最高司令官総司令部）公衆衛生福祉局看護課の初代課長．看護の役割を包括的にとらえ，産婆，看護婦，保健婦の一元化を企図．
ブラウン	アメリカにおける看護学教育や看護サービスのあり方を明らかにした（ブラウン報告）．

日本の公衆衛生と公衆衛生看護の変遷 (QB保-4) (衛21)

□① 日本の公衆衛生と公衆衛生看護の変遷は，以下のようである． 104A1

年号（西暦）	出来事
大正11（1922）年	● 『健康保険法』制定． ➡ 日本の深刻な不況を背景とする労働者・被扶養者の保護を目的として制定．ドイツの疾病保険をモデルとした．
大正12（1923）年	● 済生会巡回看護事業が，訪問看護活動を実施． ➡ 関東大震災の被災者を対象として，診療所を拠点に訪問看護活動を行った．
大正15（1926）年	● 内務省の小児保健所計画において，日本で初めて「保健婦」の名称が用いられた．
昭和2（1927）年	● アメリカ人看護婦ヌノ女史と，アメリカで公衆衛生看護学を学んだ平野みどりが，「聖路加国際病院公衆衛生看護部」を開設． ➡ 母子保健を中心とする健康相談，家庭訪問，保健指導が始められた．
昭和3（1928）年	● 大阪府に初めての小児保健所（大賀小児保健所）を設置． ➡ 当時，大阪府は国内で乳児死亡率が最も高かった．
昭和12（1937）年	● 『保健所法』制定．法文中に初めて「保健婦」の名称が用いられた． ➡ 人口12〜20万人に対し1か所，全国で550か所の設置が提起され，1保健所につき3人の保健婦が必要であると明記された．

(次ページへ続く)

昭和13（1938）年	● 『国民健康保険法』制定. ➡ 国保健婦を配置し，国民健康保険の加入者に対し，健康の保持・増進を呼びかけた. ● 厚生省設置. ➡ 国民体力の向上および国民福祉の増進を図るため，内務省から独立.
昭和15（1940）年	● 『国民体力法』制定. ➡ 戦時下における青少年に対する体力増強・健康管理を実施した.
昭和16（1941）年	● 『保健婦規則』制定. 保健婦の身分が確立した. ➡ 保健婦の資格は18歳以上の女子とし，保健婦の名称による業務の実施が定められた.
昭和21（1946）年	● 『日本国憲法』公布. ➡ 憲法25条で国民に生存権（p.2参照）が保障された.
昭和22（1947）年	● 『保健所法』全面改正. ➡ 保健所は公衆衛生の第一線機関として機能が拡充・強化された. ● 開拓保健婦の設置. ➡ 戦後の開拓農民（入植者）*の健康管理を行うため，旧農林省により設置された.
昭和20 ～ 30 （1945 ～ 1955）年	● 保健所整備. ➡ 人口10万人に対し1か所，都道府県・指定都市での設置を目標とした. ➡ モデル保健所が各都道府県に1か所設置された.
昭和23（1948）年	● 『保健婦助産婦看護婦法』制定. ➡ GHQ公衆衛生福祉局看護課の初代課長であるオルト（p.3参照）が関与した. ● 駐在保健婦の設置 ➡ GHQの指導のもと，保健所保健婦が保健婦のいない管内市町村等に駐在した.
昭和27（1952）年	● 保健婦国家試験開始.
昭和45（1970）年	● 開拓保健婦は都道府県保健婦に身分移管. ➡ 開拓農民*の生活水準の向上に伴い，身分移管された.
昭和53（1978）年	● 市町村保健センター（p.320参照）整備. ➡ 第一次国民健康づくり対策（p.103参照）により整備された. ● 国保保健婦は市町村保健婦に身分移管. ➡ 第一次国民健康づくり対策の開始に伴い，身分移管された.
平成 6（1994）年	● 『地域保健法』（p.316 ～ 318参照）制定. ➡ 『保健所法』を改題・改正して制定され，平成9（1997）年に全面施行された. ➡ 駐在保健婦は『地域保健法』の施行に伴い，廃止された.
平成13（2001）年	● 『保健婦助産婦看護婦法』が『保健師助産師看護師法』に改正. ➡ 保健婦と保健士の名称が保健師に統一された. ● 厚生省と労働省が統合され，厚生労働省が発足.
平成18（2006）年	● 『保健師助産師看護師法』改正. ➡ 保健師免許付与には看護師免許が必須となった.

＊戦後，外地からの引揚者や帰還兵の増加により，食糧難や失業者の増大という課題が生じ，新たな土地を開拓するために，その土地に移り住んだ人たちのこと.

□② 保健婦の種類は，以下のようである. [104A1]

	国民健康保険保健婦 （国保保健婦）	開拓保健婦	駐在保健婦
設置 期間	昭和13 ～ 53年 （1938 ～ 1978）	昭和22 ～ 45年 （1947 ～ 1970）	昭和23 ～平成9年 （1948 ～ 1997）
設置 背景	昭和4（1929）年からの 世界大恐慌（特に，北海道・ 東北地方の農村恐慌）へ の対策として，『国民健康 保険法』の公布とともに 設置された.	戦後，各地で増加しつつあっ た開拓農民（入植者）の健 康管理を目的に，農林省の 管轄で北海道や東北地方の 開拓地に配置された.	GHQの指導のもと，高知・ 香川・和歌山・新潟・青森 県等のへき地において， 保健所保健婦を市町村 役場内への駐在とした.
業務 内容	疾病の早期発見と衛生思 想の普及，学校における 看護活動，健康相談や家 庭訪問，急病人対応 等	人々の保健・医療ニーズへ の対応 等 （開拓農民とともに暮らし ながら業務にあたった）	受け持ち地域の住民に対 する健康相談，健康教育， 訪問活動 等
その後	第一次国民健康づくり対 策に伴い，市町村保健婦 に身分移管	開拓農民の生活水準の向上 に伴い，都道府県保健婦に 身分移管	『地域保健法』の施行を機 に駐在制は廃止

» 公衆衛生看護活動の理念

健康の定義 （RB看-社23）（公みえ3）

□① 健康とは，単に疾病がないとか，虚弱でないということではなく，身体的・精神的・社会的に完全に良好な状態（well-being）である［世界保健機関（WHO）による定義．WHO憲章，1946年］.

□② WHO憲章では，「到達することができる最高水準の健康を享受することは，人種，宗教，政治的信条，経済的あるいは社会的条件に左右されることのない万人の有する基本的権利のひとつである」としている.

□③ 健康は社会的決定要因の影響を受ける．健康の社会的決定要因には，社会格差（p.15参照），幼少期の養育環境・教育，貧困，労働環境などがあり，個人の努力では解消できない社会的課題に対して政策などにより改善することが必要とされている.

プライマリヘルスケア （QB保-5）（RB看-社24, 25）（公みえ6）

□① プライマリヘルスケアは，1978年にアルマ・アタ宣言で提唱された，地域の保健医療環境の発展を目指した住民参加を基本とする総合的な保健医療活動である.

□② アルマ・アタ宣言において，「西暦2000年までにすべての人に健康を」という目標のもと，プライマリヘルスケアは「人間の基本的な権利（基本的人権）である健康に関して格差や不平等は容認されるべきではない」という精神に基づいた理念として打ち出された.

□③ プライマリヘルスケアの4原則は，以下のとおりである. ^{110A1 102A21}

> ❶住民のニーズに基づくこと
> ❷適正技術の導入・地域資源の有効活用
> ❸住民参加
> ❹農業，教育，通信，建設，水利等，多分野間の協調と統合

□④ 主に開発途上国における健康状態の改善を目指して提唱された概念であるが，地域住民が主体的に健康と生活を改善し，維持・発展させるという過程は，開発途上国だけでなく先進国の保健活動においても重要である.

ヘルスプロモーション （QB保-6, 7）（RB看-社25, 26）（公みえ7）

□① ヘルスプロモーションとは，WHO（p.350, 351参照）が1986年にオタワ憲章（第1回ヘルスプロモーション国際会議）において提唱した，新しい健康観に基づく21世紀の健康戦略である.

□② オタワ憲章ではヘルスプロモーションを「人々が自らの健康をコントロールし，改善できるようにするプロセス」と定義した.

□③ 住民の**主体的参加**が基本であり，あらゆる人々を対象としている. ^{101A27}

▼ ヘルスプロモーション活動による健康への道のり

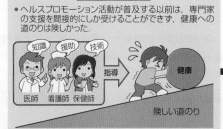

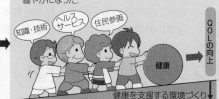

藤内修二：公衆衛生，1997；61（9）：637 を引用改変

□④　活動原則として，❶唱道（advocate），❷能力の付与（enable），❸調停（mediate）の3つを挙げている．

□⑤　5つの活動分野は，以下のようである．　[108P35　102A29]

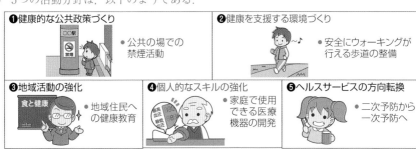

❶健康的な公共政策づくり	❷健康を支援する環境づくり
●公共の場での禁煙活動	●安全にウォーキングが行える歩道の整備

❸地域活動の強化	❹個人的なスキルの強化	❺ヘルスサービスの方向転換
●地域住民への健康教育	●家庭で使用できる医療機器の開発	●二次予防から一次予防へ

医療情報科学研究所 編：公衆衛生がみえる 2024-2025．第6版，メディックメディア，2024，p.7 より改変

□⑥　ヘルスプロモーションにおいて，ヘルスリテラシー（p.30参照）は住民の主体的な参加を促進する要因となる．　[104A7]

〔バンコク憲章〕

□①　バンコク憲章は，2005年にタイのバンコクで開催された第6回ヘルスプロモーション国際会議で採択された．

□②　グローバル化した世界における格差問題，都市化，地球環境変化などを受け，健康に影響を与える要因（健康の決定要因）に対処するために必要な活動と責務，誓約を確認した．

□③　オタワ憲章のヘルスプロモーションの定義（p.6, 7参照）に健康の決定要因を加え，「ヘルスプロモーションとは人々が自らの健康とその決定要因をコントロールし，改善することができるようにするプロセス」と改めて定義した．

★青字は過去10年の国試に出題された内容です．文末には国試番号を付けています．例えば，「109P30」は第109回保健師国家試験の午後30番の問題です．AはAM＝午前，PはPM＝午後です．

≫ 公衆衛生看護の倫理

基本的人権の尊重／権利擁護

□① 保健師は，人の健康や生活に深くかかわる職業であり，公衆衛生看護活動は，住民の価値観および基本的人権を尊重して行われなければならない.

□② 権利擁護とは，自己の権利を十分に表明することができない者の人権を尊重し，当事者の権利を代弁者として擁護し，当事者の自己決定を支え，その人らしく生活すること（自己実現）を支援することである.

□③ 保健師は，住民の権利と尊厳を守るため，限りある社会資源をすべての人が公正に利用できるように支援する．これは権利擁護につながる活動である. 105P16 101P5

□④ 社会資源の公正な分配が行われない場合，社会格差 (p.15, 16参照) や健康格差 (p.16参照) の拡大につながる.

2 公衆衛生看護学の対象と方法

≫ 活動方法とその特性

予防医学の概念 (QB保-8, 9) (RB看-成6) (公みえ4)

□① 予防医学とは，疾病予防と健康増進のための科学と技術である．進行段階に対応して，その対策は一次予防，二次予防，三次予防と呼ばれる. 110A10 110A14 109P1 107P3 103A22

	一次予防	二次予防	三次予防
概　念	健康増進・疾病予防	早期発見・早期治療	悪化防止・社会復帰支援
目　的	罹患率の低下	死亡率の低下 生存期間の延長	ADL・QOLの向上 社会復帰
具体例	●健康増進 　健康相談，健康教育， 　生活習慣の改善，環境 　整備 ●特異的予防 　予防接種，事故防止	●早期発見 　健康診断，精密検査 ●早期治療 　適切な治療， 　合併症の予防	●機能障害防止 　合併症・後遺症予防 ●リハビリテーション 　機能回復訓練， 　作業療法，職業訓練

□② ブレスローは以下のような7つの健康習慣を提唱し，これらの健康習慣の実践がその後の寿命に影響するという研究結果を示した.

❶適正な睡眠をとる ❷喫煙をしない ❸適正体重を維持する ❹過度の飲酒をしない ❺定期的に運動をする ❻朝食を毎日とる ❼間食をしない

ポピュレーションアプローチ／ハイリスクアプローチ
（QB保-10, 11）
（RB看-成7）
（公みえ5）

□① ポピュレーションアプローチとは，対象を限定せず，地域や職場などの**集団全体**に働きかけてリスクを下げる方法である.[109P41] [103P1] [101A2]

□② ハイリスクアプローチとは，リスクの高い者に対象を絞り込んで働きかける方法である.[110A2] [105A23] [104P7]

▼ ポピュレーションアプローチとハイリスクアプローチ[103P1] [101P7]

	ポピュレーションアプローチ （ポピュレーションストラテジー）	ハイリスクアプローチ （ハイリスクストラテジー）
対 象	集団全体	高リスク群，個人
役 割	一次予防	二次予防
メリット	● 集団全体に効果が及ぶ. ● 成功すれば社会的影響が大きい. ● 集団から対象（高リスク者等）を絞る必要がない.	● 方法論が明確で, 対象を把握しやすい. ● 個人への効果が高い. ● 対象を絞るため, 費用対効果に優れている.
デメリット	● 個人への効果が低い. ● 行動変容への動機づけが弱い. ● 直接・間接的なコストがかかり, 費用対効果が低い.	● 集団全体の健康増進への貢献が小さい. ● 成果は一時的, 地域的, 臨時的, 限定的である. ● スクリーニングの費用がかかる.
事 例	● 街頭における分煙キャンペーン ● 従業員向けメンタルヘルス研修の実施 ● 母子健康手帳の交付 ● 乳児家庭全戸訪問事業	● 喫煙者に対する肺癌検診の推奨 ● うつ病を患った従業員の職場復帰プログラムの作成 ● 虐待リスクのある家庭への訪問

PDCAサイクル
（QB保-12）（公みえ117）

□① PDCAサイクルとは，計画（plan）→実施（do）→評価（check）→改善（act）の4段階のプロセスを表した概念をいう．これらを繰り返すことで，**継続的な業務改善**を促し，公衆衛生看護活動などの向上を図る.[101A28] [109P2]

アウトリーチ
（QB保-12）

□① アウトリーチとは，困難を抱えながらも支援の必要性を自覚していない，あるいは支援を求められない人々のもとへ支援者が**出向いて情報や支援を提供すること**である．保健師の**家庭訪問**が該当する.[108P1] [103A1]

≫ 健康課題解決のための資源

ソーシャルキャピタル (QB保-13)(公みえ173)

☐① ソーシャルキャピタルは社会関係資本のことで、「人々の協調行動を活発にすることによって、社会の効率性を高めることのできる、**信頼**, **規範**, **ネットワーク**といった社会組織の特徴」と定義されている.
➡例：近隣との付き合い, 交流や相互の信頼, 社会参加 (地域活動, ボランティア) 等.

☐② 地域保健活動におけるソーシャルキャピタルでは、地域の人々の**社会的な結び付き**が重要となる.

☐③ 保健師は、地区活動を通じてソーシャルキャピタルの醸成を図り、それらを活用して住民と協働し、住民の**自助・共助**を支援して、**主体的**かつ**継続的**な健康づくりを推進する (厚生労働省：地域における保健師の保健活動に関する指針).

☐④ 保健師は、ライフサイクルを通じた健康づくりを支援するため、ソーシャルキャピタルを醸成し、学校や企業等の関係機関との幅広い連携を図りつつ、社会環境の改善に取り組むなど、地域特性に応じた健康なまちづくりを推進する (同指針).

ソーシャルサポート (QB保-14)(RB看-成48)

☐① ソーシャルサポートとは、社会的支援のことで、個人のよりよい状態を支えるための心理的・物理的資源を指す. 人間関係や社会的ネットワークも含まれる.

▼ ソーシャルサポートの分類

道具的サポート	物資・金銭・労働等の直接的な援助（家事を手伝う 等）
情報的サポート	問題解決に役立つアドバイスや情報の提供
情緒的サポート	愛情・共感・傾聴等, 他者との情緒的なつながりを築くための援助
評価的サポート	賛成・称賛等, 自己評価に役立つ援助

≫ 保健師と保健師活動の場

保健師 (QB保-15, 16)(RB看-社115, 116)(公みえ80, 81, 175)

☐① 保健師とは、厚生労働大臣の免許を受けて、保健師の名称を用いて保健指導に従事することを業とする者をいう (『保健師助産師看護師法』2条).

□② 保健師は，名称独占の資格である（同法42条の3）.

➡保健師の名称を使用しなければ，医師，管理栄養士なども保健指導を行うことができる．業務独占ではない.

□③ 業務に従事する保健師は，2年ごとに，業務従事者届を就業地の都道府県知事に届け出なければならない（同法33条）.
_{107A1}

□④ 保健師は，傷病者の療養上の指導を行うに当たって，主治医があるときは，その指示を受けなければならない（同法35条）.

□⑤ 保健師は，その業務に関して就業地を管轄する保健所長の指示を受けたときは，これに従わなければならない（同法36条）.
_{104A2}

➡保健所長の指示は，主治医の指示に基づく傷病者の療養上の指導を妨げない範囲で適用される（同法35, 36条）.

□⑥ 保健師の守秘義務は『保健師助産師看護師法』に規定されている（42条の2）. 行政保健師（都道府県や市町村に所属する保健師）の守秘義務は，『地方公務員法』などにも規定されている（34条）.
_{107A39　105A1　101P29}

□⑦ 行政保健師が所属する地域保健の行政機関の体系図は，以下のようである.

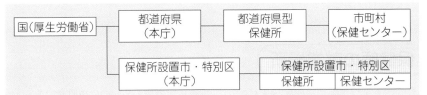

※保健所を設置する市（保健所設置市）には，『地域保健法施行令（政令）』に基づき，指定都市，中核市，その他の政令で定める市が含まれる（1条）.

□⑧ 行政保健師の活動方法には，母子保健，成人保健などの業務内容で担当を分ける業務担当制と，市町村をいくつかの地区に分け，担当地区内の業務全般を担う地区担当制がある.

地域における保健師の保健活動に関する指針

（QB保-17, 18）
（衛25, 26）
（公みえ175）

□① 地域における保健師の保健活動に関する指針は，保健師に求められる役割が変化・拡大していることを受け，平成25（2013）年4月に厚生労働省が定め，通知したものである.

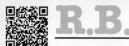

□② この指針では，保健師の保健活動の基本的な方向性として，以下の10項目が挙げられている．

107P17 102A26

❶地域診断に基づくPDCAサイクルの実施

❷個別課題から地域課題への視点および活動の展開

❸予防的介入の重視

❹地区活動に立脚した活動の強化

❺地区担当制の推進

❻地域特性に応じた健康なまちづくりの推進

❼部署横断的な保健活動の連携および協働

❽地域のケアシステムの構築

❾各種保健医療福祉計画の策定および実施

❿人材育成

□③ 都道府県保健所等に所属する保健師の活動として，**広域的・専門的な保健サービスの提供，健康危機への体制づくり**などが示されている（同指針）．

106A31

□④ 市町村保健師の活動として，**住民の主体的な健康づくり支援，ボランティア組織の育成支援，防災計画策定への参画**などが示されている（同指針）．

108A1

□⑤ 保健所設置市・特別区の保健師は，都道府県保健所等に所属する保健師の活動と市町村保健師の活動を併せて行う．ただし，都道府県保健所が行う管内市町村に対する支援等は除く．（同指針）

保健師の就業場所 （RB看-社23）（衛203）（公みえ81）

□① 就業保健師数は**6万299人**であり，就業場所で最も多いのは**市町村**である（厚生労働省：令和4年衛生行政報告例）．

108A35

▼ 保健師の就業場所

101P1

❶市町村 ──── 51.6% ❷保健所 ──── 17.1%

❸病院 ──── 7.7% ❹事業所 ──── 7.0%

厚生労働省：令和4年衛生行政報告例

□② 行政保健師の常勤保健師数は**3万8,528人**であり，自治体別の就業場所で最も多いのは**市町村**である［厚生労働省：令和5年度保健師活動領域調査（領域調査）］．

108A2

▼ 自治体別の常勤保健師

108A2

❶市区町村 ──── 3万2,733人（85.0%）─── 市町村 ──── 2万1,136人（54.9%）

└── 保健所設置市 ──── 9,982人（25.9%）

└── 特別区 ──── 1,615人（4.2%）

❷都道府県 ──── 5,795人（15.0%）

厚生労働省：令和5年度保健師活動領域調査（領域調査）

保健師活動の現状 (QB保-18, 19)(衛25, 26)(公みえ175)

☐① 都道府県の常勤保健師は，健康危機管理の活動時間割合が24.5%と最も多い [厚生労働省：令和4年度保健師活動領域調査（活動調査）].

☐② 保健所設置市・特別区（保健所設置市等）と市町村の常勤保健師は，直接対人支援の割合が最も多く，保健所設置市等は39.5%，市町村は38.9%となっている（同調査）.

▼ 常勤保健師の活動状況

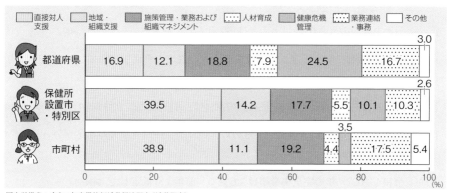

厚生労働省：令和4年度保健師活動領域調査(活動調査)

★ （QB保-○○）は『クエスチョン・バンク 保健師国家試験問題解説2025（QB保健師）』の参照ページです．RBを読んだあととQBで国試を解くと，知識がしっかり定着します.

3 社会環境の変化と健康課題

》社会情勢

労働・雇用環境の変化 (QB保-20, 21)(RB看-社5)(衛14, 41, 250)(公みえ353)

☐① 令和4（2022）年の**労働力人口**の総数は6,902万人と前年より**減少**した．労働力人口における女性の割合は**44.9%**である [総務省統計局：令和4年労働力調査（基本集計）]. [104A4]

  ➡**労働力人口**：15歳以上人口のうち，就業者と完全失業者を合わせたもの．

☐② 労働力人口のうち65歳以上の者は927万人で，毎年**増加**している（同調査）. [104P28]

☐③ 令和4（2022）年の65歳以上の就業率は25.2%で，平成24（2012）年の19.5%より上昇している（同調査）.

☐④ 雇用者に占める非正規職員・従業員の割合は，男性22.2%，女性53.4%である（同調査）.

☐⑤ 女性の非正規職員・従業員（1,432万人）では，パート・アルバイトが78.6%を占め，最も多い（同調査）. [109A3]

☐⑥ 令和4（2022）年の完全失業率は2.6%で，前年より低下した（同調査）.

  ➡**完全失業率**：労働力人口に占める完全失業者の割合のこと．

☐⑦ 女性の年齢階級別労働力率（労働力人口比率）をグラフに表すと，以前は結婚・出産を迎える25～29歳と30～34歳を底とする**M字カーブ**を描いていた．近年では，M字の底となっていた年齢階級の労働力率（労働力人口比率）が上昇し，以前よりもM字のカーブが浅くなり，グラフの形は台形に近づいている（同調査）. [105A11]

☐⑧ 令和4（2022）年度の育児休業取得率は男性17.1%，女性80.2%である（厚生労働省：令和4年度雇用均等基本調査）.

☐⑨ 『少子化社会対策基本法』に基づく**少子化社会対策大綱**では，男性の育児休業取得率を令和7（2025）年に30%とする目標を立てていた．その後，令和5（2023）年のこども・子育て支援加速化プランでは，民間企業は50%，公務員は85%へ目標値が引き上げられた. [109A23]

男女共同参画社会

□① 男女共同参画社会とは，男女が互いにその人権を尊重しつつ，性別にかかわりなく，その個性と能力を十分に発揮することができる社会である．

□② 日本では，女性の社会進出を推進するために，平成11（1999）年に『男女共同参画社会基本法』が制定された．

□③ 男女共同参画社会を実現するため，働き方改革などによるワーク・ライフ・バランス（p.219参照）の改善，男性が家事・育児・介護などに参画しやすい環境の整備，女性を含めて働きたい人が働きやすい環境の整備などが推進されている．

社会格差 （QB保-22）（公みえ157）

□① 社会格差とは，学歴，職業，所得などの社会経済要因による格差を指す．これは，健康格差の社会的決定要因（p.16参照）ともなる．

□② 相対的貧困率とは，ある国や地域の全人口に占める，大多数の人の生活水準よりも貧しい相対的貧困者の割合である．

□③ 令和3（2021）年の相対的貧困率は**15.4％**，子どもの貧困率は**11.5％**である[103A3]（厚生労働省：令和4年国民生活基礎調査）．

□④ 子どもがいる現役世帯の貧困率は**10.6％**であるのに対し，子どもがいる現役世帯のうち大人が1人の世帯員では貧困率が**44.5％**となっており，ひとり親世帯の貧困率が高くなっている（同調査）．

➡ **子どもがいる現役世帯**：世帯主が18歳以上65歳未満で子どもがいる世帯

□⑤ 令和4（2022）年において母子世帯で生活意識を苦しい（大変苦しい，やや苦しいの合計）と答えた世帯が**75.2％**となっている（同調査）．

□⑥ 社会格差の子どもへの影響に対応するため，『子どもの貧困対策の推進に関する法律（子どもの貧困対策法）』が平成25（2013）年に制定された．

➡ 子供の貧困対策に関する大綱では，**保護者の就労支援**，教育の支援，生活の支援を推進している[110P1]．

□⑦ ジニ係数は，社会における所得分配の不平等さ（所得格差）を測る指標である．

□⑧　ジニ係数は，0から1までの値をとり，0に近いほど所得格差が小さく，1に近いほど所得格差が大きいことを表す．

　➡令和元（2019）年の等価可処分所得のジニ係数は0.288で，過去10年ではおおむね横ばいである（総務省統計局：全国家計構造調査）．

補足事項

● 相対的貧困率の調査は，総務省統計局の全国家計構造調査（旧 全国消費実態調査）と厚生労働省の国民生活基礎調査の2つの調査があるので注意する．

健康格差　(QB保-22, 23)（衛86～89)

□①　健康格差とは，地域や社会経済状況の違いによる集団間の健康状態の差のことである．

□②　職業，収入，教育水準などの社会経済的地位は，健康格差の社会的決定要因となる．[102A31]

□③　健康格差の社会的決定要因に関する枠組みは，以下のようである．[110A31] [102A31]

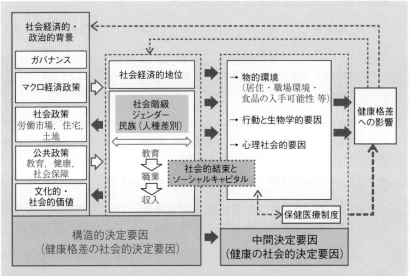

厚生科学審議会：健康日本21（第2次）の推進に関する参考資料，p.10より改変

□④　健康格差の社会的決定要因は，人々の生活習慣や社会環境（健康の社会的決定要因）に差異を生じさせ，健康格差に影響を及ぼす．

□⑤　健康日本21（第三次）(p.103～105参照）では，個人の行動や健康状態の改善に加え，社会環境の質の向上等を通じて，健康寿命の地域格差の縮小（健康格差の縮小）を目指している［厚生労働省：国民の健康の増進の総合的な推進を図るための基本的な方針］．

多様性の社会

- ☐① グローバリゼーションを受け，さまざまな文化や価値観が広がり，多様性への対応が求められている．これらの対応として，社会的包摂（ソーシャル・インクルージョン）やダイバーシティが重要となる．

- ☐② 社会的包摂は，「すべての人々を孤独や孤立，排除や摩擦から援護し，健康で文化的な生活の実現につなげるよう，社会の構成員として包み支え合う」という理念である [厚生省（現厚生労働省）：社会的な援護を要する人々に対する社会福祉のあり方に関する検討会報告書]．

- ☐③ 社会的包摂は社会的排除（ソーシャル・エクスクルージョン）と対になる概念である．
  - ➡社会的排除：社会的に立場の弱い人は貧困というだけでなく，居住，教育，保健，社会サービス，就労などの機会が不平等に排除され，社会的交流や社会参加も阻まれ，社会的孤立に追い込まれる．これによる子どもへの世代間連鎖が指摘されている．

- ☐④ 社会的に弱い立場にある人を，社会の一員として包み支え合う社会的包摂の理念を踏まえ，地域共生社会 (p.319, 347参照) の構築が推進されている．

- ☐⑤ ダイバーシティは多様性を指す．性別，年齢，国籍などが違う多様な人材を組織（企業，学校 等）に受け入れて活用することで，組織の活性化が図られる．

≫ 環境問題

地球温暖化 (QB保-23, 24)(RB看-社105)(衛331〜333)(公みえ410)

- ☐① 地球温暖化とは，大気中に温室効果ガス（二酸化炭素，メタン，フロン 等）が蓄積・滞留することで，地表の気温が上がることをいう．

- ☐② 健康への影響として，マラリア，デング熱などの蚊が媒介する感染症や熱中症の増加が危惧されている．
  ^{109A22}

□③　地球温暖化対策の国際条約は，以下のようである．　　103P14

制定年	条　約	内　容
1992年	気候変動枠組条約	● 大気中の温室効果ガスの濃度を安定化させることが目的 ● 先進国は1990年代末まで温室効果ガス排出量を1990年レベルまで戻す（努力目標）． ● 国際連合環境開発会議（地球サミット）で採択
1997年	京都議定書	● 先進国の温室効果ガス排出量の削減目標を定めた． ● 法的拘束力のある数値目標を国ごとに設定（先進国が対象） ● 日本のCO_2削減目標は，1990年比で6%減 ● 日本は1990年比8.4%減で目標の6%減を達成
2015年	パリ協定	● 世界共通の長期目標として産業革命前からの気温上昇を2℃未満に（努力目標は1.5℃）． ● 主要排出国を含む，参加するすべての国が削減目標を5年ごとに提出・更新

□④　パリ協定の規定に基づき，日本では2050年までに温室効果ガスの排出を全体としてゼロにするカーボンニュートラル，脱炭素社会の実現を目指すことが2020年に宣言された．また2021年，日本は2030年度の温室効果ガス削減目標を2013年度比で46%減とした．

酸性雨　(RB看-社107)(衛334)(公みえ411)

□①　化石燃料の燃焼等により発生した硫黄酸化物や窒素酸化物などが，大気中で酸素や水蒸気と反応して硫酸や硝酸を生成する．これらを含んだpH5.6以下の雨を酸性雨という．

□②　酸性雨による問題として，湖沼や河川の酸性化による魚類の減少，土壌の酸性化による森林の枯死といった生態系への被害がある．

環境基本法　(平成5年制定，令和3年5月最終改正)(QB保-25)(RB看-社106)(衛326, 327)(公みえ414, 415)

□①　『環境基本法』は，環境への負担が少なく持続的に発展可能な社会を目指すには，『公害対策基本法』，『自然環境保全法』では対応に限界があるとの認識から，環境保全に関する基本理念や施策などを定めた法律として，平成5（1993）年に制定された．

□②　国（政府）は，環境基本計画を定めなければならない（15条）．

□③　国（政府）は，大気汚染，水質汚濁，土壌汚染，騒音について，環境基準を定めている（16条）．

大気汚染 (QB保-25, 26) (RB看-社107〜109) (衛335〜340, 348, 349) (公みえ416, 417, 425)

□① 『環境基本法』に環境基準が設定されている大気汚染物質には，二酸化窒素（NO_2），光化学オキシダント（Ox），微小粒子状物質（$PM_{2.5}$）などがある．

〔大気汚染防止法〕(昭和43年制定, 令和4年6月最終改正)

□① 『大気汚染防止法』は，大気汚染に関する国民の健康の保護や生活環境の保全，大気汚染による健康被害者の保護を図ることを目的としている (1条).

□② 『大気汚染防止法』に基づき，**都道府県知事は大気汚染の状況を常時監視**しなければならない [105A19] (22条1項).

□③ 『大気汚染防止法』に基づき，ばい煙，揮発性有機化合物，粉じん (p.213参照) などの発生施設に対する排出ガス規制が行われる (13条, 13条の2, 17条の10, 18条の3, 10 等).

〔ダイオキシン類〕

□① ダイオキシン類は，塩化ビニルなどの焼却に伴って発生する毒性のある化学物質で，発がん性，催奇形性などの毒性をもち，微量でも生殖・免疫機能に影響する．

□② 平成11（1999）年に『ダイオキシン類対策特別措置法』が制定され，ダイオキシン類による大気汚染，水質汚濁および土壌汚染に関する環境基準や，廃棄物焼却炉などからのダイオキシン類の排出基準が定められている (7, 8条).

水質汚濁 (RB看-社108) (衛340〜343) (公みえ418〜422)

□① 水質に関する基準は，以下のようである．

法　律	基　準	対　象
水道法	水道水質基準	人の飲用に適する水
環境基本法	環境基準	公共用水域と地下水
水質汚濁防止法	排水基準	工場・事業場から公共用水域等への排水

□② 水を介して起こる経口感染症（水系感染症）には，細菌性，ウイルス性，原虫によるものがあり，主な病原微生物に病原大腸菌，赤痢菌，クリプトスポリジウムなどがある．

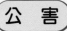

公　害 (QB保-26)(RB看-社106)(衛327〜330)(公みえ412, 413, 414)

□①　公害とは，事業活動などにより広範囲に発生する健康被害と生活環境の被害を指し，以下の典型7公害に対して適用される(『環境基本法』2条3項).

❶大気汚染　❷水質汚濁　❸土壌汚染　❹騒音　❺振動　❻地盤沈下　❼悪臭

□②　日本で，公害による健康障害（公害病）が公衆衛生上の問題となった時期は1960年代から1970年代である.

▼　公害と健康障害

公　害	原　因	健康障害
大気汚染	法的大気汚染物質（硫黄酸化物等5つ），複合汚染物質	● 四日市喘息（三重県） ● 川崎喘息（神奈川県）
水質汚濁	有機水銀（メチル水銀化合物）	● 水俣病（熊本県水俣湾周辺） ● 新潟水俣病*（新潟県阿賀野川下流域）
水質と土壌の複合汚染	カドミウム	● イタイイタイ病（富山県神通川下流域）
大気と水質の複合汚染	ヒ素	● 慢性ヒ素中毒症（宮崎県土呂久鉱山，島根県笹ヶ谷鉱山）
騒　音	航空機，新幹線鉄道，その他の交通騒音 等	● 大阪国際空港騒音（大阪府・兵庫県）
食　品	ポリ塩化ビフェニル（PCB）等の有機化合物	● カネミ油症（福岡県北九州市）

＊第2水俣病ともいう.

□③　大気汚染と水質汚濁の影響による健康被害の補償，被害者の福祉に必要な事業などを行い，被害者の迅速かつ公正な保護を図ることを目的として『公害健康被害の補償等に関する法律（公害健康被害補償法)』が昭和48(1973)年に制定された.

2章 公衆衛生看護方法論 I
（個人・家族・グループ支援方法論）

1 公衆衛生看護の対象となる人々

》 生活者・家族としての対象理解と支援

対象（個人）の発達段階・課題 (RB看-成2～5)

□① 保健師は，地域で生活するすべての人々を対象とするため，すべての年齢層が支援の対象となる．個人の各発達段階における主な健康課題は，以下のようである．

発達段階	健康課題の例
乳幼児期	● 被虐待家庭　● 不慮の事故　● 小児感染症
学童期	● いじめ　● 不登校　● ヤングケアラー (p.96参照)
思春期	● いじめ　● 不登校　● 非行　● 家庭内暴力
青年期	● 思春期やせ症　● 自殺　● ヤングケアラー
成人期	● 燃え尽き症候群　● ワーカホリック　● アルコール依存症 ● 自殺　● 空の巣症候群　● 生活習慣病
老年期	● 喪失体験　● 低栄養　● 虚弱（フレイル*）　● 認知症

＊加齢に伴い体力や気力が低下し健康障害を起こしやすくなった状態．要支援，要介護となるリスクが高いが，適切な介入により自立した状態への回復が期待される．健康寿命の延伸を目指す老年医学の考えにおいて，重要な概念のひとつ．

家族の発達段階・課題 (QB保-28, 29) (RB看-成5, 6)

□① 家族の各発達段階に応じた発達課題は，以下のようである．

105P1　102P4

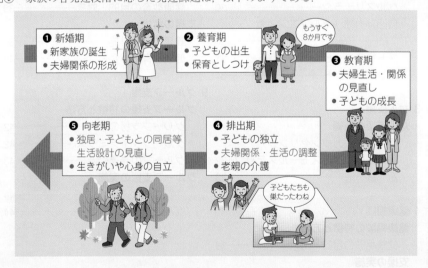

❶ 新婚期
● 新家族の誕生
● 夫婦関係の形成

❷ 養育期
● 子どもの出生
● 保育としつけ

もうすぐ8か月です

❸ 教育期
● 夫婦生活・関係の見直し
● 子どもの成長

❺ 向老期
● 独居・子どもとの同居等生活設計の見直し
● 生きがいや心身の自立

❹ 排出期
● 子どもの独立
● 夫婦関係・生活の調整
● 老親の介護

子どもたちも巣だったわね

□② 近年，個人の年齢や生活で経験するライフイベントに着目したライフコースという
視点が注目されている．

□③ フリードマンは家族機能を❶情緒機能，❷社会化と地位付与機能，❸ヘルスケア機
能，❹生殖機能，❺経済的機能の5つに整理している． ^{109P3}

家族アセスメント (QB保-30)(RB看-成5, 6)

□① 家族をアセスメントする際に活用できる主な理論・概念は，以下のようである． ^{110A4 103A4 102P5}

家族発達論	個人と同様に家族にも発達段階があると考え，各段階における発達課題をまとめた理論
家族システム理論	家族を家族員同士が相互に影響を及ぼし合う1つの組織（システム）としてとらえる理論
家族ストレス対処理論	家族が様々なストレスに対してどのように順応，適応，対処していくかを明らかにしようとする理論
家族のセルフケア機能	発達課題の達成，健康的なライフスタイルの維持，健康問題への対処等，家族が本来もっている機能

□② 家族アセスメントの項目として，以下が挙げられる． ^{102A2}

- 家族内の人間関係や役割分担
- 家族の発達段階別にみた発達課題・危機状況
- 家族員間のコミュニケーションのとり方
- 家族の日常的な生活力や問題対処能力

□③ 家族の全体像を把握するため，家族構成と家族の関係性を図に示す方法としてジェ
ノグラムがある．

▼ ジェノグラムの例（支援を必要としている母親）

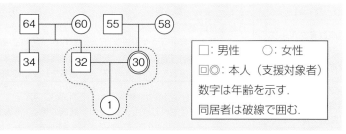

□：男性　　○：女性
□◎：本人（支援対象者）
数字は年齢を示す．
同居者は破線で囲む．

家族支援

□① 家族支援の目的は，必要なケアの提供と家族のセルフケア能力・問題対処能力の強化を図ることである.

□② 家族全体を支援単位として働きかけ，家族員個々の発達課題と家族の発達段階を考慮して支援する.

□③ 目標や実施方法は保健師が決定するのではなく，家族が保健師と相談して決定していく．そのため，保健師は自らの役割を具体的に説明し，理解を求め，支援関係の形成を図ることが必要である.

□④ 家族支援のポイントは，以下のようである.

- キーパーソンを把握する.
  ➡問題解決にかかわりのある人であれば，家族や同居人でなくてもよい.
- 家族内の負担（介護，労働 等）を分散させる.
- 家族のもつ潜在的能力を発掘する.
- 家族が適切な社会資源を活用できるよう支援する.
- 家族を非難するような言動は避ける.

≫ グループの理解と支援

グループの種類・機能 (QB保-31, 32)

□① 地域のさまざまなグループへの支援は，保健師の活動において重要な役割のひとつである.

▼ 保健師が支援する主なグループの種類

種 類	概 要	例
健康教育グループ	行政等が健康問題を課題として取り上げ，健康教育を行うグループ	育児教室，両親学級，糖尿病予防教室 等
サポートグループ	行政等が主体的に運営を担い，支援する共通した課題をもつグループ	精神障害者のデイケア，虐待をしている親の会 等
セルフヘルプグループ（自助グループ，自主グループ）	共通の課題をもつ当事者や家族によって自主的に形成されたグループ	断酒会，AA*，難病の患者・家族の会 等
地縁組織	市町村内の一定区域に居住する近隣者同士の地縁に基づいて形成されたグループ	自治会，町内会，婦人会 等

＊アルコホーリクス・アノニマスのこと.

□② グループの機能には，グループのメンバー自身の考え方や行動を変化させていく自己変容機能と，グループメンバーを取り巻く社会の環境や施策を改善するために働きかけていく社会変容機能がある．

□③ 保健師が支援するグループのうち，当事者同士のグループでは**自己変容機能**をもつ活動を中心に行うが，家族会などのグループは，グループ内だけでは解決できない地域の課題（社会資源の不足等）の改善が必要な場合には，地域全体に働きかける**社会変容機能**をもつ活動も行う．

2 保健行動

≫ 保健行動

保健行動の種類 (QB保-33, 34)(RB看-成47, 48)

□① 保健行動とは，個人が健康を維持・回復・増進するためにとる行動のことである．

□② 保健行動には，健康段階別保健行動と目的別保健行動がある．

▼ 健康段階別保健行動

健康増進行動	健康な状態にある人が，健康の持持や増進を目的に行う行動
予防的保健行動	自覚症状はないが，病気につながる行動を避けたり，病気に対する予防措置をとったりする行動
病気回避行動	病気の状態ではないものの，放置すると病気になるリスクに気づき，病気にならないように回避しようとする行動　最近よく息切れする気がするな　せめて禁煙だけでもしようか
病気対処行動	病気の状態に気づき，その解決を目指してとる行動　ダイエットをしようと思ってるんですが…　では，まず1日に必要な食事量からお話ししますね．

▼ 目的別保健行動

セルフケア	社会資源等を活用して自分の健康問題に自ら取り組み，解決しようとする行動	こういう本もありますよ
コンプライアンス	専門職が健康のために必要であると勧めた指示を，患者が遵守する行動	転倒防止のためにも積極的に運動しましょう
アドヒアランス	コンプライアンス行動よりも，患者自身の主体性を重視し，患者自身が主体的・積極的に，治療に取り組む行動	
ウエルネス行動	健康を維持・増進しようとする努力や健康づくりのこと	

≫ 保健行動の理論

変化の3段階理論／KAPモデル

□① 変化の3段階理論は，社会心理学者のレヴィン（Lewin, K.）によって提唱された．個人や集団の変化の過程を示しており，❶解凍，❷変化，❸再凍結の段階を踏む．

❶ 解 凍	現状の行動を継続する不安が変化への動機づけになり，変化の必要性を理解する．
❷ 変 化	変化のために必要な情報を獲得し，行動を変化させる具体的な方法を学習する．
❸ 再凍結	変化した新しい行動を定着させる．

□② KAPモデルとは，知識の普及が健康課題に対して好ましい態度を形成し，好ましい習慣につながるという考え方である．

知識（Knowledge）→ 態度（Attitudes）→ 習慣（Practices）

★mediLinkアプリのQRコードリーダーで各ページのQRコードを読み込むと，無料で解説動画を観られます．なお，動画を観るにはmediLink会員登録と，書籍付属のシリアルナンバーを登録する必要があります．詳しくは本書冒頭の青い袋とじをチェック！

ヘルス・ビリーフ・モデル （QB保-35, 36）

□① ヘルス・ビリーフ・モデルは，健康信念モデルともいわれ，**個人の心理**に着目した健康行動理論である[103P7]．

□② ヘルス・ビリーフ・モデルの**4つの構成要素**は，以下のようである[108A6]．

> ❶ **知覚された疾病の感受性**（自分も糖尿病にかかるかもしれない）
> ❷ **知覚された疾病の重大性**（糖尿病になると合併症が怖い）
> 　➡糖尿病になるのは怖いな．
> ❸ **行動による利益**（減量をしたら糖尿病になる可能性が低くなるかもしれない）
> ❹ **行動による負担**（減量は大変だ）
> 　➡利益＞負担：減量するためにウォーキングを始めよう．

▼ ヘルス・ビリーフ・モデル

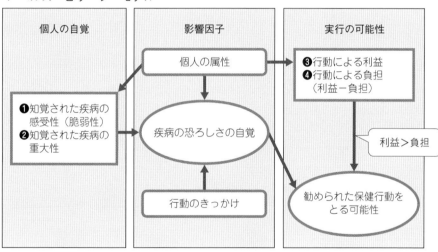

□③ 個人が主観で病気への恐れを自覚し，保健行動の**負担**よりも**利益**のほうが自分にとって大きいと合理的に判断を下すことで，勧められた保健行動をとる可能性につながる[105P6]．

□④ 4つの構成要素のほかに，保健行動に影響を与える要因として，**個人の属性**（性別，年齢，性格，収入，教育 等）と**行動のきっかけ**（情報提供，他者からの推奨 等）がある．

□⑤ ヘルス・ビリーフ・モデルにおいて，生活習慣病などの長期的な行動変容の場合は，行動を変える自信も必要であり，**自己効力感** (p.30, 31参照) が重要となる．

行動変容ステージモデル（変化ステージ理論）

(QB保-37〜39)
(公みえ8)

□①　行動変容ステージモデル（変化ステージ理論）とは，人の健康行動の変容や維持について示された理論で，対象者の行動変容の段階に合った保健指導に有用である。[104A6]

□②　行動変容ステージモデルは，プロチャスカ（Prochaska, J.O.）とディクレメンテ（Diclemente, C.C.）により提唱された。

□③　行動変容ステージモデルの段階には，❶無関心期，❷関心期，❸準備期，❹実行期，❺維持期があり，これらは必ずしも一方向に進むのではなく，各段階を行き来しながら進んでいく。

★（RB看-○○）は『看護師・看護学生のためのレビューブック2025』，（公みえ○○）は『公衆衛生がみえる2024-2025』の参照ページです。ほかの書籍と併せた学習で知識をさらに深めよう！

□④ 行動変容ステージモデルの各段階と具体的な支援，変化のプロセスは，以下のようである．

2章 方法論Ⅰ（個人・家族・グループ）

段階	具体的な支援	変化のプロセス
❶ 無関心期	6か月以内に行動変容する意思がない時期 ・対象者が現状をどのように理解しているかを把握する． ・問題の気づきを促す． ・対象者の想いや興味を引き出し，それに合わせて情報提供する．	◎意識の高揚：情報・知識に触れ認識を高める． ◎感情的体験：このままではまずいと感じる． ◎環境への再評価：自分の周囲にちえる影響を考える．
❷ 関心期	6か月以内に行動変容を考えているが，まだ実行していない時期 ・行動変容のメリット・デメリットを情報提供する． ・動機づけ強化，意思決定を支援する．	◎自己の再評価：行動変容した場合としない場合の自分をイメージする．
❸ 準備期	1か月以内に始める意思がある，または対象者なりに行動している時期 ・目標設定と行動計画のための自己決定を支援する． ・行動変容の具体的な方法等について情報提供する．	◎自己の解放：行動変容する決意・宣言を行う．
❹ 実行期	望ましい行動を起こして6か月未満の時期 ・自己効力感を高める支援や努力に対する評価を行う．	◎行動置換（拮抗条件づけ）：不健康行動を代替する健康的な行動を取り入れる． ◎援助関係：周囲からサポートを受ける． ◎強化マネジメント：自分または他人から褒美・報酬を受ける． ◎刺激統制：不健康行動のきっかけになる要因を取り除く．
❺ 維持期	6か月以上行動を維持している時期	

社会的認知理論

□①　社会的認知理論とは，人の行動は，個人の知識や体験だけでなく，社会環境や周囲の人たちからの影響によっても変容するという理論である．バンデューラ（Bandura, A.）によって提唱された．

□②　人の行動は，個人的認知的要因，環境要因，行動要因の3つの要因が相互に影響し合う相互作用で規定される（相互作用論）．

□③　観察学習（モデリング）や自己効力感などの行動変容に重要な要素が示されている．
　➡観察学習：人の行動は他者の行動を観察し，模倣することで学習・定着する．

ヘルスリテラシー　(QB保-40)

□①　ヘルスリテラシーは，世界保健機関（WHO）により「健康の増進や維持に役立つ情報にアクセスし，理解し，利用する個人の意欲や能力となる認知的で社会的なスキル」と定義されている．
_{110P4　106A3　104A7}

□②　保健師は，情報の受け手側のヘルスリテラシーの状態に応じて**情報提供の方法を選択**する．
_{104A7}

□③　ヘルスリテラシーには，❶機能的ヘルスリテラシー，❷相互作用的ヘルスリテラシー，❸批判的ヘルスリテラシーがある．

	レベル	内　容
基礎	❶ 機能的ヘルスリテラシー	健康に関する情報を読んで理解する．
↕	❷ 相互作用的ヘルスリテラシー	情報や知識を取得し，利用する．
応用	❸ 批判的ヘルスリテラシー	情報を批判的に検討し，生活に活用する．

自己効力感（セルフエフィカシー）　(QB保-40, 41)(RB看-成47)(公みえ8)

□①　自己効力感とは，自分が行動しようと思っていること，変えようと思っている生活習慣などに対し，うまく達成できるという自信や確信をいう．

□②　対象者が行動変容し，行動を継続できるようにするためには，自己効力感を高めることが有効である．

□③ 社会的認知理論 (p.30参照) において，自己効力感を高める4つの要因が示されている．

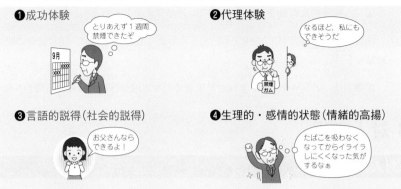

ストレスコーピング (RB看-精3)

□① 外部からのさまざまな刺激が負担となり，心身に機能変化が生じることをストレスという．ストレスの原因になる物理的・心理的・社会的刺激をストレッサーという．

□② 人間はストレス状況に遭遇したとき，意識的に脅威を緩和したり，軽減したり，あるいは除去しようとする．この対処をコーピングという．

□③ コーピングには，問題焦点型コーピング，情動焦点型コーピングなどがある．

問題焦点型コーピング	問題解決のために具体的な行動を起こす方法．ストレッサーが変えられるものの場合に適している． 例：禁煙を達成するため禁煙外来を受診する，食べすぎの原因を分析する 等
情動焦点型コーピング	自分の考え方や感じ方を変えることで対処する方法．ストレッサーが変えられないものの場合（被災や死別など）に適した方法である． 例：気晴らしをする，友人に愚痴を言う 等

エンパワメント (コミュニティ・エンパワメント：p.53, 54参照)(QB保-42)

□① エンパワメントは，対象者が主体的に自身の状態を変えていく方法や自信を獲得できるよう，対象者が本来もっている力を引き出し，その自己決定能力を強化することである．

□② エンパワメントの対象には，個人，組織（グループ），地域（コミュニティ）がある．

□③　エンパワメントの過程には，傾聴→対話→行動アプローチがある．傾聴と対話に参加し，主体的な行動を起こす過程でエンパワメントされる．

□④　保健師は，対象者がエンパワメントされるよう支援するため，話し合いの場を設け，対話を促す．^{103A23}

□⑤　保健師は，エンパワメントされた対象者の力を地域全体に広げられる機会を設定する．^{108P55}

3 対人支援

≫ 対人支援の技術

面接技術（カウンセリング）／コーチング／スモールステップ

(QB保-43)
(RB看-基22)

□①　面接者は相談者と信頼関係を築き，相談者が主体となって問題解決できるように対応する．

□②　面接者は，観察，傾聴，確認，共感を通して相談を展開し，相談者が自由に感情を表出できるように働きかけ，表出された感情を否定しない．

□③　面接では，まず開かれた質問（open-ended question）を心がけ，次に閉じられた質問（closed-ended question）で細部を補うようにする．
　　➡開かれた質問：対象者の自由な答えを求める質問法．
　　　例：「今日はどんなことでお越しになりましたか？」
　　➡閉じられた質問：はい／いいえで答えられる質問法．
　　　例：「吐き気はありますか？」

□④　コーチングとは，対象者の本来もっている能力，強み，個性を引き出し，目標実現や問題解決するために自発的行動を促すコミュニケーション方法である．対象者の考えや気持ちを承認し，対象者が自ら考え行動することを支援する．^{107P38 105P22}

□⑤　スモールステップとは，対象者自身が自分に合った小さな目標を立てて行動し，目標を達成する経験（成功体験）をひとつずつ積み重ねることで，自己効力感 (p.30, 31参照)を向上させ，最終的に大きな目標の達成に導く方法である．^{107P37}

□⑥　保健師は，対人支援の過程で住民からの拒否的な反応や苦情を受けることがある．暴言や暴力のリスクがある場合には，複数人での対応や関係機関に協力を求めるなど，組織的な対応が必要である．^{105P37}

記　録 （公衆衛生看護活動に関する地域情報管理：p.238参照）

□① 行政保健師の電話相談や面接，家庭訪問などの記録は公文書であり，適正に管理する（『公文書等の管理に関する法律』34条）．

□② 主観的情報・客観的情報と，情報に基づく保健師のアセスメント，対象者や家族の意向を記録し，これをもとに今後の支援計画を決定する．
  ➡ **主観的情報**（subjective data）：対象者や家族からの訴えによる情報．
    例：対象者や家族の発言内容 等．
  ➡ **客観的情報**（objective data）：保健師の観察による対象者や家庭環境の状態．
    例：保健師が観察した対象者の表情，しぐさ，話し方，バイタルサイン，居室内の状況などの生活の様子 等．

□③ 得られた情報が，対象者あるいは家族から聞いた内容であるのかなど，情報源を明らかにする．

□④ 記録の果たす重要な役割として，他職種・他機関との情報共有による連携・協働の促進がある．記録の内容を他機関に報告する際には，プライバシーに十分配慮する．

4 健康相談

≫ 健康相談の特徴と方法

健康相談の目的・対象

□① 健康相談とは，相談者自らが健康問題の解決や不安の緩和に主体的に取り組むことを目指す個別支援活動である．

□② 健康相談の対象は，乳幼児から高齢者まであらゆる年齢層，あらゆる健康レベルの人である．また，相談者本人だけでなく，相談者の**家族**や**近隣住民**など，周囲の人達も支援の対象である． 107A4

2章　方法論Ⅰ（個人・家族・グループ）

≫ 支援の実施

健康相談の実施

- □①　健康相談は，保健師のみで相談を受ける場合と，他職種（医師，管理栄養士，ソーシャルワーカー，臨床心理士 等）と連携して支援する場合がある．

- □②　健康相談には，電話相談，面接相談，訪問による相談，文書やテレビ電話などのICT（information and communication technology）を活用した相談などがあり，対象者の状況に応じた対応が必要である．
_{102A41}

健康相談のプロセス （QB保-44）

- □①　まず，相談者の相談目的や相談内容，問題を理解し，共感的に受け止める．
_{107P5　104A8　102P39}

- □②　相談内容を整理し，保健師として支援できることを具体的に説明する．

- □③　相談者自身が問題解決のための方針を決定し，実施できるよう支援する．

- □④　相談者の問題解決に必要な方法や技術，保健医療福祉情報の提供のほか，関係機関や地域住民グループへの紹介や連携を行う．

▼ 健康相談の展開方法

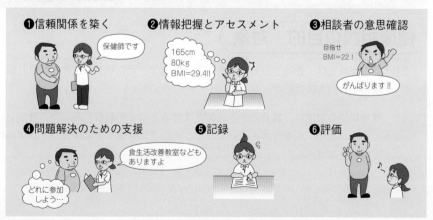

5 ケースマネジメント（ケアマネジメント）

≫ ケースマネジメント

ケースマネジメント （QB保-45, 46）

□①　ケースマネジメント（ケアマネジメント）とは，対象者のQOLの向上を目的に，対象者が**社会資源**を活用しながら，**その人らしく生きる**ことができるよう支援することである.
^{103P28}

□②　保健師は，対象者のニーズに合わせた社会資源の調整（コーディネート）や，対象者と家族間の意見調整などを行う.

□③　ケースマネジメントのプロセスは，以下のようである.
^{102P7}

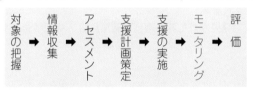

対象の把握 → 情報収集 → アセスメント → 支援計画策定 → 支援の実施 → モニタリング → 評価

□④　家族や親戚，友人，ボランティアなどの**インフォーマル**な支援を含めてケースマネジメントを行う. 対象者の自立支援と質の高いサービスを継続的に確保し，向上させるためには，**関係者同士の連携**が重要である.
^{103P28}

★『レビューブック（RB）』は『クエスチョン・バンク（QB）』と同じ目次構成になっています. セットで使えば問題演習⇔復習の効率アップ！

6 家庭訪問

» 家庭訪問の特徴と方法

家庭訪問の目的・対象 (QB保-47〜49)

□① 家庭訪問は，対象者やその家族の生活状況を把握し，対象者・家族が生活の場で，健康的な行動を主体的に行えるよう支援するために行う．

□② 家庭訪問は，以下のような対象者のいる家庭を優先する. [110A22 109P23 107A3 105A6 104P6]

> ❶生命にかかわるような緊急性の高い対象者
> ➡例：自傷他害のおそれがある者，感染拡大による社会的影響が大きい感染症，重症疾患の治療中断者・放置者，児童・高齢者虐待 等
>
> ❷健康問題の悪化が予測される対象者
> ➡例：未治療者，健康診査で発見された要治療者，健康診査・精密検査未受診者 等
>
> ❸問題解決が困難な対象者
> ➡例：家族のなかにキーパーソンとなる人がいない，複数の問題を抱えている 等

□③ 必要に応じて，本人からの要請がなくても行う．このような家庭訪問はアウトリーチ (p.9参照) に該当する.

□④ 保健師による家庭訪問は，法律で規定されているものと，地区活動の一環として実施されるものがある.

▼ 法律で規定されている家庭訪問の例 [103A5]

実施主体	根拠法令	規定されている内容
都道府県	児童福祉法	小児慢性特定疾病児童の訪問指導 (19条の22)
保健所	感染症法	結核患者への訪問指導 (53条の14)
市町村	母子保健法	新生児の訪問指導 (11条) 妊産婦の訪問指導 (17条) 未熟児の訪問指導 (19条)
	児童福祉法	乳児家庭全戸訪問事業 (21条の10の2) 養育支援訪問事業 (21条の10の2)
	健康増進法	40〜64歳までの者で療養上の保健指導が必要と認められた対象者への訪問指導 (17条)

家庭訪問のプロセス

□① 家庭訪問のプロセスの例として，以下が挙げられる． ^{103P36}

❶事前準備
- 対象者や家族，地域に関する情報を確認する．
- 対象者のニーズを予測し，支援の方策を検討する．
- 対象者や家族へ連絡し，訪問目的と保健師の役割を説明，訪問の約束をする．
- 必要に応じて関係機関職員との同行訪問を検討する．
- 対象者の特徴や家庭の状況に応じて身だしなみを整える．
- 対象者の住居に向かいながら，近隣の状況を確認する．

❷家庭訪問
- 対象者に訪問目的と保健師の役割を伝える．
- 相手を尊重する態度で接し，信頼関係を構築する．
- 対象者や家族の話を傾聴し，問題点を整理する．
- 家庭内の生活状況を観察する．
- 対象者が主体的に今後の方向性を決められるよう支援する．
- 訪問時（拒否された場合も含め），虐待やDV等の課題がある場合，緊急性を判断し，必要に応じて法律に定められた対応を行う．

❸訪問終了・評価
- 継続的な支援の必要性や方針を検討する（必要に応じて他の保健師や他職種にも相談・連携する）．
- 個々の状況やニーズを集約し，地域の課題を抽出する．
- 抽出された地域のニーズを保健事業・施策へ反映する．

□② 家庭訪問で面接を拒否された場合には，緊急性をアセスメントする．
- ➡緊急性が低い場合は，手紙によるアプローチで連絡先を残し，相談できる場があることを知らせる．
- ➡緊急性の高い場合は，法律に定められた対応を行う．

□③ 対象者の状況に応じて，関係機関職員との同行を検討し，その後の支援においても連携を図る．
- ➡保健師のかかわる主な職種：医師，介護支援専門員，訪問看護師，精神保健福祉士，生活保護ケースワーカー，民生委員，母子保健推進員 等．

7 健康診査／検診

≫ 健康診査／検診の特徴と方法

健康診査と検診

□① 健康診査の目的は，対象者の健康状態の把握，疾病の**早期発見・早期治療**，行動変容のきっかけづくりなどである．

□② 検診の目的は，がん検診や肝炎ウイルス検診など，**特定の疾病に罹患しているか**どうかを調べることである．

≫ 支援の実施

健康診査と検診の実施 (QB保-50)

□① 健康診査・検診の実施方法には，市町村保健センターなど集団で実施される場合と，委託医療機関で個別に実施される場合がある．

□② 周知方法には，個別通知，広報，パンフレット，ホームページ，地域組織 (p.54～56 参照) を活用した住民間での呼びかけなどがある．

□③ 受診率を向上させるための事業を実施する際には，住民の受診の**利便性**や企画する事業の**費用対効果**を考慮する必要がある．[103A45]

□④ 受診率向上のため，受診勧奨や健康教室の通知の文章や表現を工夫するなど，ナッジを効果的に活用する．

□⑤ ナッジ（nudge：そっと後押しする）とは，行動科学の知見の活用により，人々が自分自身にとってよりよい選択を**自発的**にとれるように手助けする手法である．人々が選択し，意思を決定する際の環境をデザインし，それにより行動をデザインするものであり，選択の自由を残しつつ，**費用対効果が高い**ことを特徴とする．[110P21] [厚生労働省：標準的な健診・保健指導プログラム（令和6年度版）]

□⑥ 健康診査や検診の結果，保健指導や精密検査が必要となった者に対しては，**事後フォローアップ**を行う．

〔未受診者に対する支援〕

□① 受診率向上のためには，未受診の理由を調査し，その理由に応じて**効果的な受診勧**
奨の方法を検討する．

➡ **効果的な受診勧奨の例**：検診後の精密検査の未受診者に対する**家庭訪問**，がん検診
未受診者に対する**個別通知**

8 健康教育

≫ 健康教育の特徴と方法

健康教育の目的・対象 (QB保-51)

□① 健康教育は，専門家が一方的に知識や技術を伝えるだけでなく，対象者が主体的に
自己の健康課題の解決に取り組む態度や，行動する力を育むことを目的としている．

□② 健康教育は，潜在的・顕在的な健康課題を抱える個人から，共通の課題をもつ集団・
コミュニティまでが対象となる．

≫ 支援の実施

健康教育の実施 (QB保-51, 52)

□① 健康教育の手順は，以下のようである．

❶ニーズ・健康課題の把握
❷目的・目標の設定
❸健康教育のテーマの設定
❹対象者のニーズと状況にふさわしい教育方法の選定
❺評価基準の設定
❻健康教育の実施
❼評価とフィードバック

□② 健康教育には，個別形式と集団形式がある．目的・対象に応じて，個別指導，講義，
実習（演習），グループワークなどの方法を選択し，模型，パンフレット，IT，演劇，
人形劇などの媒体を活用しながら，効果的な健康教育を企画・実施し，評価する．

□③ 個別性の高い健康課題をもつ事例や，専門的支援が直接必要な事例では，集団では
なく個別に保健指導を行うのが望ましい．

2章 方法論Ⅰ（個人・家族・グループ）

□④　対象集団の健康課題，年齢，社会的特性などに共通性がある場合は，グループワークによる健康教育が効果的・効率的である．
107P7　104A9

□⑤　グループワークとは，参加者の個性や価値観を尊重しつつ，話し合いや共同作業をすることで，グループダイナミクス（p.42参照）を利用してさまざまな課題を解決する方法である．

□⑥　グループワークによる健康教育は，共通する健康課題について情報共有や意見交換ができ，仲間同士で励まし合えることから，行動変容の継続に有効である．

□⑦　健康教育の継続状況に応じて表彰することは称賛（正の強化）につながり，継続した活動を行う動機づけとなる．

〔事後フォローアップ〕

□①　グループワークによる健康教育では解決できなかった個々の健康問題に関しては，終了後に個別の健康相談や家庭訪問などによるフォローが必要となる．

□②　健康教育の内容をまとめたリーフレットなどを作成し，終了後も内容を振り返ることができるよう工夫する．

□③　健康教育終了後に参加者が自主的な活動を希望する場合には，参加者自身で活動を継続できるよう，セルフヘルプグループの立ち上げなどを支援する．
106P6

健康教育の評価 （QB保-53, 54）

□①　健康教育の評価方法は，健康教育を実施する前に検討する．

□②　結果だけでなく，計画と実施過程も評価する．

□③　健康教育が長期にわたる場合，全過程の終了時点だけでなく，中間評価も行う．

□④　費用効果分析とは，同種の効果を有する事業の経費を比較する方法をいう．複数の事業を比較することが可能である．

▼ 費用効果分析の例

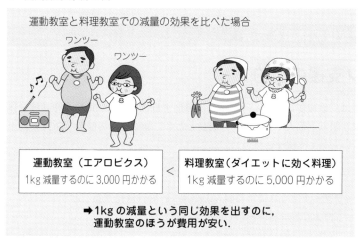

□⑤　費用便益分析とは，得られた特定の効果を金銭に換算し，事業にかかった費用と比較する方法をいう．

▼ 費用便益分析の例

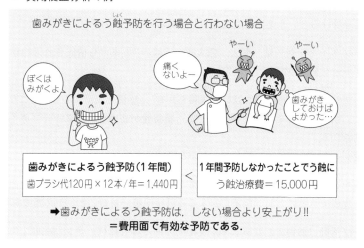

9 グループ支援

≫ グループ支援の特徴と方法

グループ支援の目的

□① 保健師は，地域住民がグループ活動に参加することで，住民自身や地域全体の課題解決に取り組み，個人やグループの成長とともに地域全体の健康・QOLが向上することをねらいとして支援する.

□② グループ支援の目的は，以下のようである.

❶グループダイナミクスによる個人の認識・行動が変化すること
❷グループ自体が社会資源として機能すること
❸グループが地域に働きかけ，地域を変えること

グループダイナミクス (QB保-55)

□① グループダイナミクスとは，人間の意識や行動は，所属するグループの力による影響や支配を受けるという集団理論（集団力学あるいは社会力学）である.

□② グループダイナミクスは，個人，個人間，環境の3要素から構成され，相互に影響し合いグループ全体の方向性を決定づける.

□③ グループのメンバー同士がお互いの体験を共有し，感情を表出するコミュニケーションを通じて相互に影響を及ぼし合うことで，凝集性が高められ，グループダイナミクスが醸成される.
➡凝集性：メンバーが集団に属していたいと希望する度合い.

□④ 凝集性を高めるためには，「集団に所属する利益が明確であること」，「自己の職務が有効に達成できること」，「組織に対する貢献が明瞭であること」が必要である.

□⑤ グループ活動において，リーダーが支配的である場合には，メンバー同士のコミュニケーションを減少させ，凝集性を弱める可能性がある.

□⑥ グループメンバーは，グループダイナミクスにより「相互に癒し合うこと」，「相互に学び合うこと」，「相互に新しい挑戦や創造的活動に向かう意志が生じること」という効果を得る.

グループの発達段階 (QB保-56〜58)

□① 保健師は，グループの発達段階を見極めて，グループの状況に合った支援を行う必要がある.

<small>110P20 109A7 107A6 105P18 104P2 103A40</small>

▼ グループの発達段階

段 階		支援者の役割
準備期	● 保健師はグループをつくる計画・準備を行う.	● グループづくりの計画を立てる. ● メンバーを募集し，準備する. ● 参加予定のメンバーと予備的な接触を行い，考えや想いを理解する.
開始期	● メンバー同士が顔を合わせ，不安や緊張を抱えながら，グループの形成が始まる.	● グループの目的・目標をメンバー間で共有することを支援する. ● メンバーが活動計画を作成することを支援する. ● メンバーが主体的に意思決定に参加できるように支援する. ● 信頼関係の確立に向けて，メンバー同士のかかわりを促す.
作業期	● メンバー同士の考え方の違いによる対立を乗り越え，グループ活動の目標達成に向かい，課題に取り組む. ● グループの規範とメンバーの役割が確立する.	● メンバーそれぞれの想いを受容し，対立をメンバー同士が主体的に解決できるよう対応する. ● グループの相互作用を促進させる.
終結期	● 目標の達成状況や活動の評価を行う. ● メンバーがグループで学んだことを活かし，次のステップへ移行する.	● メンバー同士が気持ちを分かち合う支援を行う. ● グループ活動の評価を行う.

仲間づくり (QB保-58, 59)

□① 自主グループの形成には，メンバー同士で話し合い，問題意識や課題を共有し，グループの連帯感を高める必要がある．
105P19 103P9

□② メンバーがグループの成員となるために，グループの価値観や規範を受け入れ，他のメンバーとの関係を理解して適応していく過程を社会化という．社会化は，グループ活動を通して育まれる．

グループ支援の実施 (QB保-59, 60)

□① グループ支援における保健師の基本的姿勢は，以下のようである．
108A4 107P6 102A32

- 保健師は支援者・調整役であることを明確に説明する．
- グループの主体性を尊重する．
- 活動目的，内容，目標はメンバーが決める．
- メンバーが課題を共有する過程を重視する．
- メンバーが自由に発言できるよう，特にグループ育成の初期段階では，メンバーの発言は小さなことでも尊重する．
- メンバーの様子を観察して，グループの状況を把握する．
- 活動の相談を受けた際には，同様のグループの紹介，先進的な取り組み事例などの情報提供を行う．
- グループの活動を振り返り，メンバー同士で成果と課題を話し合う機会をもてるよう促す．
- 次のステージへ発展するグループに対しては，これまでの活動をねぎらい，そのグループの目標達成状況を客観的な指標を用いて評価する．
- 共通の課題を抱えた複数のグループ同士が，活動内容の情報交換や交流を行うための場を設定する．

□② 保健師は，自由に発言できる雰囲気づくりをして，効果的に話し合いが進んでいくように支援するファシリテーターの役割を担う．

□③ 定期的な活動をしているグループに対する支援では，グループ運営の負担が大きいリーダーへの精神的支援が重要である．

3章 公衆衛生看護方法論Ⅱ
（組織・集団・地域支援方法論）

1 地域診断（地域アセスメント）

≫ 地域診断の概念と理論

地域診断の考え方と特徴 （QB保-62, 63）（公みえ176）

□① 地域診断（地域アセスメント）とは，個人や家族，さまざまな集団を含む地域全体を対象とし，その地域の観察や住民との話し合い，既存資料・実態調査から情報収集を行い，地域住民の健康や生活を把握・アセスメントすることで，健康とQOLの向上を目指す活動である．

□② 公衆衛生看護活動は，地域診断をもとに，以下のようなサイクルを繰り返すことによって，よりよい活動へと発展させ，地域の健康課題の改善を目指す．

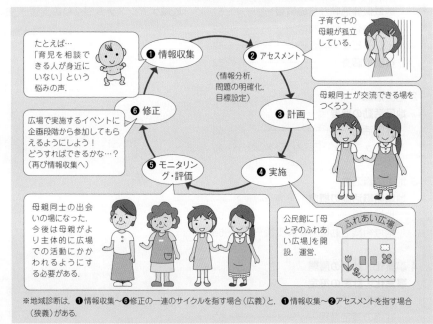

※地域診断は，❶情報収集〜❻修正の一連のサイクルを指す場合（広義）と，❶情報収集〜❷アセスメントを指す場合（狭義）がある．

□③ 地域診断は，人口規模にかかわらず，保健活動の一環として行う．

□④ 地域診断を通じて，保健師は関係機関や住民とともに地域の健康課題を共有する．

□⑤ 地域診断の結果，明らかになった地域の特性や健康課題に応じて，具体的な対策や活動の方法を見いだし，実践活動や施策化へと結び付ける．

コミュニティ・アズ・パートナーモデル

（QB保-63〜65）
（公みえ177）

□① コミュニティ・アズ・パートナーモデルは，地域（コミュニティ）を対象に看護過程の展開を示したもので，地域診断・地域活動計画立案に用いられる．アンダーソンとマクファーレンがシステム理論をもとに開発した．

□② コミュニティ・アズ・パートナーモデルは，地域アセスメントと活動プロセスの2要素から構成される．

□③ 地域アセスメントでは，住民をコアに，8つのサブシステム（❶物理的環境，❷教育，❸安全と交通，❹政治と行政，❺保健医療と社会福祉，❻コミュニケーション，❼経済，❽レクリエーション）から総合的に情報収集を行う．

➡地域を8つのサブシステムからなる1つの生物体ととらえる．8つのサブシステムは相互に影響し合う．

□④ コア（住民）の情報には，地域の人口（人口動態，人口構成）や地域の歴史，住民性（価値観，信念，宗教）などを含む．

▼ コミュニティ・アズ・パートナーモデル

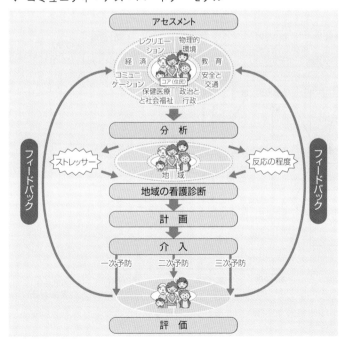

□⑤ 地域アセスメントでの情報収集・分析をもとに地域の看護診断を行い，地域の健康課題に対して計画立案，介入（実践），評価という活動プロセスをたどる．このサイクルを繰り返し行う．

□⑥　地域の看護診断では，地域アセスメントのほかに，地域に影響を及ぼすストレッサーと，そのストレッサーに対する地域の反応の程度を分析する．

□⑦　介入は一次予防，二次予防，三次予防の予防的視点で行う．介入の結果，地域全体のストレッサーに対する抵抗力の向上，ストレッサーに対する反応の程度の軽減化を目指す．[109A33]

プリシード・プロシードモデル（MIDORIモデル）
（QB保-66～69）
（公みえ177）

□①　プリシード・プロシードモデルは，さまざまな健康行動理論を戦略的に配置し，保健活動を計画・実施・評価していく統合モデルである．ヘルスプロモーション（p.6, 7参照）の展開に用いられる．グリーンとクロイターが提唱した．

□②　住民のニーズを把握し，設定したテーマに関して地域全体を包括的に診断するプリシード（第1～第4段階）部分と，診断に従って実施と評価を行うプロシード（第5～第8段階）部分からなる．当初9段階で説明されていたが，現在8段階でモデル化されている．

▼　プリシード・プロシードモデル[101A8]

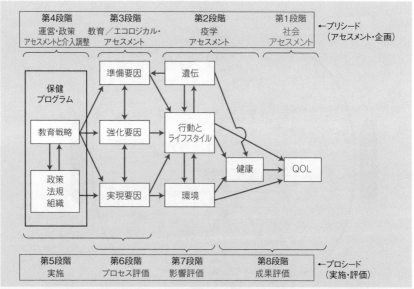

ローレンス W. グリーンほか（神馬征峰 訳）：実践　ヘルスプロモーション　PRECEDE-PROCEEDモデルによる企画と評価，医学書院，2005, p.11より改変

□③　プリシード・プロシードモデルは，地区活動の評価に活用できる. [108A7]

□④　最終目標は，社会アセスメントからみたQOLの向上である.

▼　プリシード・プロシードモデルの8つの段階 [109A6 109P37 107P36 106P22 105A9 102P32 101A8 101A31]

プリシード	第1段階	社会アセスメント	最終的に目指すべきQOLを明確にするため，対象がニーズやQOLをどう考えているのかを知る段階
	第2段階	疫学アセスメント	対象にとってどの健康問題が最も切実で重要かを明確にする段階 ❶どのような原因がその健康問題の発生に関与しているかを，疫学的指標等を用いて明らかにする. ❷さらに特定の健康問題に関連のある遺伝的要因，行動要因，環境要因について指標化を検討する.
	第3段階	教育／エコロジカル・アセスメント	保健行動に影響を及ぼす3つの要因（❶準備要因，❷強化要因，❸実現要因）を把握する段階
			準備要因：行動を起こすのに必要な知識・態度・信念・価値観
			強化要因：行動に移した際に周囲から与えられるフィードバックや報酬
			実現要因：行動を補助する技術・設備・資源・受け皿
	第4段階	運営・政策アセスメントと介入調整	事業に対応できるよう組織内での介入調整を行う段階 ❶事業に必要な予算や人材等の資源を把握する. ❷現行の政策，法規制，組織内での促進要因や事業実施の際の障害要因等を明確化する.
プロシード	第5段階	実施	第1〜第4段階を経て実行される段階
	第6段階	プロセス評価	事業の目的・目標の達成に向けた過程や活動状況を評価する段階
	第7段階	影響評価	準備要因，強化要因，実現要因等を対象として，短期的に事業の直接的な効果を評価する段階
	第8段階	成果評価	設定された健康状態やQOLに関する指標の達成状況を最終的に評価する段階

★RBを読んで知識を定着させたら，巻頭ⅷ〜ⅸの地方公務員試験の保健師専門問題にチャレンジ！

≫ 情報の収集

地域診断の情報収集 (QB保-70〜72)(公みえ176)

□① 情報収集には，既存資料の分析，地域保健活動からの情報収集，地区踏査，インタ
ビュー調査，質問紙調査がある. 109P6 108P2 106P5

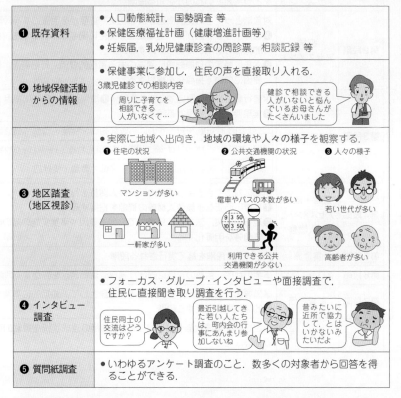

❶ 既存資料	• 人口動態統計，国勢調査 等 • 保健医療福祉計画（健康増進計画等） • 妊娠届，乳幼児健康診査の問診票，相談記録 等
❷ 地域保健活動からの情報	• 保健事業に参加し，住民の声を直接取り入れる. 3歳児健診での相談内容 周りに子育てを相談できる人がいなくて… 健診で相談できる人がいないと悩んでいるお母さんがたくさんいました
❸ 地区踏査（地区視診）	• 実際に地域へ出向き，地域の環境や人々の様子を観察する. ❶ 住宅の状況　マンションが多い　一軒家が多い ❷ 公共交通機関の状況　電車やバスの本数が多い　利用できる公共交通機関が少ない ❸ 人々の様子　若い世代が多い　高齢者が多い
❹ インタビュー調査	• フォーカス・グループ・インタビューや面接調査で，住民に直接聞き取り調査を行う. 住民同士の交流はどうですか？ 最近引越してきた若い人たちは，町内会の行事にあんまり参加しないね 昔みたいに近所で協力して，いかないみたいだよ
❺ 質問紙調査	• いわゆるアンケート調査のこと. 数多くの対象者から回答を得ることができる.

□② まずは既存資料の分析を行い，さらに情報が必要な場合に，インタビュー調査など 110P53 109P6
を行う. 108P2 104P9

□③ 情報収集の手段が多角的であるほど，適正な地域診断ができる.

□④ 住民の生活や健康状態を把握するために実態調査が必要な場合には，調査の目的に
応じた対象者・調査方法を選択する. 103P6 101P8

〔質的調査／量的調査〕

□① 　地域診断では質的調査と量的調査を活用し，地域の特徴や課題を明らかにしていく．

□② 　質的調査とは，数値化できない言語や文章などの調査対象者の主観的なデータ（質的データ）を収集し，記録をまとめる調査のことである．地区踏査，インタビューなどが該当する．

□③ 　量的調査とは，数値化できる客観的なデータ（量的データ）を収集し，統計学的に把握する調査のことである．質問紙調査などが該当する．
　　➡質問紙調査の自由記入欄は，質的データとして分析することもある．

既存資料 　(QB保-73)

□① 　既存資料には，統計資料，法的な届出資料，調査資料などがある．
　　➡例：人口動態統計，人口静態統計，診療報酬明細書（レセプト）データ[107P8]，乳幼児健康診査の問診票・相談内容 等[106P48 102P40]．

□② 　地域の死亡率，有病率などの健康指標は，単年だけではデータの読み取りや解釈に偏りが生じる可能性があるので，経年的な推移でデータの変化や傾向を評価する．

□③ 　人口規模が同程度の他地域のデータや全国データと比較することで，地域の特徴をとらえることができる．比較対象の規模が大きい場合は率，比を用いて分析する．

□④ 　地域別比較のための健康状態を示す指標として，以下が挙げられる[109P36]．

●年齢調整死亡率	●特定健康診査の結果
●年齢階級別受診率	●乳幼児健康診査受診率
●0歳平均余命	●低出生体重児出生率　　　　等

□⑤ 　数値データ（量的データ）だけでなく，住民からの相談内容などの主観的情報（質的データ）も既存資料として活用する．

地域保健活動からの情報

□① 　地域保健活動からの情報には，家庭訪問，健康相談，健康教育などの活動から得られる情報が含まれる．

□② 　家庭訪問や保健事業で得られた住民の声などの質的データによって，量的データでは表せない地域の風習や文化，価値観などが把握できる．

地区踏査（地区視診） (QB保-74)

□① 地区踏査とは，実際に地域に出向き，人々の生活の様子や，住宅，道路，公園の状況などの環境を観察し，把握する情報収集の方法である. [108P5]

□② 地区踏査による情報収集は，必要に応じて繰り返し実施し，データを蓄積していく.

インタビュー調査

□① インタビュー調査は，対象者の体験や想いに重点を置く場合などに実施する.

□② フォーカス・グループ・インタビューは，少人数による座談会形式で，ある特定のテーマに対して，参加者に自由に意見交換してもらうことによって質的に情報を把握する方法である. [109A45] [102A45]

▼ フォーカス・グループ・インタビュー [109A45] [102A45]

長 所	●潜在的・顕在的な情報把握や新しい考えを引き出すことができる. ●参加者の自由な意見交換により，共通のニーズを質的に把握できる.
短 所	●参加者や司会者の選定により，バイアスが生じる可能性がある. ●人前で話しにくいテーマ（性感染症等）では，本音を引き出しにくい.
ポイント	●目的や明らかにしたい内容（インタビューガイド）を明確にする. ●参加者の背景を把握する. ●参加者と司会者の選定に留意する. ●1回の参加者は4〜12名程度とし，参加者同士は顔見知りでないことが望ましい. ●1時間半〜2時間半程度とし，延長はしない. ●司会者には，参加者の潜在意識を活性化させることが求められる. ●参加者が話しやすく，プライバシーが保持される場所を選定する.

質問紙調査 (QB保-75)

□① 質問紙調査は，調査項目に応じて一定の質問項目を作成し，それを対象者に示し回答を求め，必要な情報を収集する方法である.

□② 数多くの対象者から回答を得ることができる.

□③ 先行文献で要因が明らかになっている課題については，質問紙を用いて数値化できるデータを集め，対象集団の性質を統計学的に探ることができる. [103A26]

□④ 質問紙調査は，実態調査や仮説検証に適している. [108A21]

2 地区活動

≫ 地区活動の概要

地区活動 (QB保-76)

□① 地区活動とは, 保健師が行う一定地域における地域づくり活動（家庭訪問, 健康相談, 健康教育, 地区組織の育成, 関係機関との連携 等）である. [105P23]

□② 地域の健康課題に対する住民の主体的な解決に向け, 地域特性や住民の特徴を踏まえ, 地域に根ざした活動を継続することが重要である. [101A30]

□③ 対象は, 住民登録の有無にかかわらず, 地区に居住するすべての者である. [104A11]

□④ 地区活動により, 住民の生活の実態や健康課題の背景にある要因を把握する（厚生労働省：地域における保健師の保健活動に関する指針）. [105P23]

□⑤ 地区活動を通じて, ソーシャルキャピタル（p.10参照）の醸成を図り, 住民と協働して, 住民の自助・共助を支援し, 継続的な健康づくりを推進する（同指針）.

□⑥ 地区活動の評価項目は, 住民や関係機関と検討し, 量的データと質的データの両方をバランスよく用いて評価する.

コミュニティ・エンパワメント

（エンパワメント：p.31, 32参照）
（QB保-77, 78）

□① コミュニティ・エンパワメントとは, 誰もが安心して暮らせる地域を目指して, 地域住民や地域組織が互いに対等な立場で話し合うなかで, コミュニティ全体の問題解決能力が育まれ, 相互支援の環境が整い, 主体的に施策へ参加するなどの変化が生じるプロセスを指す. [109P38 106P3 104P10 102A8]

▼ コミュニティ・エンパワメントの成果

- コミュニティ・メンバーは自身の問題解決に向かう意欲と自信がつく.
- コミュニティ・メンバーのコミュニティに対する関心が高まる.
- コミュニティでの相互支援が活発になる.
- コミュニティでリーダーが育成される.
- コミュニティが施策改善の方向性を見いだせるようになる.

▼ コミュニティ・エンパワメントの例

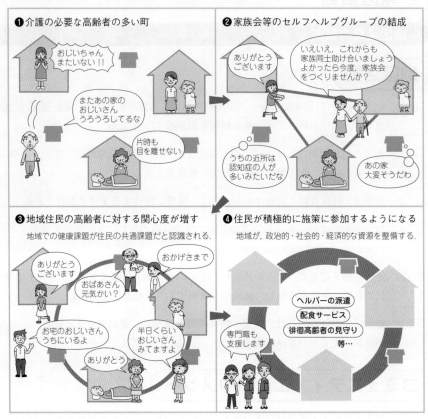

3 地域組織活動

≫ 地域組織活動の概念

地域組織 <small>(QB保-79～82)(公みえ159)</small>

□① 組織とは，単なる人々の集まりではなく，共通の意識・目標をもった集団を指す．

□② 地域組織は，主に地域住民が運営する組織であり，特定の地区単位や，共通の課題などで分けられる．

□③ 地域組織活動は，住民が主体的に健康課題の解決に向けて取り組む活動である．

□④　地域組織には，地縁組織，行政委託型・委員型組織，当事者組織（セルフヘルプグ
ループ，自助グループ，自主グループ），ボランティア組織，特定非営利活動法人（NPO
法人）^{110P6　109A2}などがある．

種　類	具体例
地縁組織	町内会，自治会，子ども会，婦人会，青年団 等
行政委託型・委員型組織	母子保健推進員，民生委員・児童委員，食生活改善推進員，健康推進員 等
当事者組織	患者会，断酒会，介護者の会，家族会 等
その他	ボランティア組織，特定非営利活動法人（NPO法人）等

〔民生委員〕

□①　民生委員とは，以下のようである．^{108P30　102A33}

根拠法令	民生委員法
概　要	●日本独自の制度化されたボランティアで，地域社会の福祉の増進を図る． ●民生委員は児童委員を兼ねる（『児童福祉法』16条2項）．
人選・任期 等	●都道府県知事の推薦を受けて厚生労働大臣に委嘱された者 ●任期は3年（更新あり） ●市町村の各地区に配置 ●給与の支給はない．
役　割	●住民の生活状態の把握 ●関係機関との連携 ●援助を要する者への相談援助

□②　民生委員は『児童福祉法』(p.69～72参照) による児童委員を兼ねている (16条).

□③　民生委員は，高齢者や障害者，子どもなどに関する相談や支援などの幅広い活動を
しており，地区の健康課題や住民の生活実態に関する情報を把握していることが多い．^{110P41　109A44　102A44}

〔ボランティア組織〕

□①　ボランティア組織は，個人の自発的な意志に基づく自主的な活動であり，社会貢献，
福祉活動などを行う．

□②　ボランティア組織の活動は基本的に任意であり，主体的に参加することが活動の活
性化につながる．

3章　方法論Ⅱ（組織・集団・地域）

〔NPO法人〕

□① 特定非営利活動法人（NPO法人）は，**住民が自主的に設立できる組織**であり，営利を目的とせず，ボランティアなどの**社会貢献活動**を行う. 108A9 106P1

□② 活動内容は，**保健医療福祉**（訪問看護事業，福祉事業 等），環境保全，まちづくり，学術・文化・芸術・スポーツ振興などで，不特定かつ多数のものの利益に寄与することを目的としている.

□③ 活動の仕組みとして『**特定非営利活動促進法（NPO法）**』があり，認証の基準を満たせば法人格を取得できる.

地域組織活動に対する支援

□① 保健師は**調整役**であり，地域住民の主体性を尊重して，**住民自らが課題解決**に向けて活動できるよう支援する. 107A53

□② 保健師は，組織全体の成長を促し，**主体性**を高めるために，活動の**振り返り**や成果を共有する機会をつくる. 106A44 105A8

□③ 保健師は，組織内の現状を把握するとともに，必要に応じて**情報提供や助言（スーパーバイズ）**を行う.

➡**スーパーバイズ**：ある分野に精通している専門家が助言を行うこと.

□④ 保健師は，地域住民同士の交流を促し，支え合う関係を構築するために，地域組織の**ネットワーク会議**を活用する. 105P3

□⑤ 解決が難しい問題に直面した対象（個人やグループ含む）に対し，専門家が相談を受け，対象自身の力で問題解決できるよう支援することを**コンサルテーション**という.

□⑥ 保健師は，組織の活動状況に応じて，さらなる発展のための**方向性の提示**や，**関係機関の紹介**などを行うこともある.

□⑦ 当事者組織に対する支援では，同じような課題や体験を抱える者同士が相互に交流・サポートできるように**仲間づくり**（p.44参照）を行う. 105A7

4 事業化・計画の展開

計画の概要

- □① 地域診断から抽出された健康課題の解決に向け，**目標**を設定し，**計画**を策定する.　^{110A43}

- □② 事業計画は，**総合計画**や**既存の事業**などと整合性を図り，策定する.　^{103A53　102A7}

- □③ 保健師は**地区活動**と連動させながら，地域の特性に応じて，実際の生活に合った計画の策定と実施を行う.　^{106A17}

補足事項

- ● 地方自治体のあらゆる計画の基本となる計画が，地域づくりの方針を示した総合計画である．総合計画には基本構想，基本計画が含まれる．平成23（2011）年より基本構想の策定義務はなくなったが，多くの地方自治体が策定を継続している.
- ● 地方自治体の計画は，基本構想→基本計画→実施計画→各事業計画で構成される.

計画の策定過程 （QB保-83〜87）

〔計画の策定〕

- □① 事業の**目的**と**対象者**を明確にしてから計画を策定する.

- □② 計画立案時には，**地域の現状**と**利用可能な社会資源**などを考慮し，達成可能な目標を設定する．また，**費用対効果**を考慮し，予算を確保するために財政の見通しを立てる.　^{108P6　106A9}

- □③ **必要量**（その活動を行うために必要な人員や時間）と**稼働量**（限られた人員と時間のなかで，実際に活動することができる人員や時間）を算出し，それらを活動計画に組み入れる.

- □④ 住民の事業への参加率が向上するように，事業の開催時期・場所を工夫する.

- □⑤ 継続している計画については，これまでの計画に対する**住民の意見**や**実績評価**を計画の策定に反映させる.　^{107P10　103P11}

- □⑥ 計画策定にあたり，地方自治体の求めに応じ意見を述べる諮問機関として，**協議会**，**審議会**などがある．諮問機関は**合議制**により運営される．諮問機関の答申を受け，行政機関が最終的に施策を決定する.　^{107A9}
  - ➡ **合議制**：所属する委員が意見を出し合う制度.

〔策定過程のポイント〕

□① 計画策定過程のポイントは，以下のようである. ^{109P7 104A50}

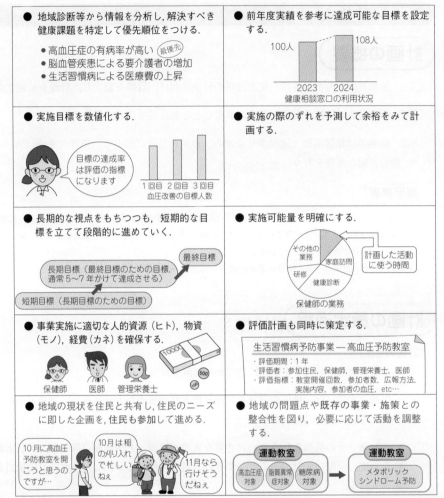

● 地域診断等から情報を分析し，解決すべき健康課題を特定して優先順位をつける. • 高血圧症の有病率が高い （最優先） • 脳血管疾患による要介護者の増加 • 生活習慣病による医療費の上昇	● 前年度実績を参考に達成可能な目標を設定する. 100人　108人 2023　2024 健康相談窓口の利用状況
● 実施目標を数値化する. 目標の達成率は評価の指標になります 1回目 2回目 3回目 血圧改善の目標人数	● 実施の際のずれを予測して余裕をみて計画する.
● 長期的な視点をもちつつも，短期的な目標を立てて段階的に進めていく. 最終目標 長期目標（最終目標のための目標.通常5〜7年かけて達成させる） 短期目標（長期目標のための目標）	● 実施可能量を明確にする. その他の業務　家庭訪問 研修　計画した活動に使う時間 健康診断 保健師の業務
● 事業実施に適切な人的資源（ヒト），物資（モノ），経費（カネ）を確保する. 保健師　医師　管理栄養士	● 評価計画も同時に策定する. 生活習慣病予防事業 — 高血圧予防教室 ・評価期間：1年 ・評価者：参加住民，保健師，管理栄養士，医師 ・評価指標：教室開催回数，参加者数，広報方法，実施内容，参加者の血圧，etc…
● 地域の現状を住民と共有し，住民のニーズに即した企画を，住民も参加して進める. 10月に高血圧予防教室を開こうと思うのですが… 10月は稲の刈り入れで忙しいねぇ 11月なら行けそうだねぇ	● 地域の問題点や既存の事業・施策との整合性を図り，必要に応じて活動を調整する. 運動教室 高血圧症対象　脂質異常症対象　糖尿病対象 運動教室 メタボリックシンドローム予防

□② 健康課題の優先度の判断では，住民の生死や健康障害に影響を与える**重大性・緊急性**の高い課題が最も優先され，そのほか，**公共性**，費用対効果，実現可能性に着目して優先度を判断する. ^{110A6 103A8 102A7}

□③ 実施目標を数値化する. 目標の達成度や対象集団の状況によって，妥当な目標値となるように適宜見直しを行う.

□④ 目標設定には，**前年度実績**や，ほかの地方自治体の**既存資料**を参考にする.

□⑤　計画を策定する際には，住民の要望や意見を反映するため，**住民参加を促すことが重要である**．住民参加を促すため，**住民意見の反映方法の提示や住民と話し合う場の設定**などの働きかけを行う．

□⑥　パートナーシップに基づいた計画策定では，住民と行政の両者が**対等な関係で協働**する．

□⑦　評価計画は，計画策定時に作成する．量的評価と質的評価の両方を含み，評価結果の公表方法も含まれる．

パブリックコメント （QB保-87）

□①　パブリックコメント（意見公募手続）とは，行政機関が施策を立案する過程で，計画素案と関連資料をあらかじめ提示したうえで，**広く住民に意見を募集し**，計画について合意形成を図る方法である．

□②　『行政手続法』に規定されている （38～45条）．

アカウンタビリティ （QB保-88）

□①　アカウンタビリティとは，**説明責任**のことである．行政組織は税金を使ってさまざまな施策を実施しているため，住民に対し，その目的，内容，実施状況，評価などの**情報公開と説明責任**を果たす義務がある．
　➡例：新しい計画や事業の進捗をホームページに明示する．

アウトソーシング

□①　アウトソーシングとは，事業を外部の事業者に委託する**外部委託**のことである．
　➡例：市町村の地域包括支援センター運営の外部委託，医療保険者の特定保健指導の外部委託 等

□②　事業のアウトソーシングを行う場合には，すべてを事業者任せにするのではなく，事業の**目的や基準を明確**に示し，定期的に事業者の評価を行い，**事業の質を確保する**必要がある．

>> 計画の推進

進行管理・計画調整 (QB保-89, 90)

- ☐① 事業の進行管理では，事業が計画どおりに進んでいるかを点検し，進行状況に応じてスケジュールの変更や作業手順の見直しなどを行う．

- ☐② 事業の進行管理として，予算の執行状況や事業の参加人数，目標の達成状況などを把握する．

- ☐③ 計画の進捗状況や目標の達成状況について，住民が確認できる機会や場を設ける．

- ☐④ 長期的な視野が必要な問題については，短期目標を立てながら段階的に進める．
  - ➡活動計画の目標には，健康指標の改善などが含まれるため，長期にわたり活動を継続しなければ達成できないことが多い．

- ☐⑤ 計画を見直す際は，現計画で明らかになった健康課題をまとめ，根拠となるデータをもとに方向性を示す．見直しは定期的に行い，必要があればそのつど変更する．

>> 評 価

事業評価 (QB保-91, 92)

- ☐① 事業評価とは，地域において企画・立案されたものが実施され，実施によってもたらされた健康状態の変化や活動の改善などにより，実施した内容の有用性や価値を明確にしていくものである．

- ☐② 事業評価を行う場合，事業の目的・目標を踏まえて，事業効果を的確に評価できる指標を考えることが重要である．

- ☐③ 事業評価の分類はさまざまあり，「プロセス評価，影響評価，成果評価」(p.49参照)，「ストラクチャー評価，プロセス評価，アウトプット評価，アウトカム評価」(p.114参照) などの分類がある．

5 計画策定・施策化と予算

≫ 予算編成

地方自治体の財政　（国の財政：p.312参照）（QB保-93）

□① 地方自治体の予算は，一般会計と特別会計に分けられる（『地方自治法』209条）．

□② 予算案は，地方自治体の長（都道府県知事または市町村長）が編成し，年度開始前の３月末までに議会の議決を経なければならない（同法211条）．

▼ 地方自治体の予算
^{110P27　104P20}

種　類	内　容
一般会計	地方自治体の４月１日〜翌年３月31日（一会計年度）の歳入・歳出を包括的に経理する会計を指す．特別会計に属さない地方自治体の基本的な行政活動を行うための会計である．単一予算主義の原則に基づく．
特別会計	地方自治体の特定の事業（介護保険，国民健康保険，水道事業 等）を行うための会計を指す．一般会計のように単一の会計では適切な処理が難しい事業について，効率性や運用の観点から一般会計とは別に扱う特別会計が設置される．
補正予算	予算調製後の事由（災害対応等）によって，一般会計で予算化した事業に修正が必要になった場合に設定する．
暫定予算	予算が会計年度の開始前（３月31日）までに成立しない場合に，短期的に組まれる予算である．本予算が成立した後は，本予算に組み込まれる．

予算の機能と原則　（QB保-94）

□① 予算の原則として，以下が挙げられる．
^{108A31}

予算事前議決の原則	予算はその会計年度開始前に議会の議決を経ること
予算公開の原則	予算の内容，執行の状況等を広く一般に公開すること
総計予算主義の原則	一会計年度におけるすべての歳入および歳出が予算に組み込まれること
単一予算主義の原則	一会計年度におけるすべての歳入と歳出をひとつの予算に編成して単一の会計にする．例外として特別会計がある．
会計年度独立の原則	会計年度内における歳出は，その年度の歳入を充当しなければならない．そのため，一会計年度の歳入と歳出は次年度に使用することはできない．

事業計画の予算編成 (QB保-95)

□① 保健事業は，地方自治体の予算で実施される．

□② 保健事業を計画する際に計上すべき予算には，設備の使用料，消耗品（パンフレット等），人件費などの事業実施のための費用が含まれる．

□③ 原則として，地方自治体の歳入と歳出はすべて予算に計上される．

□④ 予算の編成作業は，毎年（1年を単位として）行われる．

□⑤ 予算編成と執行のプロセスは，以下のようである．

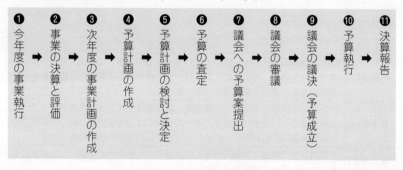

❶ 今年度の事業執行 → ❷ 事業の決算と評価 → ❸ 次年度の事業計画の作成 → ❹ 予算計画の作成 → ❺ 予算計画の検討と決定 → ❻ 予算の査定 → ❼ 議会への予算案提出 → ❽ 議会の審議 → ❾ 議会の議決（予算成立）→ ❿ 予算執行 → ⓫ 決算報告

□⑥ 財政担当者との調整は，計画策定の段階で行う．
　➡予算（財政的裏づけ）がなくては保健事業を実施できないため，計画段階で必要予算の概算を示し，調整することが重要である．

□⑦ 次年度の予算を要求する場合，保健師は各種保健計画（健康増進計画，母子保健計画 等）との**整合性を重視**し，今年度の事業実施状況（事業の評価），他機関の関連事業状況などの資料を用いて，**事業の必要性**を説明する． 107P18　103A17　101P55

□⑧ 事業を実施するための予算要求書には，**事業計画書を添付**する．

★読者ハガキまたは読者ハガキの右上のQRコードからアンケートにお答えいただいた方のなかから毎月抽選で若干名様に，1,000円分の図書カードを差し上げます．皆様の貴重なご意見をお待ちしております！

6 地域ケアシステムづくり

≫ 地域ケアシステムの構築

地域ケアシステムの概念 (QB保-96)

□① 地域ケアシステムとは，ケアを必要とする地域の人々の生活を支えるため，保健・医療・福祉などの公的（フォーマルな）サービスとインフォーマルなサービスを組み合わせて，対象者に最も適したサービスを提供する仕組みである．
  ➡ フォーマルなサービス：医療・介護保険制度，特定医療費の支給 等
  ➡ インフォーマルなサービス：NPO法人の活動，地域住民のボランティア活動 等

□② 地域の健康水準の向上を最終目的としている．^{101A9}

地域ケアシステムの発展過程 (QB保-97, 98)

□① 地域ケアシステムの構築では，住民の健康課題・ニーズをもとに，以下のような発展過程を経る．^{106P25}

| 初　期 | 住民の健康課題・ニーズの把握，既存サービスの連携・調整 |

| 中　期 | 関係機関・地域住民など新規サービスの組織化，連携会議の開催，マンパワー・予算の確保 |

| 充実期 | すべての関係機関のネットワーク化（定期会議の開催等），サービスの拡充 |

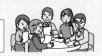

□② 地域包括ケアシステムの構築を評価する際，関係部署・機関との連携が図られていることはストラクチャー評価 (p.114参照) にあたる．^{109P24}

地域ケアシステムづくりの支援 (QB保-99〜101)

- □① 保健師は，健康問題を有する住民が，その地域で生活を継続できるよう，保健・医療・福祉などのサービスの総合的な調整を行い，また不足しているサービスの開発を行うなど，地域のケアシステムの構築に努める（厚生労働省：地域における保健師の保健活動に関する指針）．

- □② 保健師は地域包括ケアシステム（p.346, 347参照）の構築に向け，既存のケアシステムや社会資源などの**実態把握**を行う．^{108A8}

- □③ 保健師は地域の課題を住民と共有し，**住民が主体的**に解決に向けて行動できるよう支援する．

- □④ 地域ケアシステムの構築を目的とした会議の参加者には，**地域の住民や関係機関**の人々が含まれる．^{104P11}

- □⑤ 新規事業を立ち上げる際には，事業の**目的・目標**と，得られる効果のイメージを関係者の間で共有する必要がある．

〔関係者間の連携会議〕

- □① 多様な関係者と**連携**を促進するため，必要時に**会議**を開催する．^{109A52 108A10 106P2}

- □② 会議の参加者は，会議で話し合う**テーマ**や**内容**に精通した職種や関係機関の代表者を選定する．^{105P54}

- □③ 関係者間で行う初回の会議では，これまでの各関係機関の**取り組みや活動状況**，地域の統計データなどについて情報共有を行い，**地域の現状**や**課題**を把握する．^{110P55 103A2}

- □④ 定期的に**関係者会議**を開き，情報共有や支援評価，支援方針の確認を行うことが重要である．^{104A3 103A52}

4章① 対象別公衆衛生看護活動論
（母子・成人・高齢者保健活動）

1 母子保健活動

母子保健施策の概要

(QB保-114, 115) (RB看-社60) (衛96～105)
(公みえ200, 204, 208)

□① 母子保健はライフステージに応じた施策の展開により，思春期からの妊娠・出産・育児を通じた母性・父性の育成や親子の健康増進などを行い，健康な次世代を育むことを目指している．

▼ 母子保健施策における都道府県等（保健所）および市町村の役割　103A5

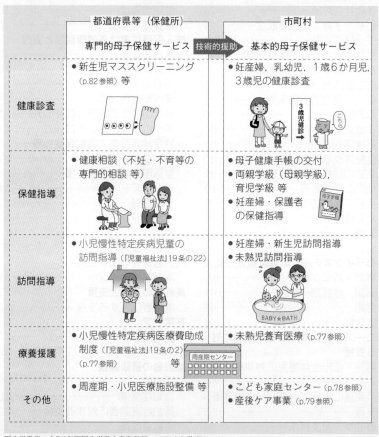

	都道府県等（保健所） 専門的母子保健サービス	技術的援助 →	市町村 基本的母子保健サービス
健康診査	●新生児マススクリーニング（p.82参照）等		●妊産婦，乳幼児，1歳6か月児，3歳児の健康診査
保健指導	●健康相談（不妊・不育等の専門的相談 等）		●母子健康手帳の交付●両親学級（母親学級），育児学級 等●妊産婦・保護者の保健指導
訪問指導	●小児慢性特定疾病児童の訪問指導（『児童福祉法』19条の22）		●妊産婦・新生児訪問指導●未熟児訪問指導
療養援護	●小児慢性特定疾病医療費助成制度（『児童福祉法』19条の2）（p.77参照）　等		●未熟児養育医療（p.77参照）
その他	●周産期・小児医療施設整備 等		●こども家庭センター（p.78参照）●産後ケア事業（p.79参照）

厚生労働省：令和5年版厚生労働白書資料編，p.193より改変

母子保健法
(昭和40年制定，令和4年6月最終改正)(QB保-116)(RB看-社60, 61)
(衛98 ～ 101)(公みえ204 ～ 209)

□① 『母子保健法』は昭和40(1965)年に，母性ならびに乳児・幼児の健康の保持・増進を目的として制定された (1条).

□② 『母子保健法』は平成6(1994)年の大規模改正を受け，平成9(1997)年より基本的な母子保健サービスの実施主体が，都道府県（保健所）から市町村に移管された. [105A10]

□③ さらに平成23(2011)年の『母子保健法』の改正を受け，平成25(2013)年には，未熟児訪問指導や養育医療の実施主体も都道府県から市町村に移管された.

□④ 平成28(2016)年の『母子保健法』一部改正を受け，母子保健施策は児童虐待予防や早期発見に資するものであることに留意するよう明確化された (5条2項). 市町村は，乳幼児健康診査などの母子保健施策を通じて, 特定妊婦 (p.99参照) や要支援児童 (p.99参照) の把握に努め，母子保健施策と児童虐待防止対策の連携強化を図っている.

□⑤ 令和2(2020)年には，妊婦健康診査，乳幼児健康診査，予防接種などの電子化された情報が，転居前後の市町村間で引き継がれるようになった. また，電子化された情報を個人がマイナポータルで閲覧することも可能になった.

□⑥ 令和元(2019)年12月の『母子保健法』の改正を受け，令和3(2021)年4月より，産後ケア事業 (p.79参照) の実施は市町村の努力義務となった (17条の2).

□⑦ 令和4(2022)年の『母子保健法』改正を受け，令和6(2024)年4月より市町村の母子保健に関する相談業務の義務化，こども家庭センター (p.78参照) における母子保健事業が新たに施行された (9条の2, 22条).

★（RB看-○○）は『看護師・看護学生のためのレビューブック2025』，（公みえ○○）は『公衆衛生がみえる2024-2025』の参照ページです. ほかの書籍と併せた学習で知識をさらに深めよう！

▼ 『母子保健法』の概要 ^{101A6}

項目と内容
第1条　目的 母性ならびに乳児・幼児の健康の保持・増進
第5条　国・地方自治体の責務 国・地方自治体→母性ならびに乳児・幼児の健康の保持増進に努めなければならない. 　　　　　　→母子保健施策が児童虐待の予防・早期発見に資するものであること 　　　　　　　に留意する.
第9条の2　相談・支援 市町村→母子保健に関する相談に応じなければならない. 　　　→母性ならびに乳幼児の心身の状態に応じ, 健康の保持増進に関する支援が必 　　　　要な者に対して支援計画の作成などの支援を行う.
第10条　保健指導 市町村→妊産婦とその配偶者, 乳幼児の保護者に対し, 妊娠・出産・育児に必要な保 　　　健指導行う, または保健指導を受けるよう勧奨しなければならない.
第11条　新生児の訪問指導 市町村長→育児上必要と認めるとき, 医師, 保健師, 助産師等を訪問させる.
第12条　1歳6か月児・3歳児の健康診査 (p.87, 88参照) 市町村→健康診査を行わなければならない.
第13条　妊産婦および乳幼児の健康診査 市町村→必要に応じて妊産婦, 乳幼児に対して行う, または勧奨しなければならない. 内閣総理大臣→妊婦に対する健康診査について望ましい基準を定める.
第15条　妊娠の届出 妊娠した者→速やかに市町村長に妊娠の届出をするようにしなければならない.
第16条　母子健康手帳の交付 (p.80参照) 市町村→妊娠の届出をした者に母子健康手帳を交付しなければならない.
第17条　妊産婦の訪問指導等 市町村長→妊産婦の健康状態に応じて医師, 助産師, 保健師等を訪問指導させ, 妊娠・ 　　　　出産に支障を及ぼすおそれのある疾病疑いの者には, 受診勧奨を行う.
第17条の2　産後ケア事業 (p.79参照) 市町村→出産後1年を経過しない女子・乳児の心身の状態に応じた産後ケア事業を行 　　　うよう努めなければならない（努力義務）.
第18条　低体重児の届出 保護者→2,500g未満の乳児を出生したときは, 速やかに乳児の現在地の市町村に 　　　届け出なければならない.
第19条　未熟児の訪問指導 市町村長→養育上必要に応じて医師, 保健師, 助産師等を訪問指導させる.
第19条の2　健康診査に関する情報の提供の求め 市町村→保健指導等のため必要があるときは, ほかの市町村から転居してきた妊産婦, 　　　乳幼児の健康診査 (12, 13条) に関する情報提供を, かつて居住していた市町 　　　村に求めることができる.
第20条　養育医療（未熟児養育医療） (p.77参照) 市町村→養育のため入院が必要な未熟児に対して, 養育に必要な医療給付を行う.
第22条　こども家庭センター (p.78, 79参照) **の母子保健事業** 『児童福祉法』(p.69, 72参照) の業務のほか, 母性ならびに乳幼児の健康の保持増進に関 する包括的な支援を行うことを目的として事業を行う.

※『母子保健法』および『児童福祉法』において, 妊産婦は妊娠中および出産後1年以内の女子, 乳児は満1歳に達しない者, 幼児は満1歳から小学校就学まで, と区分けして母子保健の対象にしている.

児童福祉法 （昭和22年制定，令和5年6月最終改正）（QB保-117〜119）
（RB看-社81〜84）（衛247〜248, 252）（公みえ216, 217）

□① すべての児童は，児童の権利に関する条約 (p.351参照) の精神に則り，適切に養育されること，その生活を保障されること，愛され，保護されること，その心身の健やかな成長・発達ならびにその自立が図られることその他の福祉を等しく保障される権利を有する (1条).

▼ 『児童福祉法』の概要 ^{107P42 103P24}

項目と内容
第1条・第2条　児童の権利と国民の責務
第4条　定義 児童：18歳未満の者 障害児：身体障害・知的障害・精神障害（発達障害を含む）・難病等の児童
第6条の2の2　障害児通所支援 児童発達支援 (p.71参照)，放課後等デイサービス (p.72参照)，居宅訪問型児童発達支援，保育所等訪問支援をいう.
第7条　児童福祉施設 (p.71, 72参照)
第10条　市町村の業務 市町村→児童・妊産婦の福祉に関する必要な実情の把握，情報提供，相談，必要な調査・指導，包括的な支援を必要とする要支援児童等に対する計画作成 (p.78参照)
第10条の2　こども家庭センター (p.78, 79参照) 市町村→設置に努めなければならない（努力義務）. こども家庭センター→児童・妊産婦の福祉に関する包括的な支援を行うことを目的とする施設とする.
第10条の3　地域子育て相談機関 (p.78参照)
第12条　児童相談所 (p.70参照)
第19条の2〜8　小児慢性特定疾病医療費の支給 (p.77参照)
第19条の22　小児慢性特定疾病児童等自立支援事業 都道府県→小児慢性特定疾病児童等，その家族，関係者から相談に応じ，情報提供や助言，関係機関の連絡調整等を行う.
第19条の23　小児慢性特定疾病対策地域協議会 (p.95参照)
第20条　結核児童療育給付 (p.77参照)
第21条の9　子育て支援事業 (p.75, 76参照)
第21条の10の5　要支援児童 (p.99参照) **等の情報提供** 医師，歯科医師，保健師，助産師，看護師，児童福祉施設の職員，学校の教職員等は要支援児童等の情報を現在地の市町村に提供するよう努めなければならない.
第25条　要保護児童 (p.99参照) **の保護措置等** 要保護児童を発見した者は，市町村，福祉事務所もしくは児童相談所に通告しなければならない．児童委員 (p.55参照) を介しての通告でもよい.
第25条の2　要保護児童対策地域協議会 (p.100参照)
第33条1項　児童の一時保護 児童相談所長→児童の一時保護を行う.

〔児童相談所〕

□① 児童相談所は，『児童福祉法』に基づく児童福祉のための機関で，都道府県，指定都市に設置が義務づけられている（12条，59条の4）.
➡ 中核市，児童相談所設置市（政令で指定する市，特別区）にも設置できる.

□② 児童相談所は，全国に232か所ある［こども家庭庁：児童相談所一覧（令和5年4月1日現在）］.

□③ 児童相談所の相談および調査を行う所員は，児童福祉司の資格を有する者でなければならない（12条の3第4項）.

□④ 児童相談所には，児童福祉司，児童心理司，医師，保健師，弁護士などが配置される.
➡ 児童の健康・心身の発達に関する専門的な知識・技術を必要とする指導をつかさどる所員として，医師および保健師が，それぞれ1人以上含まれなければならない（12条の3第8項）.

□⑤ 児童相談所長には，所定の要件を満たした医師のほか，社会福祉士などもなることができる（12条の3第2項1～7号）.

□⑥ 児童相談所の主な業務は，以下のようである（11条1項，12条3項）. ^{107A21}

- 市町村への援助（市町村相互間の連絡調整，情報提供，その他必要な援助）
- 児童・その家庭の相談のうち，専門的な知識・技術を必要とする者への対応
- 児童・その家庭の必要な調査，医学的，心理学的，教育学的，社会学的，精神保健上の判定
- 調査，判定に基づいた児童の健康・発達に関する専門的な指導
- 児童の一時保護
- 一時保護解除後の家庭・その他の環境調整，児童の状況把握・その他の措置による児童の安全確保
- 里親に関する業務
- 養子縁組に関する相談・支援
- 児童福祉施設（p.71, 72参照）等への入所措置
- 措置解除者等の実情把握，自立援助

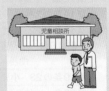

□⑦ 児童相談所が扱う相談の種類は，養護相談（49.5%），障害相談（35.6%），育成相談（7.3%），非行相談（1.9%），保健相談（0.3%），その他の相談（5.5%）に分類される（厚生労働省：令和3年度福祉行政報告例）.

〔児童福祉施設〕

□①　『児童福祉法』に基づき，児童福祉施設が規定されている（7条1項，35～44条の3）。^{110A51　107P42}

児童福祉施設	役　割	入所措置者
乳児院	乳児を入院させて養育し，退院後は相談等の援助をする．必要に応じて幼児を含む．	児童相談所
児童養護施設	保護者のない児童，虐待されている児童等を入所させ，養護する．	
障害児入所施設	障害児を入所させ，保護，日常生活の指導，独立自活に必要な知識技能の付与を行う．福祉型と医療型があり，医療型はさらに治療を行う．	
児童心理治療施設	社会生活への適応が困難な児童を，短期入所または保護者のもとから通所させ，心理に関する治療や生活指導を行う．	
児童自立支援施設	不良行為をなす・なすおそれのある児童，生活指導等を要する児童を入所または通所させ，必要な指導を行い，自立を支援する．	
助産施設	経済的理由により入院助産を受けることができない妊産婦を入所させ，助産を受けさせる．	福祉事務所
母子生活支援施設	配偶者のない母子などを入所させ，保護し，自立のための生活を支援する．	
保育所	保育を必要とする乳児・幼児を日々保護者のもとから通わせ保育を行う．	市町村
幼保連携型認定こども園	幼稚園的機能と保育所的機能の両方を併せもつ単一の施設．就学前の子どもに教育・保育を提供し，かつ地域における子育て支援も行う．	
児童厚生施設	児童に健全な遊びを与え，健康を増進し，情操を豊かにする．児童遊園，児童館等がある．	入所措置なし
児童家庭支援センター	児童，家庭の様々な相談に応じ，必要な助言・指導を行うとともに，児童相談所や児童福祉施設等との連絡調整を総合的に行う．	
児童発達支援センター	地域の障害児の健全な発達の中核的な役割を担う．障害児を日々保護者のもとから通所させ，高度な専門的知識・技術の必要な児童発達支援を提供する．家族や関係者に対し，相談，専門的な助言等の援助を行う．	
里親支援センター	里親支援事業を行うほか，里親・里親に養育される児童ならびに里親になろうとする者について相談等の援助を行う．	

□②　児童発達支援とは，主に未就学の障害児に対して児童発達支援センターなどの施設で，日常生活における基本的な動作・知識技能の習得，集団生活への適応支援などを提供するとともに，肢体不自由のある児童の治療を行うことをいう（6条の2の2第2項）。^{107P42}

R.B. for Public Health Nurse 2025

□③　放課後等デイサービスは，就学している障害児に対して**授業の終了後**または**休業日**に**児童発達支援センター**などの施設で，生活能力の向上のために必要な支援，社会との交流の促進などを提供するサービスである（6条の2の2第3項）．

成育基本法　（平成30年制定，令和4年6月最終改正）（RB看-社65）（衛98）

□①　従来の『母子保健法』，『児童福祉法』，健やか親子21などの施策間の連携を強化し，妊娠期から子育て期の切れ目のない支援により，子どもの心身の健やかな成育を確保するため，『成育過程にある者及びその保護者並びに妊産婦に対し必要な成育医療等を切れ目なく提供するための施策の総合的な推進に関する法律（成育基本法）』が平成30（2018）年に制定された．

□②　成育過程とは，出生に始まり，新生児期，乳幼児期，学童期，思春期の各段階を経て，大人になるまでの一連の成長の過程を指す（2条1項）．

□③　令和5（2023）年には，『成育基本法』の「成育医療等の提供に関する施策の総合的な推進に関する基本的な方針（成育医療等基本方針）」に基づく国民運動として健やか親子21を位置づけた［成育医療等基本方針（令和5年3月）］．

≫ 主な母子保健施策

健やか親子21　（QB保-120～122）（RB看-社62）（衛97, 98）（公みえ202）

□①　20世紀の母子保健の取り組みと課題を踏まえて，21世紀の母子保健の取り組みの方向性と目標・指標を示した国民運動計画であり，健康日本21（p.103～105参照）の一翼を担う．

□②　健やか親子21の第1次期間は，平成13～26（2001～2014）年度である．

□③　平成27（2015）～令和6（2024）年度の期間を対象として，すべての子どもが健やかに育つ社会を10年後の目指す姿とする健やか親子21（第2次）が開始された．

72

▼ 健やか親子21（第2次）の課題と主な指標・目標

	課題名	主な指標・目標
基盤課題A	切れ目ない妊産婦・乳幼児への保健対策	● 妊産婦死亡率↓ ● 妊婦の喫煙率・飲酒率：0％に ● 全出生数中の低出生体重児の割合↓ ● 乳幼児健康診査の未受診率↓
基盤課題B	学童期・思春期から成人期に向けた保健対策	● 十代の自殺死亡率↓ ● 十代の人工妊娠中絶率・性感染症罹患率↓ ● 十代の喫煙率・飲酒率：0％に ● 朝食を欠食する子どもの割合↓ ● 児童生徒における痩身傾向児・肥満傾向児の割合↓
基盤課題C	子どもの健やかな成長を見守り育む地域づくり	● この地域で子育てをしたいと思う親の割合↑ ● マタニティマークを妊娠中に使用したことのある母親の割合↑ ● 育児不安の親のグループ活動を支援する体制がある市町村の割合↑
重点課題①	育てにくさを感じる親に寄り添う支援	● ゆったりとした気分で子どもと過ごせる時間がある母親の割合↑ ● 子どもの社会性の発達過程を知っている親の割合↑
重点課題②	妊娠期からの児童虐待防止対策	● 児童虐待による死亡数↓ ● 養育支援が必要なすべての家庭に対し，養育支援訪問事業（p.75参照）を実施している市町村の割合↑

厚生労働省：「健やか親子21（第2次）」指標及び目標の一覧より作成

□④　令和元（2019）年に，健やか親子21（第2次）の中間評価が行われ，52指標のうち34指標（65.4％）に改善がみられた.

▼ 健やか親子21（第2次）の中間評価

評価区分		該当項目
改善した	A 目標を達成した	● 妊娠・出産に満足している者の割合 ● マタニティマークを妊娠中に使用したことのある母親の割合 ● 積極的に育児をしている父親の割合 等
	B 目標に達していないが改善した	● 乳幼児健康診査の受診率　● 十代の喫煙率・飲酒率 ● 育児期間中の両親の喫煙率 ● 地域と学校が連携した健康等に関する講習会の開催状況 等
C 変わらない		● 十代の自殺死亡率 ● 児童・生徒における痩身傾向児の割合 ● 育てにくさを感じたときに対処できる親の割合 等
D 悪くなっている		● 朝食を欠食する子どもの割合 等

厚生労働省：「健やか親子21（第2次）」の中間評価等に関する検討会報告書より作成

4章① 活動論（母子保健）

少子化社会対策 (QB保-123)(RB看-社64)(衛18, 247, 248)(公みえ203)

- □① 少子化を受け，平成15（2003）年には『少子化社会対策基本法』，『次世代育成支援対策推進法』が制定され，その後，平成27（2015）年にはこども・子育て支援新制度が施行された．

- □② 『次世代育成支援対策推進法』に基づき，市町村・都道府県は，職業生活と家庭生活の推進などに関する**行動計画**を策定することができる^{110P28} (61, 62条)．

- □③ 令和2（2020）年5月より第4次少子化社会対策大綱において，「希望出生率1.8」の実現に向け，具体的な数値目標を設定し，取り組みを推進している．

- □④ 令和5（2023）年4月に新設されたこども家庭庁において，これまで別々に作成・推進されてきた少子化社会対策大綱，子供・若者育成支援推進大綱，子供の貧困対策に関する大綱を一元化したこども大綱が策定された．

補足事項

- ●こども家庭庁とは，こども政策の強い司令塔機能を有した行政機関である．内閣府，厚生労働省，文部科学省に分かれていた子どもや子どものある家庭の福祉・保健等の支援，子どもの権利利益の擁護を目的とする法律・事務がこども家庭庁へ移管された．

子ども・子育て支援新制度 (QB保-124〜127)(RB看-社64)
(衛248)(公みえ203)

- □① 地域の子ども・子育て支援を総合的に推進するため，平成24（2012）年に『子ども・子育て支援法』などの関連法が成立し，平成27（2015）年から子ども・子育て支援新制度が施行された．
  - ➡**子ども・子育て支援新制度の内容**：地域子ども・子育て支援事業の充実，認定こども園制度の改善^{106P20} 等．

- □② 令和6（2024）年4月には，市町村が行う地域子ども・子育て支援事業において、子育て世帯訪問支援事業，児童育成支援拠点事業，親子関係形成支援事業が新設された．また，子育て短期支援事業と一時預かり事業の拡充が行われた．

- □③ 市町村は『子ども・子育て支援法』に基づき，5年を1期とする市町村子ども・子育て支援事業計画を定める (61条)．
  - ➡都道府県は5年を1期とする都道府県子ども・子育て支援事業支援計画を定める (同法62条)．

□④　市町村は，市町村子ども・子育て支援事業計画に従って，地域子ども・子育て支援
　事業を行う（同法59条）.
　　　　　　109A43　108P38　103P14　102P27
　▼　地域子ども・子育て支援事業

事業名	内　容	根拠法令
❶利用者支援事業	子どもや保護者の身近な場所で，教育・保育・保健等の情報提供および必要に応じて相談・助言を行うとともに，関係機関との連絡調整等を行う.	子ども・子育て支援法
❷延長保育事業	保育認定を受けた子どもについて，必要に応じて通常の利用日や利用時間以外の日（時間）に，認定こども園や保育所等で引き続き保育を行う.	
❸実費徴収に係る補足給付を行う事業	保護者の世帯所得の状況等を勘案して，特定教育・保育施設等に対して保護者が支払うべき日用品，文房具その他の教育・保育に必要な物品の購入に要する費用または行事への参加に要する費用等を助成する.	
❹多様な事業者の参入促進・能力活用事業	多様な事業者の新規参入を支援するほか，特別な支援が必要な子どもを受け入れる認定こども園の設置者に必要な費用の一部を補助する.	
❺放課後児童健全育成事業（放課後児童クラブ）	小学校に就学している児童で，保護者が労働等により昼間家庭にいない者に対し，授業の終了後に児童館等の施設を利用して適切な遊びや生活の場を与えて，その健全な育成を図る.	児童福祉法
❻子育て短期支援事業	家庭において養育を受けることが一時的に困難となった児童について，児童養護施設等に入所させ，または里親等に委託し，必要な保護等の支援（保護者への支援を含む）を行う.	
短期入所生活援助（ショートステイ）事業	保護者の疾病や仕事等の理由，または育児不安や育児疲れ，慢性疾患児の看病疲れ等，身体的・精神的負担の軽減が必要な場合に，児童を一時的に保護する.	
夜間養護等（トワイライトステイ）事業	保護者が仕事その他の理由により，平日の夜間または休日に不在となり児童の養育が困難となった場合，その他緊急の場合に児童を保護する.	
❼乳児家庭全戸訪問事業（こんにちは赤ちゃん事業）	生後4か月までの乳児のいるすべての家庭を訪問し，子育て支援に関する情報提供や養育環境等の把握を行うとともに相談・助言等を行う.	
❽養育支援訪問事業等	家庭で適切な養育が行われるよう，要支援児童や特定妊婦等の養育支援が特に必要な家庭を訪問し，養育に関する指導・助言等を行う.	
子どもを守る地域ネットワーク機能強化事業	要保護児童対策地域協議会（子どもを守る地域ネットワーク）の機能強化を図るため，関係職員の専門性強化と，ネットワーク機関間の連携強化を図る取り組みを実施する事業	

（次ページへ続く）

4章① 活動論（母子保健）

事業名	内容	根拠法令
❾地域子育て支援拠点事業	乳幼児と保護者が相互の交流を行う場所（地域子育て支援センター，つどいの広場 等）を開設し，子育てについての相談，情報の提供，助言その他の援助を行う．	
一般型	常設の地域子育て支援拠点で，子育て親子が集い，相互に交流を図る．	
連携型	多様な子育て支援の施設（児童福祉施設等）に，親子が集う場を設け，子育て中の当事者や経験者をスタッフに交えて実施する．	
❿一時預かり事業	家庭での保育が一時的に困難になった乳幼児や，保護者の負担軽減のため一時的に預かることが望ましいと認められる乳幼児を対象に，主に昼間に保育所等で一時的に預かり，必要な保護を行う．	
⓫病児保育事業	病児について，病院や保育所に付設された専用スペースにおいて，看護師等が一時的に保育する．	児童福祉法
⓬子育て援助活動支援事業(ファミリー・サポート・センター事業)	乳幼児や小学生等の児童を有する子育て中の保護者を会員として，児童の預かり等の援助を受けることを希望する者と援助を行うことを希望する者との相互援助活動に関する連絡，調整を行う．	
⓭子育て世帯訪問支援事業	要支援児童，要保護児童およびその保護者，特定妊婦等を対象（支援を要するヤングケアラーを含む）に訪問し，子育てに関する情報の提供，家事・養育に関する援助等を行う．	
⓮児童育成支援拠点事業	養育環境等の課題（虐待リスクが高い，不登校等）を抱える主に学齢期の児童を対象に，児童の居場所となる拠点を開設し，児童に生活の場を与えるとともに児童や保護者への相談等を行う．	
⓯親子関係形成支援事業	要支援児童，要保護児童およびその保護者，特定妊婦等を対象に親子間の適切な関係性の構築を目的とし，子どもの発達の状況等に応じた支援を行う．	
⓰妊婦健康診査 (p.81 参照)	妊婦の健康の保持および増進を図るため，妊婦に対する健康診査を実施するとともに，妊娠期間中の適時に必要に応じた医学的検査を実施する．	母子保健法

※表中の❻子育て短期支援事業，❽養育支援訪問事業，❿一時預かり事業，⓭子育て世帯訪問支援事業，⓮児童育成支援拠点事業，
⓯親子関係形成支援事業を合わせて家庭支援事業という（『児童福祉法』21条の18）．

母子保健推進員 (QB保-127, 128)

□① 母子保健推進員は，**住民**と**行政**をつなぐ**パイプ役**として，**市町村長**より委嘱された，母子保健の推進・充実を図る委員型の住民組織である．

□② 母子保健推進員が，乳児家庭全戸訪問事業 (p.75参照) などで虐待や育児環境に問題があると疑われる家庭を把握した場合には，専門職である保健師につなぐ．

▼ 母子保健推進員

概　要	母子保健の推進および充実を図る.
人選・任期等	市町村長が地域の看護職または母子保健に相当の経験があり，熱意を有する者に依頼する．人選基準，人数，任期は各市町村による.
役　割	● 母子保健に関する知識の普及 ● 母性および乳幼児の保健に関する問題の把握および情報提供 ● 健康診査，保健指導等の勧奨

小児対象の公費負担医療制度

(QB保-129, 130)(RB看-社39)
(衛101, 112, 159)(公みえ217)

□① 小児に対する公費負担医療制度には，❶未熟児養育医療，❷自立支援医療，❸結核
児童療育給付，❹小児慢性特定疾病医療費助成制度がある.
106A33　106A47　102P24

事業名	未熟児養育医療 （養育医療）	自立支援医療 （育成医療）	結核児童療育給付	小児慢性特定疾病 医療費助成制度
根拠法令	母子保健法	障害者総合支援法	児童福祉法	
対象年齢	1歳未満	18歳未満		18歳未満 （20歳未満まで延長可）
対　象	未熟児 ● 出生時体重が2,000g以下，生活力が特に薄弱である等で入院が必要な乳児	身体障害児 ● 身体障害がある，または障害児となるおそれがあり確実に治療効果が期待される児童	結核児童 ● 骨関節結核その他の結核に罹患し，長期の入院治療を要する結核児童	小児慢性特定疾病児 ● 小児慢性特定疾病に罹患している児童
実施主体	市町村		都道府県・指定都市・中核市・児童相談所設置市	
助成の内容	入院医療費の一部を助成する.	対象の機能障害の除去・軽減に必要な医療費等の一部を助成する.	入院医療費の一部の助成と，療養生活に必要な学習品・日用品を支給する.	対象疾病の医療費の一部を助成する.

医療情報科学研究所 編：公衆衛生がみえる2024-2025．第6版，メディックメディア，2024，p.217より改変

□② 小児慢性特定疾病には，ファロー四徴症，急性白血病，成長ホルモン（GH）分泌
不全性低身長症などがある.
106A47

□③ 自立支援医療（育成医療）の対象には，口唇口蓋裂の形成術，先天性股関節脱臼の
こうしんこうがいれつ
関節形成術，腎不全の人工透析療法，後天性心疾患のペースメーカー埋込み手術など
がある.
102P24

» 母子および親子に対する支援

こども家庭センター （QB保-131）（RB看-社61, 82）（公みえ204）

□① 令和6（2024）年4月より，『母子保健法』の子育て世代包括支援センターと『児童福祉法』の子ども家庭総合支援拠点が一体的な組織として再編され，こども家庭センターとなった.

□② 『児童福祉法』に基づき，市町村はこども家庭センターの設置に努めなければならない （10条の2）.

□③ こども家庭センターは，母子保健と児童福祉の一体的支援を行う機能を有する.

母子保健	主に妊産婦・乳幼児を対象に妊娠・出産・子育てに関する各種相談を行う（旧子育て世代包括支援センターの役割）.
児童福祉	福祉，保健・医療，教育等の関係機関と連携しながら，子ども等に関する相談全般を行う（旧子ども家庭総合支援拠点の役割）.

□④ 母子保健を担当する保健師等と，児童福祉を担当する子ども家庭支援員等が配置され，それぞれの専門性に応じた業務を行う. そのうえで，統括支援員を中心に，保健師等と子ども家庭支援員等が適切に連携・協力しながら妊産婦や子どもに対する一体的支援を実施する.

□⑤ こども家庭センターの主な業務は，以下のようである.

- 児童・妊産婦の福祉や母子保健の相談等　● 保健指導，健康診査等
- 把握・情報提供，必要な調査・指導等　● 関係機関等との総合調整
- 支援を要する子ども・妊産婦等へのサポートプランの作成
- 地域資源の開拓

□⑥ こども家庭センターでは，以下の対象者にサポートプランを作成する.

- 児童・妊産婦の福祉に関し，包括的な支援を必要とする要支援児童，要保護児童，特定妊婦その他の者（『児童福祉法』10条1項4号）
- 母子ならびに乳幼児の心身の状態に応じ，健康の保持・増進に関する支援を必要とする者（『母子保健法』9条の2第2項）

□⑦ 市町村は，地理的条件や人口，交通事情その他の社会的条件，子育てに関する施設の整備状況等を総合的に勘案して定める区域ごとに，住民からの子育てに関する相談に応じ，必要な助言を行うことができる地域子育て相談機関の整備に努めなければならない（『児童福祉法』10条の3第1項）.

□⑧　地域子育て相談機関は，必要に応じ，こども家庭センターと連絡調整を行うとともに，地域住民に子育て支援の情報提供を行うよう努めなければならない(同法10条の3第2項).

妊娠・出産包括支援事業 (QB保-132)(RB看-社60, 61)(衛99, 100)(公みえ200, 204)

□①　妊娠・出産包括支援事業は，国の補助を受けて市町村が実施主体となり，産前・産後サポート事業，産後ケア事業を地域の実情に合わせて行い，妊娠・出産から子育てまで切れ目のない支援の強化を図る．

〔産前・産後サポート事業〕

□①　産前・産後サポート事業は，妊産婦等が抱える妊娠・出産や子育てに関する悩みなどについて相談支援を行い，家庭や地域での妊産婦等の孤立感の解消を図ることを目的とする．

□②　身近に相談できる者がいないなど，支援を受けることが適当と判断される妊産婦とその家族が対象である．

□③　実施主体は市町村である．相談支援は，助産師，保健師等の専門職のほか，子育て経験者，シニア世代の者などが担当する．

〔産後ケア事業〕

□①　産後ケア事業は，『母子保健法』に基づく市町村の努力義務となっている (17条の2).

□②　助産師を中心とした実施体制で，母子に必要な専門的ケア (乳房ケアなど) を通して，母親の身体的回復と心理的な安定を促進するとともに，母親自身がセルフケア能力を育み母子の愛着形成を促し，母子とその家族が健やかな育児ができるよう支援することが目的である．
_{105P48}

□③　対象は出産後1年以内の母子で，心身のケアや育児サポート等を必要とする者である．

□④　実施方法には，短期入所型，通所型，居宅訪問型がある．

□⑤　病院，助産所などに宿泊する短期入所型では，原則7日以内の利用が可能である (分割利用可).

妊娠の届出 (QB保-133)(RB看-社61,63)(衛99)(公みえ204)

□① 妊娠した者は，速やかに市町村長に妊娠の届出を行わなければならない（『母子保健法』15条）.

□② 届出の事項は，❶届出年月日，❷氏名，年齢，個人番号，職業，❸居住地，❹妊娠月数，❺医師または助産師の診断・保健指導を受けたときは，その氏名，❻性病および結核に関する健康診断の有無である（同則3条）. 法律上は医師の診断書は不要である.

□③ 妊婦の94.8%が満11週以内に妊娠の届出を行っている（厚生労働省：令和3年度地域保健・健康増進事業報告）. [103P54]

母子健康手帳 (QB保-133,134)(RB看-社60,61)(衛99)(公みえ204,205)

□① 母子健康手帳は，妊娠・出産・育児に関する一貫した健康記録で，記録（必須記載事項）と情報提供（任意記載事項）から構成される.

▼ 母子健康手帳

	必須記載事項 （省令様式）	任意記載事項 （任意様式）
特　徴	●全国一律の内容 ●必ず記載しなければならない.	●地方自治体が任意で記載する内容 ●地方自治体独自の制度等を記載することもできる.
項　目	●妊娠中の経過 ●乳幼児期の健康診査の記録 ●予防接種の記録 ●乳幼児身体発育曲線	●日常生活上の注意 ●育児上の注意 ●妊産婦・乳幼児の栄養の摂取方法 ●予防接種に関する情報　　　等

□② 市町村は妊娠の届出をした者に対して，母子健康手帳を交付しなければならない（『母子保健法』16条）. [102P10]

□③ 紛失した場合は，市町村から再交付が受けられる.

★（QB保-○○）は『クエスチョン・バンク 保健師国家試験問題解説2025（QB保健師）』の参照ページです. RBを読んだあとQBで国試を解くと，知識がしっかり定着します.

妊婦健康診査 (QB保-134, 135)(RB看-母18 ～ 22, 社60, 61)(衛100)(公みえ206)

□① 市町村は，必要に応じて妊産婦に対して健康診査を行う(『母子保健法』13条1項).

□② 内閣総理大臣は，妊婦健康診査の望ましい基準を，以下のように定める(同法13条2項). [104P29]

期　間	妊娠初期～23週	妊娠24～35週	妊娠36週～出産まで
受診間隔	4週間に1回	2週間に1回	1週間に1回
毎回共通する基本的な項目	●妊娠週数に応じた問診・診察 等 ●検査計測（子宮底長，腹囲，血圧，浮腫，尿検査，体重 等） ●保健指導		
必要に応じて行う医学的検査	●初期に1回：血液検査 【血液検査の内容】 ●血液型検査（ABO血液型，Rh血液型，不規則抗体） ●血算，血糖，B型肝炎抗原，C型肝炎抗体，HIV抗体，梅毒血清反応，風疹ウイルス抗体 ●初期に1回：子宮頸癌検診（細胞診） ●期間内に2回：超音波検査	●期間内に1回：血液検査（血算・血糖）・B群溶血性レンサ球菌検査＊・超音波検査	●期間内に1回：血液検査（血算）・超音波検査
	●妊娠30週までに1回：血液検査（HTLV-1抗体検査）・性器クラミジア検査		―

＊B群溶血性レンサ球菌検査は，妊娠33 ～ 37週の間に1回.

□③ 市町村は，妊婦1人につき14回程度の妊婦健康診査の実施に要する費用を負担するものとする(厚生労働省：妊婦に対する健康診査についての望ましい基準).ただし，市町村により助成額は異なる.
→公費助成が受けられる医療機関，助産所は市町村によって決められている. [104P29]

□④ 妊婦健康診査の情報を電子記録により一元管理するため，市町村は，原則として妊婦健康診査を実施する医療機関に対して，妊婦健康診査の結果の提供を求めるよう努める(厚生労働省：同基準).

新生児スクリーニング (RB看-母77)(衛102, 103)(公みえ209)

〔新生児マススクリーニング〕

□①　新生児マススクリーニングは，すべての新生児を対象に行われる先天性疾患の検査である．

➡生後早期に診断・治療を行うことにより重大な障害を防ぐことができるような先天性疾患（先天性代謝異常症，先天性甲状腺機能低下症 等）が検査の対象である．

□②　平成26（2014）年4月より，すべての都道府県・指定都市でタンデムマス法を用いた新生児マススクリーニング検査が導入された．
101A10

〔新生児聴覚スクリーニング検査〕

□①　聴覚障害の早期発見のため，医療機関でおおむね生後3日以内に新生児聴覚スクリーニング検査を行う．

□②　市町村は，新生児の訪問指導などの場面で，母子健康手帳を活用し，新生児聴覚検査の受診状況を確認する．未受診者に対しては受診勧奨を行う．

□③　要精密検査の対象となっている場合には，保護者の心理的支援を行うとともに，早期の精密検査受診を勧める．

乳幼児の成長・発達評価 (RB看-小15, 16)

□①　乳幼児の身長・体重の発育状態は，全国平均値と標準偏差 (p.284参照)，パーセンタイル値 (p.285参照) から判断する．

□②　体重や身長が発育曲線（成長曲線）上の3〜97パーセンタイルの範囲を超えている場合には，出生時や前回測定時からの成長の程度を勘案し，経過観察または医療機関の紹介を検討する．

□③　体型や栄養状態を判定するための指数として，乳幼児期はカウプ指数が用いられる．
105A50

$$\text{カウプ指数} = \frac{\text{体重（g）}}{\text{身長（cm）}^2} \times 10 \qquad 15 \leqq \text{標準値} < 18$$

乳幼児の発達過程 (RB看-小3, 9 ～ 14, 17)

108P48 107A32 105A51

□① 主な乳幼児健康診査の時期における子どもの発達のポイントは, 以下のようである.

月　齢	発達のポイント
1か月	●裸にすると手足をよく動かす. ●音に反応する. ●顔を見つめる.
3 ～ 4か月	●体重は出生時の2倍以上 ●首がすわる. ●物の動きを追う（追視）. ●あやすと笑う.
6 ～ 7か月	●寝返りをする. ●お座りをする. ●手を出して物をつかむ. ●音のするほうに顔を動かす. ●人見知りをする.
9 ～ 10か月	●ハイハイやつかまり立ちをする. ●指で小さいものをつまむ. ●乳歯が生えてくる.
1歳6か月	●ひとりで歩く. ●コップで水を飲む. ●スプーンを使って食べようとする. ●積み木を2 ～ 3個積むことができる. ●意味のある言葉を2 ～ 3語話す（パパ, ママ, ブーブー）. ●簡単な指示に従うことができる（おいで, ～をとって）. ●離乳が完了する.
3歳	●自分の名前を言う. ●簡単な文章を話す. ●指示に従う. ●物の大小や長短, 色を区別できる. ●箸を持って食べる. ●手を洗う. ●ままごとやごっこ遊びをする. ●階段をひとりで登る. ●衣服の着脱をひとりでしたがる.

※1歳6か月児健康診査と3歳児健康診査は,『母子保健法』で実施が義務づけられている. それ以外の乳幼児健康診査は, 市町村が実施の有無を決めている.

□② 正常乳児の1日体重増加量の目安は, 以下のようである.

101P30

0 ～ 3か月	3 ～ 6か月	6 ～ 9か月	9 ～ 12か月
25 ～ 30g	20 ～ 25g	15 ～ 20g	7 ～ 10g

4章① 活動論（母子保健）

新生児・乳児訪問指導

(QB保-135～138)(RB看-母68～71, 79～83)(衛99, 100)
(公みえ204, 206)

□① 新生児に対する訪問指導は，市町村長が育児上必要と認めるときに保健師などに行わせる．新生児期を過ぎた後も，訪問指導を継続することができる.^{102A4}（『母子保健法』11条）

□② 新生児・乳児訪問において，保健師は子どもと保護者の心身の健康状態に着目した支援を行う.

▼ 新生児の特徴と指導 ^{108A46 105A3 104A48}

観察項目		特徴的な内容
身体発育	身長・体重	●体重増加量は，生理的体重減少の最小値から計算して25～30g/日である.
	四肢	●発育性股関節形成不全（先天性股関節脱臼）の予防のため，おむつの当て方，抱き方を確認する.
	皮膚	●皮脂分泌が多いため，頭や顔に脂漏性湿疹が生じることがある．日常のスキンケアで改善することが多い. ●母乳性黄疸が生じることがある.
	視覚・聴覚	●光に反応して注視が外れることが多く，視線が合わないことがある.
精神・運動発達	原始反射	●モロー反射では，大きな音に驚いたように四肢を動かし反応する.
栄養	授乳	●欲しがるときに，3時間おき8回程度/日以上 ●1回の授乳時間：片側15分程度 ●口の動き等から，欲しがるサインに気づけるよう指導する. ●母親に，食事以外にも水分を十分摂るよう指導する.
	溢乳の程度	●溢乳は生理的現象である. ●噴水状の嘔吐が頻回にみられる場合は受診を勧める.
	排泄	●排便：3～5回程度/日　　●排尿：10回前後/日
生活	睡眠	●出生後1か月程度は昼夜の区別はほとんどない.
	清潔・衣服	●新陳代謝がよいため，衣服やおむつ交換を適宜行い，清潔に保つ.
	感染防止	●免疫が十分確立していないため，人混みへの不必要な外出は避ける.

□③ 新生児訪問指導では，授乳状況が重要な確認項目である.

□④ 新生児の体重増加量が少ない場合，授乳時間や授乳回数・間隔を確認する.^{104A47}

□⑤ 授乳時間が30分以上かかる，授乳間隔が短い，排尿・排便回数が少ないなどがみられた場合は，授乳量不足の可能性がある.

□⑥　授乳のタイミングは，赤ちゃんが欲しがるときに欲しがるだけ与え，乳房内に母乳が充満して乳房が張るまで待つ必要はない．乳房が張るまで授乳しないでいると，母乳を作らないように作用する乳汁産生抑制因子の働きなどによって母乳分泌が抑制される．

乳幼児健康診査 (QB保-138～143)(RB看-K25, 26, 小17)(衛100, 101)(公みえ206)

□①　乳幼児健康診査は，『母子保健法』に定められ，実施主体は市町村である (12条, 13条1項).

□②　市町村は，1歳6か月児健康診査と3歳児健康診査の実施が義務づけられている [101A6] (同法12条).

　➡上記以外に，市町村は必要性を認めた年齢・月数に，健康診査を行うことができる (同法13条1項).

□③　乳幼児健康診査は，子どもの疾病や障害などを早期発見し，治療や療育につなげるという従来の目的に加え，子どもの健全な成長を支えるための子育て支援を目的として行われている．

　▼　乳幼児健康診査の主な意義・役割 [103A11]

- 子どもの疾病や障害の早期発見，早期対応
- 育児不安・虐待のリスク要因の早期発見，早期対応
- 保護者と支援者の出会いの場づくり
- 保護者同士の仲間づくり
- 多職種連携による切れ目のない支援の提供

□④　乳幼児健康診査の内容は，以下のようである．

名称	乳児健康診査	1歳6か月児健康診査	3歳児健康診査
対象	前期健診　3～6か月 後期健診　9～11か月	満1歳6か月を超え，満2歳に達しない児	満3歳を超え，満4歳に達しない児
検査内容	● 診察 ● 身体計測 ● 栄養状態　等	● 身体発育状況 ● 疾病異常(脊柱，胸郭，皮膚，歯，口腔，その他) ● 栄養状態　● 四肢運動障害 ● 精神発達状況　● 言語障害 ● 予防接種の実施状況　● 育児上の問題事項 ※3歳児健康診査ではこれに加え，疾病異常(眼，耳鼻咽頭)	

医療情報科学研究所 編：公衆衛生がみえる2024-2025．第6版，メディックメディア，2024，p.206より改変

□⑤　乳幼児健康診査の実施内容は，保健師などによる問診，医師・歯科医師の診察，保健師，管理栄養士，歯科衛生士などによる個別相談や集団指導などがある．

□⑥　成長・発達の確認とともに，保護者の不安や悩みを把握し，必要な支援を行う．

□⑦　問診や個別相談の際には，家族状況を合わせて把握する．

□⑧　集団指導は，保護者同士の交流や情報交換の場としても活用できる．

□⑨　乳幼児健康診査は，虐待を発見する機会となる．[103A11] 虐待が行われている場合，未受診や，気になる徴候を示すことがある．また，過去の乳幼児健康診査結果からこれまでの子どもの成長・発達状況や育児の状況を把握することが重要である．

□⑩　1歳6か月児健康診査，3歳児健康診査において，発達の遅れがみられる場合は，状況に応じたフォローアップを行う．[108P49]
　➡例：心理相談の紹介，[107A42] 発達フォローアップ教室の参加提案，[108P49] 経過観察のための電話連絡や家庭訪問，[110A11][104A5][104P12] 医療機関の紹介 等．

□⑪　心理相談では，心理の専門職が，子どもの発育・発達の心配ごとに対する相談に応じ，発達検査（行動・社会性の評価）を行うとともに，日ごろのかかわり方について助言する．[107A42]

□⑫　保護者が乳幼児健康診査後の心理相談や医療機関の受診を拒否する場合，保健師は保護者との信頼関係を築きながら継続的に支援する．

〔乳児健康診査〕
□①　3〜4か月児の問診内容としては，以下が挙げられる．[110P7][106P7]

> ● 首がすわったのはいつですか．
> ● あやすとよく笑いますか．
> ● 見えない方向から声をかけてみると，そちらの方を見ようとしますか．
> ● 子育てについて不安や困難を感じることはありますか．

厚生労働省：母子健康手帳の省令様式より一部抜粋して作成

□②　親のかかわりに問題がないが，あやしても笑わないときは，知的発達遅滞や発達障害の可能性があるため，程度に応じて経過観察または医療機関への紹介が必要である[106P7]
（改訂版乳幼児健康診査身体診察マニュアル）．

□③　抱くと身体をそらすといった反り返りの所見は，神経系の異常（運動・知的発達遅滞，脳性麻痺）の可能性がある．継続的な対応が必要で，明らかな異常が認められる場合には医療機関の受診をすすめる．[101P30]

□④　発育性股関節形成不全（先天性股関節脱臼）の有無を診る際，**股関節開排制限**（股関節を開いたとき，床からの角度が**20°以上ある場合**）や，**大腿皮膚溝または鼠径皮膚溝の非対称**を確認する．^{105A25}

▼　発育性股関節形成不全の診かた

股関節開排制限	大腿皮膚溝の非対称
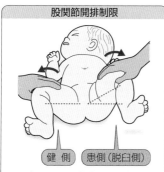	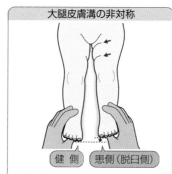
健　側　　患側（脱臼側）	健　側　　患側（脱臼側）
● 両膝・両股関節を90°屈曲させ，両股関節を外転させる． ● 正常では大腿骨外側が無理なくベッドにつくまで開く． ● 途中で抵抗を感じた場合，開排制限ありと評価する．	● 両下肢をそろえて伸展させたとき，一側の下肢が短い，または大腿部のしわの数や高さに左右差がある場合，股関節脱臼を疑う．

医療情報科学研究所 編：病気がみえるvol.10 産科．第4版，メディックメディア，2018，p.428より改変

〔1歳6か月児健康診査〕

□①　1歳6か月児の問診内容としては，以下が挙げられる．^{106P21 105P25}

● ひとり歩きをしたのはいつですか．
● ママ，ブーブーなど意味のある言葉をいくつか話しますか．
● 後ろから名前を呼んだとき振り向きますか．
● 自分でコップを持って水を飲めますか．
● 食事や間食（おやつ）の時間，回数はだいたい決まっていますか．
● 歯の仕上げみがきをしてあげていますか．
● 子育てについて不安や困難を感じることはありますか．

厚生労働省：母子健康手帳の省令様式より一部抜粋して作成

□②　精神的発達を評価するため，知的発達，社会性・行動の発達を確認する．
　➡**知的発達**：言語理解と発語の程度．
　➡**社会性・行動の発達**：相手を意識した視線・指さしの有無，共同注意の有無．

□③　子どもに積み木などを渡して受け取るときの様子から共同注意の成立を確認し，社会性の発達を評価する．
　➡**共同注意**：ある物や出来事に対する興味・関心を他者と共有する行動のこと（改訂版乳幼児健康診査身体診察マニュアル）．

□④　運動発達を評価するため，身体の粗大運動，手指の微細運動を確認する.

　　➡**身体の粗大運動**：ひとり歩きができるか.

　　➡**微細運動**：積み木をつむ動作の確認.

□⑤　有意語の発語や絵本の指差しがみられず，聴力に異常がない場合には，精神発達遅滞や自閉スペクトラム症などの可能性を考慮し，**経過観察**を行う. 言語発達の遅れが続く場合は，**療育機関**や**医療機関**を紹介する (改訂版乳幼児健康診査身体診察マニュアル).

〔3歳児健康診査〕

□①　3歳児健康診査の問診内容としては，以下が挙げられる. [107A32 105A51]

● 自分の名前が言えますか.
● 手を使わずにひとりで階段をのぼれますか.
● クレヨンなどで丸（円）を描きますか.
● 衣服の着脱をひとりでしたがりますか.
● ままごと，ヒーローごっこなど，ごっこ遊びができますか.
● 落ち着きがないと思いますか.
● 子育てについて，気軽に相談できる人はいますか.

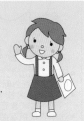

厚生労働省：母子健康手帳の省令様式より一部抜粋して作成

離乳食 (QB保-143, 144)(RB看-小20, 21)

- □①　離乳とは，乳汁から幼児食に移行する過程をいう．

- □②　離乳の開始とは，なめらかにすりつぶした状態の食物を初めて与えたときを指すため，スープなど，乳汁以外の液体を与えることは離乳準備であり，離乳開始ではない．

- □③　離乳の開始は，食事への興味・関心が現れ始めたときを目安とし，開始時期は5〜6か月頃である．

- □④　離乳の完了は，栄養がほぼ離乳食で摂取できる段階とし，完了時期は12〜18か月頃である．

- □⑤　乳児は，月齢が進むにつれ，乳汁だけでは必要な栄養（鉄，ビタミンD 等）が不足する．

- □⑥　離乳食の進め方の目安は，以下のようである．

| | 離乳の開始 ──────────────────────→ 離乳の完了 | | | |
	生後5〜6か月頃	7〜8か月頃	9〜11か月頃	12〜18か月頃
食べ方の目安	●子どもの様子をみながら，1日1回1さじずつ始める． ●母乳や育児用ミルクは飲みたいだけ与える．	●1日2回食で，食事のリズムをつけていく． ●いろいろな味や舌ざわりを楽しめるように食品の種類を増やしていく．	●食事のリズムを大切に，1日3回食に進めていく． ●共食を通じて食の楽しい体験を積み重ねる．	●1日3回の食事のリズムを大切に，生活リズムを整える． ●手づかみ食べにより，自分で食べる楽しみを増やす．
調理形態	なめらかにすりつぶした状態	舌でつぶせる固さ	歯ぐきでつぶせる固さ	歯ぐきで噛める固さ

厚生労働省：授乳・離乳の支援ガイド. 2019. p.34 より作成

- □⑦　乳児健康診査では，児の発達状況とともに離乳食の進行状況を確認し，離乳が順調に進むように支援する．

- □⑧　母子健康手帳の成長曲線のグラフに身長や体重を記入して，成長曲線のカーブに沿っているかどうかを確認する．計測値の伸びが緩やかな場合や成長曲線を外れる場合には，離乳食の進め方や摂取状況などを確認する．

乳幼児のリスクアセスメント

(QB保-144 ～ 146)（RB看-小34, 社12）
（衛59, 60）（公みえ229）

□① 乳幼児期の不慮の事故による死亡の状況と事故防止対策は，以下のようである. [110A24]

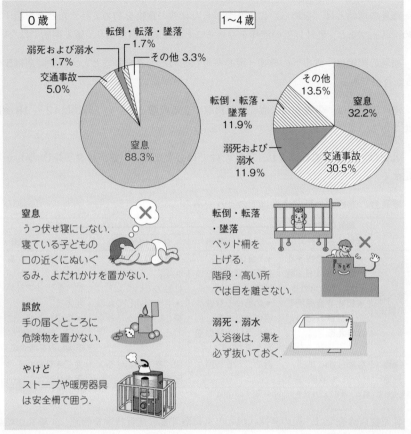

0歳

- 転倒・転落・墜落 1.7%
- 溺死および溺水 1.7%
- その他 3.3%
- 交通事故 5.0%
- 窒息 88.3%

1～4歳

- その他 13.5%
- 窒息 32.2%
- 転倒・転落・墜落 11.9%
- 交通事故 30.5%
- 溺死および溺水 11.9%

窒息
うつ伏せ寝にしない.
寝ている子どもの
口の近くにぬいぐ
るみ，よだれかけを置かない.

誤飲
手の届くところに
危険物を置かない.

やけど
ストーブや暖房器具
は安全柵で囲う.

転倒・転落・墜落
ベッド柵を
上げる.
階段・高い所
では目を離さない.

溺死・溺水
入浴後は，湯を
必ず抜いておく.

厚生労働省：令和4年人口動態統計

□② 乳幼児の事故は，成長発達段階によって異なるため，児の年齢に応じた保健指導が必要である.

□③ 乳幼児の事故防止の対策として，日頃から子どもの目線に合わせて，育児環境を整えることが重要である.

〔災害への備え〕

□① 母子健康手帳 (p.80参照) には，乳幼児の成長発達や予防接種の状況などの情報が記載されているため，常時携帯することが望ましい. ^{105A35}

□② 非常用の持ち出し品はすぐに持ち出せるようバッグに入れておく. 乳幼児がいる家庭では，粉ミルク，哺乳瓶，市販の離乳食，おむつ，おもちゃ（最低限）など，子どもの年齢に合わせて持ち出し品を準備しておく. ^{105A35}

≫ 女性のライフステージの健康課題と支援

思春期・若年女性 (RB看-小3, 4, 母-13, 83〜85)

□① 思春期とは，第二次性徴の出現から性成熟までの段階で，子どもから大人への移行期である. 10〜18歳頃が該当する.

□② 思春期は身体と心が大きく変化する時期であり，心身ともに不安定になりやすい. 思春期の健康課題には，薬物の使用や飲酒，喫煙，いじめ，不登校，自殺，若年妊娠・人工妊娠中絶，摂食障害などがある.

□③ 女性は初潮を迎える時期であり，月経異常や思春期早発症といった健康課題が生じることもある.

□④ 健やか親子21（第2次）(p.73参照) では，学童期・思春期から成人期に向けた保健対策が推進されている. 市町村，保健所，児童相談所，学校などの多様な機関が連携し，思春期の健康教育を行うことが重要である.

□⑤ 若年女性の健康課題であるやせは，排卵障害（月経不順），女性のホルモン分泌低下，骨量減少との関連や，低出生体重児の出産のリスクが高いことが報告されている [厚生労働省：健康日本21（第三次）の推進のための説明資料].

□⑥ 低出生体重等の胎内の低栄養状態は，低出生体重児であった子どもが成人期に2型糖尿病，冠動脈疾患などを発症するリスクを高め，生涯にわたる影響を及ぼす可能性が指摘されている. そのため，健康日本21（第三次）(p.104, 105参照) では，若年女性（20〜30歳代）のやせ（BMI18.5未満）の減少を目標に設定している. (同資料)

妊娠期／産褥期 (QB保-146)(RB看-P40〜42, 母12, 13, 24〜30, 74)(衛99〜102, 104, 105, 250)(公みえ202)

□① 市町村長は，妊産婦の健康状態に応じて，保健師などに訪問指導を行わせる (『母子保健法』17条).

□② 妊娠期は，妊娠の届出・母子健康手帳の交付時，妊婦の訪問指導，母親・両親学級などの機会を利用し，情報提供や必要な支援を行う.

□③ 妊婦自身が妊娠各期の特徴を把握し，母体と胎児の健康管理を行えるよう支援する.
➡例：貧血・妊娠高血圧症候群・過剰体重増加の防止のための指導 等.

□④ つわりは妊娠5〜6週頃に出現し，12〜16週頃に軽減する.

□⑤ 就労している場合，通勤や労働内容によっては妊婦の身体に影響を与える場合があるため，保健師は妊婦の**勤務状況**を確認する．勤務状況を確認したうえで，『労働基準法』や『男女雇用機会均等法』などの**保護規定** (p.202, 203参照) や**母性健康管理指導事項連絡カード** (p.202参照) について情報提供する.

□⑥ 初妊婦は特に出産や育児に対し，漠然とした不安を抱きやすいため，妊婦の身体的・心理的状況とともに，**支援者の有無**や**生活環境**などの社会的状況を確認する.

□⑦ 初妊婦が不安を抱えたまま孤立しないように，妊娠期から産後まで，**継続した支援体制**をつくる.

□⑧ 妊婦健康診査の未受診者など，出産準備をしていない妊婦は，**飛び込み出産の可能性**がある．**飛び込み出産**は母子ともに生命に関わるリスクが高く，産後の養育困難も予測されるため，早急に支援する.

□⑨ 産褥期は，母体の回復と乳汁分泌の状況を把握し，必要な支援を行う.

〔不妊症・不育症〕

□① 生殖年齢のカップルが妊娠・出産を希望して性生活を行いながらも，1年以上妊娠が成立しない状態を不妊症という.

□② 妊娠はするが流産・死産を繰り返し，出産に至らないものを不育症という.

□③ 令和4(2022)年4月より，**一般不妊治療**（人工授精等）と**生殖補助医療**（体外受精・顕微授精 等）は保険適用となった．なお，従前の特定不妊治療費助成と同様に，年齢や回数に制限がある.

〔マタニティブルーズ・産後うつ〕

□① マタニティブルーズは，産褥3〜10日に発症し，産後の体調の回復とともに数日以内で症状が消失する一過性のものである.
➡**症状**：涙もろさ，不安感，疲労感，不眠，集中力低下，頭痛 等.

□②　マタニティブルーズが一過性であるのに対し，産後に抑うつ状態が2週以上持続する場合は，産後うつへの移行を疑う．

□③　産後うつ病のスクリーニング方法として，エジンバラ産後うつ病質問票（EPDS：Edinburgh Postnatal Depression Scale）がある．日本ではEPDSが9点以上で産後うつの疑いがあると考える．日本でのEPDS9点以上の発生率は10〜15%である

□④　マタニティブルーズや産後うつは**虐待のリスク要因**でもあるため，保健師は産褥婦が心身ともに安定した状態で育児ができるように，必要な支援を行う．

□⑤　産後うつや虐待予防のため，平成29（2017）年度から市町村が産婦健康診査2回分の費用を助成する**産婦健康診査事業**が開始され，妊娠期から子育て期にわたる切れ目のない支援体制の整備が推進されている．
　　➡産後ケア事業 (p.79参照) の実施などの要件を満たした市町村のみ，産婦健康診査事業を実施できる．

育児期 (QB保-147, 148)

□①　育児期は，さまざまな不安や悩みを抱えやすいため，特にこころの健康面のサポートが必要である．

□②　保健師が育児不安に対応する際は，相談者自身が問題を解決できるように配慮する．

□③　育児方法に対して否定的な評価をせず，実践できているところを認め支持する．

□④　初めての出産・育児になる初産婦は，経産婦よりも育児に対する不安が強い傾向にある．保健師は，母親の相談から**困りごと**や**不安**の内容を把握し，母親の想いを受けとめて**不安の緩和**を図り，必要な支援につなげていく．
109A41　109A42　106P4　101A4　101A44

□⑤　育児環境や養育態度・技術に問題があると疑われる場合には**家庭訪問**を行い，家の中の状況や児の様子，親の接し方などの詳細な情報を得ることが重要である．
105A5　104P36　101P4

□⑥　子育て中の保護者が集まる交流会や育児グループ活動は，育児に関する**情報交換**や**仲間づくり**の場になり，**不安軽減**にもつながる．また，ほかの保護者との交流を通じて自分の課題に気づく機会になる．
109A43　108A3　102P41　101P10

□⑦　市町村の**育児相談**は，専門職（保健師，管理栄養士，歯科衛生士 等）に個別相談できるとともに，育児中の保護者同士が交流する機会としても活用できる．
104A10

中高年期 (QB保-148, 149)(RB看-P16 〜 18)

□① 女性の中高年期の健康課題として，更年期障害，老化に伴う腟炎，骨粗鬆症，排尿障害，乳癌・子宮癌などがある. [110A9]

□② 更年期とは，卵巣機能が低下し消失するまでの時期を指し，一般に閉経前後5年の合計10年間をいう. 日本人の平均閉経年齢はおおよそ50歳である.

▼ 更年期にみられる症状

- 不規則な月経周期
- 自律神経失調症状：のぼせ（ホットフラッシュ），動悸，頭痛 等
- 精神神経症状：憂うつ感，いらいら，不安 等
- 肩こり，腰痛，全身倦怠感，手足のしびれ 等

□③ 更年期に起こるさまざまな不調（不定愁訴）について理解するとともに，心理的・社会的な背景も理解し，支援することが重要である.

□④ 閉経後に**不正性器出血**がみられる場合には，女性生殖器疾患の可能性があるため，既往歴や生活状況を確認し，**婦人科の受診**を勧める. [106A10]

□⑤ 健康日本21（第三次）(p.104, 105参照) では，健康増進事業 (p.107参照) の**骨粗鬆症検診**の受診率の向上を目標としている.

≫ 支援ニーズが高い対象とその家族に対する支援

未熟児・低出生体重児に対する支援 (QB保-149, 150)(RB看-母83 〜 85)(衛101)(公みえ207)

□① 低出生体重児（出生時体重2,500g未満）が生まれた場合，保護者は速やかに市町村に届け出なければならない（『母子保健法』18条）.

□② 未熟児（身体の発育が正常児の出生時の状態に至らない児）に対して，養育上必要な場合に市町村の保健師などが訪問指導を行う (同法19条).

□③ 未熟児・低出生体重児の保護者は，児の成長や育児に対して不安を抱えている. 訪問指導では，児の発育・発達を適切にアセスメントするとともに，保護者の訴えを傾聴し**不安軽減**に努めることが重要である. [102A35]

成長発達に支援が必要な児に対する支援 (RB看-小23, 24) (衛175)

- ☐① 保健師は，障害のある子どもの家族が障害をどのように受け止めているか把握し，子どもの成長発達に必要な支援を，家族を主体として行う．

- ☐② 在宅生活で高度な医療処置（人工呼吸器，胃瘻（いろう）の管理 等）が必要な場合，保健師は入院中から**自宅の療養環境**について情報収集を行い，生活上の課題をアセスメントしたうえで，退院カンファレンスに参加し，退院準備を**多職種と連携**しながら支援する．103P48

- ☐③ 子どもの疾患・障害に対して，親が**自責の念**を抱くことがある．保健師は，親の気持ちに寄り添うとともに，疾患・障害の受け止めや，**障害の特徴の理解を促すような**支援を行う．109P43

- ☐④ 同じ障害のある子どもをもつ**親の会**への参加は，同じ悩みをもつ者同士が悩みを共有でき，不安解消の機会として有効である．また情報交換・収集の場としても活用できる．106A49

- ☐⑤ 『**児童福祉法**』に基づく，小児慢性特定疾病対策地域協議会では，関係機関等が相互の連絡を図ることにより，地域における小児慢性特定疾病児童等への支援体制に関する課題について情報を共有し，関係機関等の連携の緊密化を図るとともに，地域の実情に応じた体制の整備について協議を行う (19条の23第2項)．
  - ➡ 都道府県，指定都市，中核市，児童相談所設置市は，単独または共同で設置するよう努めるものとする (同法19条の23第1項)．

医療的ケア児支援法 (令和3年制定)(医療的ケアが必要な子ども：p.198参照)(RB看-在5) (衛370, 371)

- ☐① 『医療的ケア児及びその家族に対する支援に関する法律（医療的ケア児支援法）』は，医療的ケア児の健やかな成長を図るとともに，その家族の離職を防止することで，安心して子どもを生み育てることができる社会の実現に寄与することを目的としている(1条)．

- ☐② 医療的ケア児とは，日常生活および社会生活を営むために恒常的に**医療的ケア**（人工呼吸器による呼吸管理，喀痰（かくたん）吸引その他の医療行為）を受けることが不可欠である児童（18歳以上の高校生等を含む）のことである (2条)．

- ☐③ 保育所や学校等の設置者は，医療的ケア児に対する適切な支援を行う**責務を有する**(6,7条)．

- ☐④ 保育所や学校等の設置者は，**看護師等の配置**などの必要な措置を講ずるものとする 107P44（9条2項, 10条2項）．

ヤングケアラー

- ☐① ヤングケアラーとは，一般に，本来大人が担うと想定されている家事や家族の世話などを日常的に行っている児童（18歳未満）を指す（ヤングケアラーの支援に向けた福祉・介護・医療・教育の連携プロジェクトチーム報告）.

- ☐② 年齢や成長の度合いに見合わない重い責任や負担を負うことで，ヤングケアラー本人の成長や教育に影響を与える.

- ☐③ 福祉，介護，医療，教育などの多様な分野が連携し，ヤングケアラーを早期に発見し，支援することが重要である.

- ☐④ 『児童福祉法』の子育て世帯訪問支援事業（p.76参照）は，ヤングケアラーを含む支援を要する幅広い子育て世帯を対象に，家事や養育などの生活支援を行う（6条の3第19項，21条の9）.

外国人母子に対する支援 （QB保-150, 151）（RB看-統23, 24）

- ☐① 文化や習慣が異なる日本での育児において，母子保健に関する制度（乳幼児健康診査，予防接種 等）の必要性と活用方法の理解を得ることが重要である.

- ☐② 外国語版の母子健康手帳の活用や通訳ボランティアの協力を得ながら支援を行う.

児童虐待 (QB保-151〜156)(RB看-小35, 36)(衛248, 249)(公みえ218, 219)

□① 児童虐待とは，保護者が18歳未満の児童に対して身体的虐待，性的虐待，ネグレクト，心理的虐待を行うことをいう(『児童虐待防止法』2条). [107P13 103P42]

種　類	定　義	
身体的虐待	児童の身体に外傷が生じ，または生じるおそれのある暴行を加えること	
性的虐待	児童にわいせつな行為をすること，または，わいせつな行為をさせること	
保護の怠慢・拒否 （ネグレクト）	児童の心身の正常な発達を妨げるような著しい減食，長時間の放置，保護者以外の同居人による身体的・性的・心理的虐待の放置，その他の保護者としての監護を著しく怠ること	おかあさん…
心理的虐待	児童に対する著しい暴言，著しく拒絶的な対応，児童が同居する家庭における配偶者（婚姻届出の有無によらない）に対する暴力，その他の児童に著しい心理的外傷を与える言動を行うこと	あんたなんか産まなきゃよかったよ!!

4章① 活動論（母子保健）

▼ 児童虐待の件数・割合

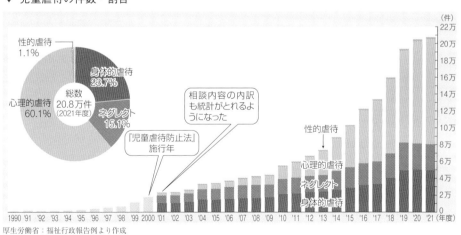

厚生労働省：福祉行政報告例より作成

□② 虐待の加害者は，父母以外に祖父母や親族，同居人，児童養護施設職員なども含む．

□③ 虐待者別構成割合をみると，**実母（47.5%）**が最も多く，次いで**実父（41.5%）**となっている．実父の構成割合が年々**上昇**している^{102A14}（厚生労働省：令和3年度福祉行政報告例）．

□④ 虐待に至るリスク要因は，以下のようである^{106A2}．

❶ 保護者側のリスク要因
● 望まない妊娠・若年の妊娠　　● 長期入院等で子どもへの愛着形成が不十分 ● マタニティブルーズや産後うつ等の精神的に不安定な状態 ● 精神・知的障害，慢性疾患，アルコール・薬物依存 ● パーソナリティの障害　　● 育児に対する不安やストレス，被虐待経験 ● 脅迫的な育児，子どもへの過度な要求　等

❷ 子ども側のリスク要因
● 乳児期の子ども，未熟児，障害児，多胎児， 　何らかの育てにくさをもっている子ども　等

❸ 養育環境のリスク要因
● 経済的に不安定な家庭　　● 親族や地域社会から孤立した家庭 ● 未婚を含むひとり親家庭，子連れの再婚家庭 ● 夫婦間不和，配偶者からの暴力等の不安定な状況にある家庭　等

❹ その他虐待のリスクが高いと想定される場合
● 妊娠届出の遅延，母子健康手帳未交付，妊婦・乳幼児健康診査未受診 ● 飛び込み出産　　● きょうだいへの虐待歴　等

厚生労働省：子ども虐待対応の手引き（平成25年8月改正版）より一部改変・抜粋

□⑤ 虐待やその疑いがある子どもへの支援では，**児童の安全確保**が最優先事項である^{109P23 109P55 104A41 104A43 103A30}．

□⑥ 小児期における被虐待や機能不全家族との生活による困難な体験を逆境的小児期体験という．これらの体験は，成人期以降の心身の健康に影響を及ぼすことが示唆されており，将来を見据えた支援が必要である．

□⑦ 虐待やその疑いがある家庭への支援では，子どもと保護者を含む家族全体への支援を行うことが重要である．

★統計数値は原則として『国民衛生の動向2023/2024』（厚生労働統計協会 編）の確定数の年度に準拠しています．

□⑧　出産後の養育について，出産前に支援を行うことが特に必要と認められる妊婦を**特定妊婦**という _{110A50}（『児童福祉法』6条の3第5項）.

　　▼　特定妊婦の例

　　　● 若年　　● 未婚やひとり親　　● 望まない妊娠　　● 経済的に困窮している
　　　● 心身の問題がある　　　　　　● 母子健康手帳未交付
　　　● 妊娠届の妊娠後期での提出や未提出
　　　● 妊婦健康診査未受診や受診回数が少ない
　　　● 要保護児童や要支援児童を養育している
　　　● 出産の準備をしていない　　等

厚生労働省：子ども虐待対応の手引き，養育支援訪問事業ガイドラインより作成

□⑨　特定妊婦に対しては，産後の育児不安や児童虐待の防止のためにも，継続的な支援が必要である.

□⑩　虐待を受けている子どもは，保護者に対し**強い警戒感**，**無感情・無反応**などの態度を示す場合があるため，保健師は保護者や子どもの様子を観察する必要がある. _{104P36}

□⑪　**要支援児童**とは，乳児家庭全戸訪問事業（p.75参照）の実施などにより把握した，保護者の養育を支援することが特に必要と認められる児童（要保護児童を除く）を指す（同法6条の3第5項）.

□⑫　**要保護児童**とは，保護者のない児童，保護者に監護させることが不適当であると認められる児童を指す（同法6条の3第8項）. 虐待を受けた児童に限らず，非行児童なども含まれる.

□⑬　乳幼児健康診査，予防接種，乳児家庭全戸訪問事業などの保健・福祉サービスを受けていない家庭に対しては，虐待リスクを考慮し，電話，文書，家庭訪問などで働きかけ，未受診の理由や背景などの情報を把握する.

□⑭　情報収集の結果，支援が必要な場合には，**要保護児童対策地域協議会**（p.100参照）において関係機関で情報を共有し，支援の必要性や支援方針を協議する.

□⑮　支援中の家庭が転居する場合には，転居前後の市町村の間で情報共有を行い，支援の継続を図る. この場合の情報共有は，守秘義務違反に該当しない.

〔要保護児童対策地域協議会〕

□① 要保護児童対策地域協議会（子どもを守る地域ネットワーク）では，『児童福祉法』に基づき，要保護児童の適切な保護，要支援児童・特定妊婦への適切な支援を図るため，関係機関で必要な情報交換を行うとともに，**支援の内容に関する協議を行う** (25条の2第2項).

□② 地方自治体は，要保護児童対策地域協議会を置くよう努めなければならない (同法25条の2第1項).

▼ 要保護児童対策地域協議会の業務内容

会議名	内　容
代表者会議	年1〜2回程度の開催で，各関係機関の責任者（管理職）レベルで連携を深め，実務者会議の円滑な運営の環境整備を行う.
実務者会議	3か月に1回程度の開催で，実務者により，すべてのケースの定期的な状況確認，主担当機関の確認，支援方針の見直し等を行う.
個別ケース検討会議	適時開催され，個別のケースについて，直接かかわっている担当者や今後かかわる可能性のある関係機関の担当者が，危険度や緊急度の判断，具体的な支援の内容を検討する.

厚生労働省：要保護児童対策地域協議会設置・運営方針より作成

□③ 要保護児童対策地域協議会は，情報交換や協議に必要な場合に，関係機関に対して，資料や情報提供などの必要な協力を求めることができる (同法25条の3第1項). 関係機関は，この求めに応じるように努めなければならない (同法25条の3第2項).

□④ 居住実態が把握できない児童について，要保護児童対策地域協議会を活用し，関係機関で情報を共有する.

□⑤ 多数の関係機関が関わるため，関係機関の役割分担を行い，責任体制を明確化する必要がある.

★（令○条）は施行令の○条，（則○条）は施行規則の○条を示しています．条文番号は令和6年4月施行のものを適用しています.

児童虐待防止法

（平成12年制定，令和4年12月最終改正）
（QB保-157）（RB看-社85）（衛248, 249）（公みえ218, 219）

□① 『児童虐待の防止等に関する法律（児童虐待防止法）』は，児童虐待防止等に関する施策を促進し，児童の権利・利益を擁護するため，平成12（2000）年に制定された．

□② 児童の親権を行う者は，児童のしつけに際して，児童の**人格**を尊重するとともに，その年齢および発達の程度に配慮しなければならず，かつ，**体罰**その他の児童の心身の健全な発達に有害な影響を及ぼす言動をしてはならない（14条1項）．
[109A20]

□③ 学校教職員や医師，保健師，看護師，弁護士，警察官などは児童虐待の早期発見に努めなければならない（5条1項）．

→ これらの者は正当な理由がなく，職務上知り得た児童に関する秘密を漏らしてはならない（5条3項）．

□④ 児童虐待を受けたと思われる児童を発見した者は，速やかに，**市町村**，児童相談所または福祉事務所に通告しなければならない（6条）．
[109P54 101A36]

□⑤ 国・地方自治体は，市町村，児童相談所，福祉事務所，配偶者暴力相談支援センター，学校，医療機関などの関係機関の連携強化など，児童虐待防止に必要な体制整備に努めなければならない（4条1項）．

□⑥ 児童虐待の関係機関は，市町村長，福祉事務所，児童相談所長に対して，必要がある場合に限り，児童虐待を受けた児童やその保護者に関する資料や情報を提供することができる．ただし，児童等の権利利益を不当に侵害するおそれがある場合は，この限りではない．（13条の4）

→ この資料や情報の提供は，法令に基づく対応のため，守秘義務違反や『個人情報保護法』の違反にはあたらず，保護者の同意を得る必要はない（18, 27条）．

□⑦ 児童虐待を受けた児童が住所などを移転する場合，移転前の管轄の児童相談所長は，移転先の児童相談所長に速やかに情報提供を行う．情報を受けた児童相談所長は，要保護児童対策地域協議会が速やかに情報交換を行うことができるための措置を講ずる．（4条6項）

ドメスティック・バイオレンス（DV）

(QB保-158, 159)
(RB看-社95, 96)(衛249)

□① ドメスティック・バイオレンス（DV）とは，配偶者からの身体に対する暴力や，それに準ずる心身に有害な影響を及ぼす言動のことである（『DV防止法』1条）.
  ➡**配偶者**：事実上婚姻関係とほぼ同様の事情にある者，離婚後，引き続き暴力をふるう元配偶者も含む.

□② DVの被害者の多くは，自己肯定感の低下や加害者への恐怖心から，周囲に相談できないことが多い.

□③ DVの被害について質問するときは「はい」,「いいえ」で答えられるものにするなど，被害者が回答しやすいように配慮する. [104A42]

□④ DVの被害者に対する支援では，被害者の**安全を確保する支援**が最優先される.
  ➡例：暴力の被害にあう可能性がある場から離れる [104A43] 等.

□⑤ DVを目の当たりにすることは，子どもの心理的虐待にあたる（『児童虐待防止法』2条4号）.

□⑥ DVが起きている家庭では**児童虐待**を考慮し，子どもの**心身の状態**をアセスメントすることが重要である. [107P13] [104A41]

〔DV防止法〕(平成13年制定，令和5年6月最終改正)

□① 『配偶者からの暴力の防止及び被害者の保護等に関する法律（DV防止法）』は，配偶者からの暴力に関する通報や相談，保護，自立支援等の体制を整備することにより，配偶者からの暴力の防止および被害者の保護を図るため，平成13（2001）年に制定された.

□② 行政機関として，**女性相談支援センター**などに設置される**配偶者暴力相談支援センター**がある（3条）.

□③ 配偶者からの暴力を受けている者を発見した者は，**配偶者暴力相談支援センター**または**警察官**に通報するよう努めなければならない（6条）.

□④ 被害者保護のため，配偶者暴力相談支援センター，警察，福祉事務所，児童相談所などの関係機関は相互に連携を図り協力するよう努める（9条）.

□⑤ 被害者が生命や心身に重大な危害を受けるおそれが大きいときに，地方裁判所は被害者の申立てにより，**接近禁止命令**や**退去等命令**などの保護命令を出す（10条, 10条の2, 11条）.

2 成人保健活動

≫ 成人保健の制度とシステム

健康日本21 (QB保-180 ～ 183)(RB看-社54 ～ 56)(衛12, 19, 20, 86 ～ 95)(公みえ178, 182 ～ 192)

□① 健康日本21は，すべての国民が支え合い，健やかで心豊かに生活できる活力ある社会にするための21世紀における国民健康づくり運動である．

□② 日本の国民健康づくり対策の流れは，以下のようである．

国民健康づくり対策の変遷		主な内容
第一次 （昭和53年～ 昭和63年度）	第一次 国民健康づくり対策	● 健康診査・保健指導体制の整備 ● 市町村保健センター等の設置 ● 保健師等のマンパワーの確保
第二次 （昭和63年度～ 平成11年度）	アクティブ80 ヘルスプラン	● 生活習慣の改善による疾病予防・健康増進 ● 運動習慣の普及に重点をおいた対策
第三次 （平成12年度～ 平成24年度）	健康日本21 （第一次）	● 一次予防の重視 ● 壮年期死亡の減少，健康寿命の延伸，QOL向上の実現 ● 健康づくり支援のための環境整備 ● 具体的な目標設定と評価 ● 多様な実施主体間の連携 ● エビデンスに基づいた施策の展開
第四次 （平成25年度～ 令和5年度）	健康日本21 （第二次）	● 健康寿命の延伸と健康格差の縮小 ● 生活習慣病の発症予防・重症化予防 ● 社会生活を営むために必要な機能の維持・向上 ● 健康を支え，守るための社会環境の整備 ● 生活習慣および社会環境の改善
第五次 （令和6年度～ 令和17年度）	健康日本21 （第三次）	● 健康寿命の延伸と健康格差の縮小 ● 個人の行動と健康状態の改善 ● 社会環境の質の向上 ● ライフコースアプローチを踏まえた健康づくり

□③ 健康日本21（第一次）において，国の施策で初めて**生活習慣病**の呼称が用いられた．105A24

□④ 健康日本21（第一次）では，国民健康づくり対策で初めて，目標に**自殺者の減少**が掲げられた．103P15

□⑤ 健康日本21（第三次）では，すべての国民が健やかで心豊かに生活できる持続可能な社会の実現に向け，**誰ひとり取り残さない健康づくりの展開（Inclusion）**と，より**実効性をもつ取り組みの推進（Implementation）**を行う (厚生労働省：国民の健康の増進の総合的な推進を図るための基本的な方針).

□⑥　健康日本21（第三次）での基本的な方向として，❶健康寿命の延伸と健康格差の縮小，❷個人の行動と健康状態の改善，❸社会環境の質の向上，❹ライフコースアプローチを踏まえた健康づくり，の4つを推進することが示された（同方針）.

　　➡ライフコースアプローチ：胎児期から高齢期に至るまでの人の生涯を経時的に捉えた健康づくり（同方針）.

□⑦　健康日本21（第三次）の主な指標・目標は，以下のようである. ^{109P9 108A39 107P23 107P27 105A26 103A24}

❶健康寿命の延伸と健康格差の縮小		
健康寿命の延伸	● 日常生活に制限のない期間の平均の延伸（平均寿命の増加分を上回る健康寿命の増加）	
健康格差の縮小	● 健康寿命（日常生活に制限のない期間の平均）の下位4分の1の都道府県の平均の増加	
❷個人の行動と健康状態の改善 ［生活習慣の改善，生活習慣病（NCDs^{*1}）の発症予防・重症化予防，生活機能の維持・向上］		
栄養・食生活	● 適正体重を維持している者の増加（肥満，若年女性のやせ，低栄養傾向の高齢者の減少）　● 肥満傾向児（児童・生徒）の減少 ● 野菜摂取量の増加（350g/日）　● 食塩摂取量の減少（7g/日）	
身体活動・運動	● 日常生活における歩数の増加（7,100歩）　● 運動習慣者の増加 ● 運動やスポーツを習慣的に行っていない子どもの減少	
休養・睡眠	● 睡眠時間が十分に確保できている者の増加　● 週労働時間60時間以上の雇用者の減少	
飲　酒	● 生活習慣病（NCDs）のリスクを高める量^{*2}を飲酒している者の減少 ● 20歳未満の者^{*3}の飲酒をなくす	
喫　煙	● 喫煙率の減少（喫煙をやめたい者がやめる）（12%に） ● 20歳未満の者^{*3}の喫煙をなくす　● 妊娠中の喫煙をなくす	
歯・口腔の健康	● 歯周病を有する者の減少　● よく噛んで食べることができる者の増加 ● 歯科検診の受診者の増加	
が　ん	● がんの年齢調整罹患率・死亡率の減少　● がん検診の受診率の向上（60%に）	
循環器病	● 脳血管疾患・心疾患の年齢調整死亡率の減少 ● 高血圧の改善 ● 脂質（LDLコレステロール）高値の者の減少	● メタボリックシンドロームの該当者・予備群の減少 ● 特定健康診査・特定保健指導の実施率の向上
糖尿病	● 糖尿病の合併症（糖尿病腎症）の減少 ● 治療継続者の増加（75%に） ● 血糖コントロール不良者の減少 ● 糖尿病有病者の増加の抑制	
COPD	● COPD（慢性閉塞性肺疾患）の死亡率の減少	
生活機能の維持・向上	● ロコモティブシンドロームの減少　● 骨粗鬆症検診受診率の向上 ● 心理的苦痛を感じている者の減少	

（次ページへ続く）

❸社会環境の質の向上	
社会とのつながり・こころの健康の維持・向上	●地域の人々とのつながりが強いと思う者の増加 ●社会活動を行っている者の増加　●地域等で共食をしている者の増加 ●心のサポーター数の増加　●メンタルヘルス対策に取り組む事業場の増加
自然に健康になれる環境づくり	●「居心地がよく歩きたくなる」まちなかづくりに取り組む市町村数の増加 ●望まない受動喫煙の機会を有する者の減少
誰もがアクセスできる健康増進のための基盤の整備	●健康経営の推進 ●必要な産業保健サービスを提供している事業場の増加
❹ライフコースアプローチを踏まえた健康づくり*4	
こども	●肥満傾向児（児童・生徒）の減少　●20歳未満の者*3の飲酒・喫煙をなくす
高齢者	●低栄養傾向の高齢者の減少　●ロコモティブシンドロームの減少 ●社会活動を行っている高齢者の増加
女性	●若年女性のやせの減少　●骨粗鬆症検診受診率の向上　●生活習慣病（NCDs）のリスクを高める量を飲酒している女性の減少　●妊娠中の喫煙をなくす

＊1：NCDs（非感染性疾患）：がん，循環器疾患，糖尿病，慢性呼吸器疾患を中心とした慢性疾患を指す.
＊2：1日あたりの純アルコール摂取量が男性40g以上，女性20g以上の者.
＊3：『民法』改正により成年年齢は18歳となったが，飲酒・喫煙の年齢制限は20歳のままである.
＊4：❶〜❸の基本的な方向に含まれる目標をライフコースアプローチの観点から年代や性別でまとめた再掲のため，内容に重複がみられる.

4章 ① 活動論（成人保健）

□⑧　健康日本21（第三次）は，令和11（2029）年度をめどに中間評価，令和15（2033）年度をめどに最終評価が行われる予定である.

健康寿命

[厚生労働省：健康日本21（第三次）推進のための説明資料]
（QB保-187）（RB看-社14）（衛14, 88, 89）

□①　健康寿命とは，健康上の問題で日常生活が制限されることなく生活できる期間と定義される（厚生労働省：国民の健康の増進の総合的な推進を図るための基本的な方針）.
104P48

➡健康寿命の指標には，日常生活に制限のない期間の平均を用いる（厚生労働省：健康寿命のあり方に関する有識者研究会報告書）.

□②　令和元（2019）年の健康寿命は，男性72.68年，女性75.38年である.

□③　令和元（2019）年の平均寿命と健康寿命の差（日常生活に制限のある不健康な期間）は，男性8.73年，女性12.06年となっており，この差を短縮することが重要である.
104A33

□④　健康日本21（第二次）に引き続き，健康日本21（第三次）でも健康寿命の延伸が最終的な目標に設定されている（同方針）.
109P9

★表紙を開いたピンク色のページに「確認しておきたい主な統計数値」と「主な計画のまとめ」を収録しています. 活用してね！

〔健康寿命延伸プラン〕

□① 健康寿命延伸プランでは，令和22(2040)年までに健康寿命を男女ともに3年以上［平成28(2016)年比］延伸し，75歳以上とすることを目指している．

□② 健康寿命延伸プランでは，以下のような取り組みを推進している．

主要事項	具体的な取り組みの例
❶次世代を含めたすべての人の健やかな生活習慣形成	●妊娠前・妊産婦の健康づくり ●ナッジ等を活用した自然に健康になれる環境づくり 　　　　　　　　　　　　　　　　等
❷疾病予防・重症化予防	●ナッジを活用した健診・検診受診勧奨 (p.38参照) ●生活保護受給者の健康管理支援事業 (p.115, 324参照)　等
❸介護予防・フレイル対策，認知症予防	●介護予防の通いの場の拡充 (p.119参照) ●高齢者の保健事業と介護予防の一体的な実施　等

厚生労働省：第2回2040年を展望した社会保障・働き方改革本部資料より作成

健康増進法 (平成14年制定，令和4年6月最終改正)(QB保-184, 185)(RB看-社57)(衛85, 88, 95, 105, 106)(公みえ180, 181)

□① 健康日本21 (p.103～105参照) を推進し，国民の健康増進・国民保健の向上を図ることを目的に，平成14(2002)年に制定された (1条).

□② 国民は自ら健康増進に努め，国，都道府県，市町村，健康増進事業実施者，医療機関，その他の関係者は国民の健康増進を推進するため，相互に連携・協力するよう努めなければならない (2, 5条).

□③ 厚生労働大臣は，国民の健康の増進の総合的な推進を図るための基本的な方針を定める (7条).

□④ 『健康増進法』は，健康診査の実施等に関する指針，健康増進計画の策定，国民健康・栄養調査 (p.304, 305参照)，健康増進事業 (p.107参照)，受動喫煙防止 (p.107参照)，特定保健用食品 (p.108参照) などについて定めている (8～10, 17条, 19条の2, 25条等).
（107A19）

〔健康増進計画〕

□① 健康増進計画とは，住民の健康の増進の推進に関する施策についての計画である．

□② 都道府県と市町村は，地域の実情に応じた健康づくりの促進のため，『健康増進法』に基づき，都道府県健康増進計画（義務）および市町村健康増進計画（努力義務）を策定する (8条).
（108A38）

□③ 計画の策定にあたっては，人口動態統計，医療・介護に関する統計，レセプト情報・特定健診等情報データベース（NDB）(p.309参照) などの地域住民の健康に関する各種指標を活用する．

□④　計画の策定委員会のメンバーは，住民参加による一般公募によって決定することが望ましい．

〔健康増進事業〕

□①　『健康増進法』に基づき，市町村は，健康増進事業（生活習慣相談等の実施，その他の健康増進事業）を行う（17条1項, 19条の2）.

□②　市町村が行う健康増進事業のうち，生活習慣相談等の実施にかかる事業には，❶健康手帳，❷健康教育，❸健康相談，❹訪問指導，❺総合的な保健推進事業がある（17条1項）.

□③　市町村が行うその他の健康増進事業は，以下のようである（19条の2, 同則4条の2）.

種　類	対象者
歯周疾患検診	40〜70歳（10歳ごと）
骨粗鬆症検診	40〜70歳（5歳ごと）の女性
肝炎ウイルス検診	❶ 40歳 ❷ 41歳以上の希望者，健康診査で異常があった者
がん検診	(p.117参照)
健康診査	特定健康診査非対象者（生活保護受給者等）
保健指導	

〔受動喫煙防止〕

□①　平成30（2018）年に『健康増進法』が改正され，受動喫煙防止に関する規定が令和2（2020）年4月に全面施行された．

□②　国・地方自治体は，望まない受動喫煙が生じないよう，受動喫煙に関する知識の普及，受動喫煙防止に関する意識の啓発，必要な環境の整備等の措置を総合的かつ効果的に推進するよう努めなければならない（25条）.

□③　学校，病院，児童福祉施設，行政機関の庁舎など（第一種施設）は，原則敷地内禁煙である［厚生労働省健康局長通知：「健康増進法の一部を改正する法律」の施行について（受動喫煙対策）（健発0222第1号）］.

□④　施設（学校，病院，飲食店 等）の管理権原者は，受動喫煙を防止するために必要な措置をとるよう努めなければならない（30条4項）.

□⑤　都道府県知事は，施設の管理権原者に対して受動喫煙防止に必要な助言や指導のほか，必要に応じて勧告，命令などを行うことができる（31, 32条）.
　　➡都道府県知事などによる指導，命令・勧告のあとも改善がみられない場合には，罰則が適用される．

保健機能食品 (QB保-186, 187)(RB看-社110)(衛303, 304)(公みえ318, 319)

□① 保健機能食品は，❶特定保健用食品，❷栄養機能食品，❸機能性表示食品から成る．

□② 保健機能食品は，過剰摂取や禁忌による健康危害を防止する観点から，1日当たりの摂取目安量や摂取上の注意事項などの表示が義務づけられている（『食品衛生法』19条3項，『食品表示法』4条，同基準3条2項，7条）．

▼ 保健機能食品

保健機能食品	定　義	根拠法令
❶特定保健用食品	血圧や血中コレステロール等，身体の生理学的機能に影響を与える成分を含むもの	健康増進法，食品衛生法，食品表示法
❷栄養機能食品	栄養素の補給のために利用される食品で，栄養素の機能を表示するもの	食品衛生法，食品表示法
❸機能性表示食品	事業者の責任において，科学的根拠に基づいた機能性を表示したもの	食品衛生法，食品表示法

医療情報科学研究所 編：公衆衛生がみえる2024-2025．第6版，メディックメディア，2024．p.318より作成

□③ 特定保健用食品は特別用途食品に含まれ，『健康増進法』に基づき，その表示には消費者庁長官の許可が必要となる（43条1項，69条3項，内閣府令1条）．

➡特別用途食品：病者用，乳児用，妊産婦用，嚥下困難者用など特別な用途に適することを明示できる食品．

★青字は過去10年の国試に出題された内容です．文末には国試番号を付けています．例えば，「109P30」は第109回保健師国家試験の午後30番の問題です．AはAM＝午前，PはPM＝午後です．

高血圧症 (RB看-C87〜89)(衛82, 83)

□① 高血圧は多臓器への影響が大きく，心臓，脳，腎臓，眼などに血管障害を引き起こす．血管障害によって動脈硬化が進行すると，狭心症，心筋梗塞，脳卒中，腎不全，眼底出血などの原因となる．

□② 高血圧の改善は健康日本21（第三次）(p.104, 105参照) の目標のひとつである．高血圧の改善には，減塩や肥満の改善，節酒，禁煙などを行う．[108A39]

脂質異常症（高脂血症） (RB看-D47〜49)(衛83)

□① 脂質異常症とは，高LDLコレステロール血症，低HDLコレステロール血症，高トリグリセリド（TG）血症のいずれかを満たす病態をいう．

□② 脂質異常症の診断基準は，以下のようである．[103P52]

LDLコレステロール	140mg/dL以上	高LDLコレステロール血症
	120〜139mg/dL	境界域高LDLコレステロール血症[*2]
HDLコレステロール	40mg/dL未満	低HDLコレステロール血症
トリグリセライド	150mg/dL以上（空腹時採血[*1]）	高トリグリセライド血症
	175mg/dL以上（随時採血[*1]）	
Non-HDLコレステロール	170mg/dL以上	高non-HDLコレステロール血症
	150〜169mg/dL	境界域高non-HDLコレステロール血症[*2]

[*1]：基本的に10時間以上の絶食を「空腹時」とする．ただし水やお茶などカロリーのない水分の摂取は可とする．空腹時であることが確認できない場合を「随時」とする．
[*2]：スクリーニングで境界域高LDL-C血症，境界域高non-HDL-C血症を示した場合は，高リスク病態がないか検討し，治療の必要性を考慮する．
※LDL-CはFriedewald式（TC − HDL-C − TG/5）で計算する（ただし空腹時採血の場合のみ）．または直接法で求める．
※TGが400mg/dL以上や随時採血の場合はnon-HDL-C（＝TC − HDL-C）かLDL-C直接法を使用する．ただしスクリーニングでnon-HDL-Cを用いる時は，高TG血症を伴わない場合はLDL-Cとの差が＋30mg/dLより小さくなる可能性を念頭においてリスクを評価する．
※TGの基準値は空腹時採血と随時採血により異なる．　　　※HDL-Cは単独では薬物介入の対象とはならない．
日本動脈硬化学会 編：動脈硬化性疾患予防ガイドライン2022年版，p.22より引用改変

□③ 脂質異常症の治療では，食事療法および運動療法を行い，生活習慣を改善する．

□④ 健康日本21（第三次）(p.104, 105参照) では，脂質異常症治療薬の非服薬者・服薬者を問わず，脂質高値（LDLコレステロール160mg/dL以上）の者の減少を目標にしている．

4章① 活動論（成人保健）

糖尿病 <small>(糖尿病の疫学：p.276参照)(RB看-D35～45)(衛81, 82)(公みえ192)</small>

☐① 糖尿病は，インスリンの作用不足によって引き起こされる，糖質代謝を主とする種々の代謝異常を起こす疾患である．

☐② 糖尿病は，自己免疫や遺伝因子などにより主に小児～思春期に生じる**1型糖尿病**と，生活習慣や遺伝因子により主に中高年に生じる**2型糖尿病**がある．

☐③ **2型糖尿病**の発症には運動や食事などの**生活習慣**が関連しており，生活習慣の改善により糖尿病の発症を予防する対策が重要である．

☐④ 糖尿病が進行すると，網膜症，腎症，神経障害などの合併症を引き起こし，患者本人の**QOL**の低下や社会の**医療経済的**負担が生じる．<small>105A53</small>

☐⑤ **糖尿病の合併症**（糖尿病腎症による年間新規透析導入患者数）の**減少**は，健康日本21（第三次）(p.104参照) の目標のひとつである．<small>108A39</small>

☐⑥ 2型糖尿病で重症化リスクの高い未受診者・受診中断者に対して，**糖尿病性腎症重症化予防プログラム**などの支援が推進されている．

慢性腎臓病（CKD） <small>(RB看-E46～49)(衛160, 161)</small>

☐① **慢性腎臓病（CKD）**は，腎臓の障害（蛋白尿等）や腎機能の低下（GFRの低下）が3か月以上持続する状態を指す．発症には糖尿病，高血圧症などの**生活習慣病**が強く関連している．

☐② 重症化により透析療法や腎移植が必要となるため，早期に発見・診断し，良質で適切な治療を早期から実施・継続することが重要である．

☐③ CKDの食事療法の基本は**食塩摂取制限**である．また，病期の進行に合わせて**蛋白質**や**カリウム（K）**，**リン（P）**の制限を行う．<small>108A55</small>

☐④ 特定健康診査では，腎機能低下の早期発見のため，**尿蛋白検査**のほかに，医師が必要と認めるときに詳細な検査として**血清クレアチニン検査(eGFR含む)**が実施される．
➡**推定糸球体濾過量（eGFR）**：血清クレアチニン値，年齢，性別から推算した糸球体濾過量．

☐⑤ 地方自治体は，関係機関と連携し，腎疾患の原因となる**生活習慣病対策**や**糖尿病性腎症の重症化予防**を行うとともに，地域に応じた腎疾患対策に取り組む <small>(厚生労働省：腎疾患対策検討会報告書)</small>．

慢性閉塞性肺疾患（COPD） (QB保-188)(RB看-I55〜57)(衛86, 87)(公みえ192)

□① 慢性閉塞性肺疾患（COPD）とは，たばこの煙などの有害物質を長期にわたって吸入することで生じる肺の疾患である．最大の発症要因は喫煙のため，禁煙による予防が効果的である．

□② 主な症状は，持続する咳や痰，体動時の息切れである．高齢になるほど有病率が増加する．

□③ 健康日本21（第三次）(p.104, 105参照) では，COPDの死亡率の減少を目標としている．

メタボリックシンドローム (RB看-D51, 52)(衛86)(公みえ193, 194)

□① メタボリックシンドロームとは，内臓脂肪の蓄積を基盤とし，脂質代謝異常，耐糖能異常，高血圧といった動脈硬化の危険因子が複数重積している状態である．

□② メタボリックシンドロームの診断の目的は，動脈硬化のリスクが高い人を早期にみつけ，生活習慣の改善によって内臓脂肪の蓄積を防ぎ，動脈硬化性疾患を予防することにある．

□③ 40〜74歳でメタボリックシンドロームが強く疑われる者とその予備群と考えられる者は，男性で54.4%，女性で16.7%となっている (厚生労働省：令和元年国民健康・栄養調査).

特定健康診査・特定保健指導 (QB保-188〜193)(RB看-社36)(衛84, 85, 106)(公みえ195)

□① 厚生労働省が行う医療制度改革のなかで，将来の医療費の適正化を図るにあたり，生活習慣病の予防が重要であるとの観点から，平成20（2008）年4月より，特定健康診査と特定保健指導が開始された．

□② 特定健康診査・特定保健指導は，メタボリックシンドロームに着目した健康診査制度である．

□③ 特定健康診査・特定保健指導は，『高齢者の医療の確保に関する法律（高齢者医療確保法）』(p.118〜120参照) に基づき，市町村などの医療保険者[106P23][102P11]の義務として実施されている (20, 24条).

□④ 医療保険者は，特定健康診査等実施計画を策定する義務がある [101P34](同法19条). 特定健康診査等実施計画は，データヘルス計画 (p.115参照) の一部として，一体的に作成できる．

□⑤ 特定健康診査の対象者は，40〜74歳の医療保険加入者（各医療保険の被保険者と被扶養者）である（同法20条）.

□⑥ 医療保険者は，特定健康診査を受けた加入者に対し，特定健康診査の結果を通知しなければならない（同法23条）.

□⑦ 特定健康診査・特定保健指導の結果は，電子データとしてレセプト情報・特定健診等データベース（NDB）（p.309参照）に集約され，データベース化されている.

□⑧ オンライン資格確認等システムの整備が進められ，特定健康診査の結果をマイナポータルを通じて本人が閲覧できる仕組みが構築されている.

□⑨ 特定健康診査における検査項目は，以下のようである（「特定健康診査及び特定保健指導の実施に関する基準」1条）. [110A23]

【基本的な検査項目】
- 既往歴（質問票にて服薬歴，喫煙歴等を調査）
- 身体計測［身長，体重，BMI，腹囲（内臓脂肪面積）］
- 理学的検査（身体診察）　●血圧測定　●尿検査（尿糖，尿蛋白）
- 血液検査
  - 脂質検査（中性脂肪，HDLコレステロール，LDLコレステロール）*1
  - 肝機能検査［AST（GOT），ALT（GPT），γ-GT］
  - 血糖検査（空腹時血糖またはHbA1c検査）*2

【詳細な検査項目】（医師が必要と判断したものを選択）
　心電図検査，眼底検査，貧血検査，血清クレアチニン検査

＊1：中性脂肪が400mg/dL以上や食後採血の場合には，LDLコレステロールの代わりにNon-HDLコレステロールの検査を行うことができる.
＊2：空腹時以外でHbA1cを測定しない場合，食直後を除き，随時血糖検査を行うことができる.

□⑩ 特定健康診査から特定保健指導への流れは，以下のようである.

| 特定健康診査 | ➡ | 階層化 | ➡ | すべての健診受診者を対象に結果の通知・情報提供 |

特定保健指導の対象者に特定保健指導（動機づけ支援・積極的支援）

□⑪　特定健康診査の結果から，**内臓脂肪蓄積の程度とリスク要因の数**に着目して，特定
　　保健指導の対象者の選定を行うことを**階層化**（保健指導レベル判定）という．階層化
　　の具体的な方法は，以下のようである．^{106A43}

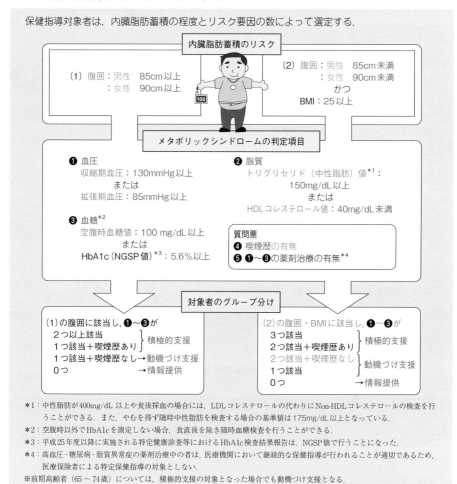

保健指導対象者は，内臓脂肪蓄積の程度とリスク要因の数によって選定する．

内臓脂肪蓄積のリスク

(1) 腹囲：男性　85cm 以上
　　　　　女性　90cm 以上

(2) 腹囲：男性　85cm 未満
　　　　　女性　90cm 未満
　　　　　かつ
　　　　　BMI：25 以上

メタボリックシンドロームの判定項目

❶ 血圧
　収縮期血圧：130mmHg 以上
　　　　または
　拡張期血圧：85mmHg 以上

❸ 血糖*²
　空腹時血糖値：100 mg/dL 以上
　　　　または
　HbA1c（NGSP 値）*³：5.6% 以上

❷ 脂質
　トリグリセリド（中性脂肪）値*¹：
　　　　150mg/dL 以上
　　　　または
　HDL コレステロール値：40mg/dL 未満

質問票
❹ 喫煙歴の有無
❺ ❶〜❸の薬剤治療の有無*⁴

対象者のグループ分け

(1)の腹囲に該当し，❶〜❸が
　2つ以上該当 ┐
　　　　　　　├ 積極的支援
　1つ該当＋喫煙歴あり ┘
　1つ該当＋喫煙歴なし →動機づけ支援
　0つ　　　　　　　　 →情報提供

(2)の腹囲・BMIに該当し，❶〜❸が
　3つ該当 ┐
　　　　　 ├ 積極的支援
　2つ該当＋喫煙歴あり ┘
　2つ該当＋喫煙歴なし →動機づけ支援
　1つ該当
　0つ　　　　　　　　 →情報提供

*1：中性脂肪が400mg/dL 以上や食後採血の場合には，LDLコレステロールの代わりにNon-HDLコレステロールの検査を行
　　うことができる．また，やむを得ず随時中性脂肪を検査する場合の基準値は 175mg/dL 以上となっている．
*2：空腹時以外でHbA1cを測定しない場合，食直後を除き随時血糖検査を行うことができる．
*3：平成25年度以降に実施される特定健康診査等におけるHbA1c検査結果報告は，NGSP値で行うことになった．
*4：高血圧・糖尿病・脂質異常症の薬剤治療中の者は，医療機関において継続的な保健指導が行われることが適切であるため，
　　医療保険者による特定保健指導の対象としない．
※前期高齢者（65 〜 74歳）については，積極的支援の対象となった場合でも動機づけ支援となる．
※特定保健指導対象者選定における「メタボリックシンドローム判定基準」と「メタボリックシンドローム診断基準」では
　基準値が異なるので注意する．

□⑫　保健師は，特定健康診査の検査結果が，対象者の身体機能や生活習慣とどのように
　　関連しているかを説明し，対象者が健康診査の結果を十分に**理解**し，**納得**できるよう
　　支援し，対象者自身の**行動変容**へつなげていく．^{102P31　101A7}

□⑬　特定健康診査・特定保健指導の受診率向上のため，対象特性に合わせてナッジ _{(p.38}
　　_{参照)} を活用する．

□⑭　特定保健指導には，動機づけ支援と積極的支援がある．

動機づけ支援	●面接（原則1回） ●3か月後の実績評価 　（面接または通信*）	
積極的支援	●面接 ●3か月以上の継続的な支援 　（個別・グループ支援，通信*等） ●上記の継続支援終了後に実績評価 　（面接または通信*）	

＊通信には電話，電子メール，FAX，手紙，チャット等がある．電話以外の通信手段を用いる場合には，指導者と対象者の双方向のやりとりを行い，評価に必要な情報を得る．

□⑮　医療保険者は，特定健康診査と特定保健指導の事業について評価を行う．

110P54　107A5　107P30　106P24　104P46　101P9
▼　特定健康診査・特定保健指導の評価指標

	評　価	具体的な内容
ストラクチャー （構造）評価	保健事業の実施のための仕組みや体制を評価する．	職員の体制，予算，施設・設備の状況，他機関との連携体制，社会資源の活用状況 等
プロセス （過程）評価	事業の目的・目標達成に向けた過程（手順），活動状況を評価する．	情報収集，アセスメント，問題の分析，目標の設定，保健指導の方法，保健指導実施者の態度，記録状況 等
アウトプット (事業実施量)評価	目的・目標達成のために行われる事業の結果を評価する．	健診受診率，保健指導実施率，保健指導の継続率 等
アウトカム （結果）評価	対象者の行動，事業の目的・目標の達成度，成果の数値目標を評価する．	肥満度や血液検査等の健診結果の変化，生活習慣病の有病者・予備群の変化，死亡率・要介護率・医療費の変化 等

厚生労働省：標準的な健診・保健指導プログラム（令和6年度版）より作成

□⑯　医療保険者が，委託事業者の保健指導の質を評価する際には，**アウトカム評価**（特
104A23
定保健指導前後のBMIの変化等）を用いる．

データヘルス計画

- □① 特定健康診査やレセプトの情報を集約するICT化(p.309参照)が進むなか,平成25(2013)年の日本再興戦略において,すべての健康保険組合に対し,これらのデータを活用したデータヘルス計画の策定が求められている.

- □② データヘルス計画とは,**医療保険者**(健康保険組合等)が特定健康診査やレセプト情報の分析に基づいて,保健事業をPDCAサイクルで効果的・効率的に実施するための事業計画である.

- □③ 計画策定にあたっては,**レセプト情報・特定健診等情報データベース(NDB)**(p.309参照),**国民健康保険データベース(KDB)**(p.309参照)などを活用して,組織や地域の特徴を分析する.

- □④ データヘルス計画は,**特定健康診査等実施計画**(p.111参照)と一体的に策定することが望ましい. 104P45

- □⑤ データヘルス計画において,事業主との**コラボヘルス**による**健康経営**(p.220参照)の推進も重要である.

生活困窮者の健康支援

- □① 低所得者などの生活困窮者は,健康上の課題を抱えていることが多い.生活保護受給者は国民健康保険の被保険者等と比較して,**糖尿病や肝炎などの重症化リスクのある傷病をもつ者の割合が高い**(厚生労働省:生活保護受給者の健康管理の在り方に関する研究会 とりまとめ).

- □② 『生活保護法』に基づく**被保護者健康管理支援事業**(p.324参照)は,被保護者の生活習慣病の発症予防や重症化予防を推進している.

- □③ 被保護者健康管理支援事業では,福祉事務所が医療扶助レセプトや健診などのデータを分析し,対象者を抽出して,健診受診勧奨,医療機関受診勧奨,保健指導・生活支援,頻回受診指導などを行う[厚生労働省:被保護者健康管理支援事業の手引き(令和2年8月改定版)].

4章① 活動論(成人保健)

がん対策基本法 （平成18年制定，平成28年12月最終改正）（QB保-193, 194）（RB看-社57〜59）（衛152〜155）（公みえ196）

- □① 『がん対策基本法』は，がん対策に関し基本理念を定め，国，地方自治体，医療保険者，国民，医師などの責務を明らかにし，がん対策を総合的かつ計画的に推進することを目的として制定された （1条）.

- □② 『がん対策基本法』の基本的施策は，がんの予防および早期発見の推進，がん医療の均てん化の促進，研究の推進，がん患者の就労，がんに関する教育の推進である （13〜23条）.

- □③ 『がん対策基本法』に基づき，政府はがん対策推進基本計画，都道府県は都道府県がん対策推進計画を，それぞれ策定しなければならない （10, 12条）.

- □④ 令和5（2023）年度からの第4期がん対策推進基本計画では，「誰ひとり取り残さないがん対策を推進し，すべての国民とがんの克服を目指す」という全体目標のもと，以下のような分野別目標を掲げている.

  > ❶ **がん予防**：科学的根拠に基づくがん予防・がん検診の充実
  > ❷ **がん医療**：患者本位で持続可能ながん医療の提供
  > ❸ **がんとの共生**：がんとともに尊厳をもって安心して暮らせる社会の構築

  厚生労働省：がん対策推進基本計画（第4期）（令和5年3月28日閣議決定）より作成

- □⑤ 第4期がん対策推進基本計画の個別目標では，「すべてのがん検診の受診率60％を目指す」，「精密検査受診率90％を目指す」などが示されている. ^(110P19 104A15)

がん登録 （QB保-194, 195）（RB看-社59）（衛154）（公みえ197）

- □① がん登録は，がんの罹患や転帰などの状況を登録・把握し，分析する仕組みである. がん罹患数・罹患率，がん生存率，治療効果など，がん対策の基礎となるデータを把握する. 国がこれらの情報をデータベース化し，一元管理する. ^(110P24 102A18) ^(106A40)

- □② がんにかかわる調査研究の推進やがん対策の一層の充実を目的として『がん登録等の推進に関する法律（がん登録推進法）』が平成25（2013）年12月に成立した （平成28年1月施行）.

- □③ これまで『健康増進法』に基づき，都道府県において実施されていた地域がん登録は，『がん登録推進法』に基づき国が中心となって実施される**全国がん登録**に移行した. ^(104P27)

- □④ 病院には都道府県知事への**がん罹患情報の届出**が義務づけられている（『がん登録推進法』6条）. ^(106A40)

- □⑤ がん登録への情報提供には，**患者本人の同意は必要ない**. ^(101A32)

がん検診 <small>(QB保-195)(衛77, 85, 106)(公みえ197)</small>

□① がん検診は，がんの早期発見・治療のために，『健康増進法』に基づく努力義務として**市町村**が実施する <small>108A38</small> <small>(19条の2, 同則4条の2).</small>

□② 厚生労働省は，がん検診の適切な実施方法などに関する指針として「**がん予防重点健康教育及びがん検診実施のための指針**」を示しており，市町村はこれに基づき，以下のようながん検診を行っている. <small>107A10 102A6</small>

種　類		一次検診	対象年齢	実施頻度
胃　癌	問診	● 胃エックス線検査または胃内視鏡検査	50歳以上*	2年に1回*
肺　癌		● 胸部エックス線検査 ● 喀痰細胞診	40歳以上	年1回
大腸癌		● 便潜血検査		
乳　癌		● 乳房エックス線検査(マンモグラフィ)		2年に1回
子宮頸癌		● 視診　● 子宮頸部の細胞診 ● 内診 ● 必要に応じてコルポスコープ検査	20歳以上	

＊当分の間，胃エックス線検査については40歳以上，年1回実施可.
※一次検診で要精検と判定された者に対しては医療機関の受診を推奨し，精密検査は医療機関にて行う.

★『レビューブック（RB）』は『クエスチョン・バンク（QB）』と同じ目次構成になっています．セットで使えば問題演習⇔復習の効率アップ！

3 高齢者保健活動

≫ 高齢者保健の関係法規

高齢者医療確保法
(昭和57年制定, 令和5年6月最終改正)（QB保-206, 207）
(RB看-社36, 37)（衛105, 106, 221, 222）（公みえ135, 234, 235）

- □①　平成20（2008）年4月1日より,『老人保健法』が『高齢者の医療の確保に関する法律（高齢者医療確保法)』に改められた.

- □②　主な内容として, 医療費適正化基本方針, **都道府県医療費適正化計画**, レセプト情報・特定健診等情報データベース（NDB）(p.309参照), **特定健康診査・特定保健指導** (p.111 ～ 114参照), 後期高齢者医療制度, 高齢者保健事業 (p.119, 120参照) などがある (8, 9, 16条 等). ［109P28 106P23］

〔医療費適正化計画〕

- □①　国の医療費適正化基本方針をもとに, 都道府県は**医療費適正化計画**を策定する (8, 9条).

- □②　第4期の医療費適正化基本方針の目標達成に向け, 令和6 ～ 11（2024 ～ 2029）年度の第4期都道府県医療費適正化計画が策定されている. 住民の健康の保持の推進や医療の効率的な提供の推進に関する目標などが設定されている.

- □③　都道府県医療費適正化計画は, 都道府県健康増進計画 (p.106参照), 医療計画 (p.328 ～ 330参照), 介護保険事業支援計画 (p.341, 342参照) と調和を図り作成する (9条6項).

- □④　都道府県は, 医療費適正化計画をもとに特定健康診査・特定保健指導の実施率向上に向けた対策やデータヘルス計画 (p.115参照) の推進などに取り組んでいる.

〔後期高齢者医療制度〕

- □①　被保険者は, 75歳以上の者（後期高齢者）と, 65 ～ 74歳の者（前期高齢者）で一定以上の障害状態にあり後期高齢者医療広域連合の認定を受けた者である (50条).

- □②　運営主体は, 都道府県単位ですべての市町村が加入する**後期高齢者医療広域連合**である (48条).
　➡広域連合は, 特別地方公共団体の一種である.

- □③　後期高齢者医療制度の保険料は, 年金からの天引き（特別徴収）が原則である (107条1項).

- □④　後期高齢者が医療を受けた場合の自己負担は原則1割である. なお, 一定以上所得者の自己負担は2割, 現役並み所得者の自己負担は3割である. (67条)

□⑤　後期高齢者医療制度の財源は，患者負担を除き，高齢者の保険料，後期高齢者支援金（現役世代の保険料），公費で構成されている．

➡**公費の内訳**：国：都道府県：市町村＝4：1：1

▼　後期高齢者医療制度の財源構成　　105A18

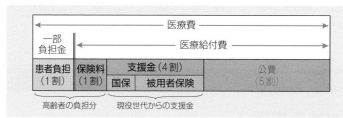

医療情報科学研究所 編：公衆衛生がみえる2024-2025．第6版，メディックメディア，2024，p.235より作成

〔高齢者保健事業〕

□①　後期高齢者医療広域連合（広域連合）は，高齢者の心身の特性に応じて，健康教育，健康相談，健康診査，保健指導，健康管理，自助努力の支援などの健康の保持増進のために必要な事業（高齢者保健事業）を行うよう努めなければならない（125条1項）．広域連合は，保険者としてデータヘルス計画に事業の方向性を示す．

□②　広域連合は市町村との連携のもと，高齢者保健事業を，市町村が実施する国民健康保険の保健事業 (p.344参照) と地域支援事業 (p.343, 344参照) と一体的に実施する（125条3項）．なお，広域連合は，高齢者保健事業を市町村に委託することができる（125条の2）．

➡これにより，高齢者の疾病予防・重症化予防（高齢者保健事業）と，生活機能の改善（介護予防等の事業）を一体的に取り組むことが可能となった．

□③　医療専門職が国民健康保険データベース（KDB）(p.309参照) やレセプト情報などを活用し，医療・介護データを分析して地域の健康課題を把握するとともに，事業対象者を抽出し，必要に応じてアウトリーチ支援を行いながら，必要な医療・介護サービスにつなげる．

□④　地域の医療関係団体等と連携を図りながら，医療専門職が通いの場などにも積極的に関与し，フレイル予防 (p.22参照) に着眼した高齢者支援を行う．

➡**通いの場**：地域支援事業における介護予防・日常生活支援総合事業の一般介護予防事業 (p.344参照) に含まれる．住民が主体となり，地域の身近な場に集まり，社会参加や生活機能改善などを目的に体操教室や趣味活動，茶話会などを行う．

□⑤　後期高齢者の健康診査や通いの場などにおける活用を想定し，後期高齢者の質問票が策定された．質問票は，フレイルなどの高齢者の特性を踏まえ健康状態を総合的に把握するという目的から，以下のような10類型，15項目の質問で構成される．

❶健康状態　❷心の健康状態　❸食習慣　❹口腔機能　❺体重変化
❻運動・転倒　❼認知機能　❽喫煙　❾社会参加　❿ソーシャルサポート

厚生労働省：高齢者の特性を踏まえた保健事業ガイドライン第2版より作成

≫ 高齢者の生活と支援

高齢者に対する支援 （QB保-208, 209）（RB看-老9〜21, 在10, 11）

□①　高齢者が自立した生活を営み，生活機能を維持・向上し，健康寿命を延伸できるよう，介護予防を目的として，地域の通いの場 (p.119参照) の拡充やフレイル対策などの支援が行われている．

□②　健康日本21（第三次）(p.104, 105参照) では，高齢期の目標として，❶低栄養傾向の高齢者の減少，❷ロコモティブシンドロームの減少，❸社会活動を行っている高齢者の増加が設定されている．

□③　高齢者は，閉じこもりや社会的孤立状態になりやすい傾向にある．保健師は高齢者の社会参加の促進，仲間づくり，地域の居場所づくり（介護予防教室，高齢者サロン 等）を支援し，地域ぐるみの見守り体制の構築などを行う．^{103P38 102P2}

□④　高齢者の総合的な相談・支援機関として**地域包括支援センター** (p.345, 346参照) がある．^{107A4}^{106A52}

□⑤　独居高齢者の生活を支えるため，**地域の見守り体制**（民生委員やボランティアの活用，配食サービス 等）を構築するとともに，安否確認ができない独居高齢者に対しては，**家庭訪問**などで状況確認を行う．^{107A54 106A11}

□⑥　複数の疾患を抱える高齢者は，多種類の薬剤の併用により健康障害を生じる場合がある．保健師は地域の専門職や医師会，薬剤師会などと連携を図り，高齢者の多剤服薬の対策について検討する．

〔家族に対する支援〕

□① 高齢者の介護が必要となった場合，高齢者本人だけでなく，家族の健康状態や介護方法の習得状況を把握するとともに，**家族の生活**も考慮しながら支援する．^{108P50}

□② 介護者の負担レベルを把握するための指標として，**介護時間**，**ストレスの程度**とその対処状況，**介護に関する困難感**が挙げられる．

□③ 保健師は，介護方法の具体的な技術の習得や**情報交換**の場として，**講習会**や**介護者の会**を必要に応じて開催する．^{102A49}

□④ レスパイトとは「息抜き」を意味し，レスパイトケア（レスパイトサービス）とは，通所介護（デイサービス）や短期入所生活介護（ショートステイ）などを利用し，介護を担う家族に休息の機会を提供する支援のことである．

≫ 在宅ケア

在宅ケアシステムとチーム (QB保-209, 210)(RB看-在7, 8)(公みえ250, 251)

□① 在宅ケアでは，保健・医療・福祉の連携が求められる．関連する職種間で**目標を統一**し，療養者とその家族に対して**切れ目のない支援**を行う．

□② 在宅ケアチームの構成員は，以下のようである．

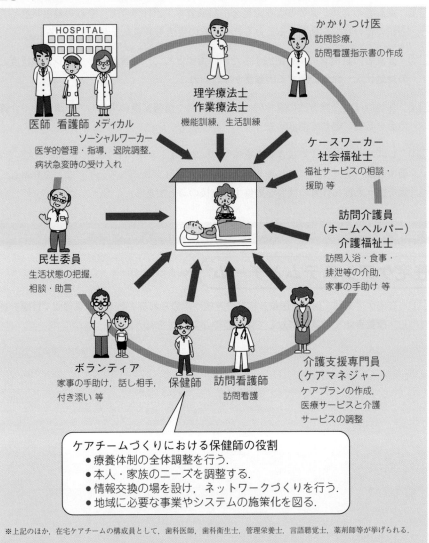

HOSPITAL

理学療法士
作業療法士
機能訓練，生活訓練

かかりつけ医
訪問診療，
訪問看護指示書の作成

医師　看護師　メディカル
　　　ソーシャルワーカー
医学的管理・指導，退院調整，
病状急変時の受け入れ

ケースワーカー
社会福祉士
福祉サービスの相談・
援助 等

民生委員
生活状態の把握，
相談・助言

訪問介護員
（ホームヘルパー）
介護福祉士
訪問入浴・食事・
排泄等の介助，
家事の手助け 等

ボランティア
家事の手助け，話し相手，
付き添い 等

保健師

訪問看護師
訪問看護

介護支援専門員
（ケアマネジャー）
ケアプランの作成，
医療サービスと介護
サービスの調整

ケアチームづくりにおける保健師の役割
● 療養体制の全体調整を行う．
● 本人・家族のニーズを調整する．
● 情報交換の場を設け，ネットワークづくりを行う．
● 地域に必要な事業やシステムの施策化を図る．

※上記のほか，在宅ケアチームの構成員として，歯科医師，歯科衛生士，管理栄養士，言語聴覚士，薬剤師等が挙げられる．

□③ チームメンバーには療養者の家族も含み，療養者とともにチームの中心となる．

□④ 療養者や家族の希望を聞き取り，ケアチームとともに支援方針を検討し，共有する．

□⑤ 在宅療養において，チームメンバーが事例に対して不安を抱いている場合には，事例検討会 (p.240参照) を開き，対応を検討する．

□⑥ 在宅療養者のサービス担当者会議では，話し合うテーマや内容に応じて，**参加者を選定**する．^{103A31}

□⑦ 在宅ケアでは，地域の在宅支援体制が整備されていることが重要である．

□⑧ 医療機関から在宅まで継続した医療を提供できるよう**地域連携クリニカルパス**を活用する．

➡**地域連携クリニカルパス**：急性期から自宅へ戻るまでのすべての医療機関が共有して用いる診療計画書．

□⑨ 在宅療養支援診療所は，必要に応じてほかの病院，診療所などとの連携を図りつつ，365日，24時間体制で往診および訪問看護を提供できる診療所である．

□⑩ 医療と介護を必要とする者が，住み慣れた地域で生活を継続できるように，**市町村**が主体となり，地域支援事業（p.343, 344参照）として在宅医療・介護連携推進事業を実施する．

➡**在宅医療・介護連携推進事業**：地域の医療・介護の連携を推進するため，市町村は医療・介護関係者が参画する会議の開催，情報共有の支援，研修などを行う．

エンド・オブ・ライフ期の支援 （RB看-成61, 62）（公みえ100～105）

□① エンド・オブ・ライフ期の支援では，最期までその人らしく生きることができるように本人・家族の支援を行う．

□② 心身の多様なつらさに寄り添うとともに，本人のライフ（生活，人生）に焦点を当て，本人の意思決定や自己選択を支援し，生活の質を高めることが重要である．

□③ 本人の意思決定の支援では，**アドバンス・ケア・プランニング**（ACP：advance care planning）が重要となる．

□④ アドバンス・ケア・プランニングは，人生の最終段階の医療・ケアについて，本人が家族や医療・ケアチームと事前に繰り返し話し合うプロセスのことである（厚生労働省：人生の最終段階における医療・ケアの決定プロセスに関するガイドライン解説編）．

□⑤ 保健師は，他職種と連携し，本人と家族の精神的支援を行うとともに，看取りに必要な地域の支援体制を構築する．

□⑥ 死別後の悲嘆の時期には，保健師は対象者の感情の表出を促し，悲しみを整理できるよう支援すること（**グリーフケア**）が重要である．^{103P37}

≫ 高齢者の健康課題

認知症 (RB看-J42～48, 在25)

□① 認知症とは，いったん正常に発達した認知機能が後天的原因により持続的に低下し，日常生活・社会的生活に支障が出る状態をいう．

□② 認知症で代表的なものは，アルツハイマー型認知症，脳血管性認知症，レビー小体型認知症，前頭側頭型認知症の4つがある．

□③ 認知症の症状には，中核症状と行動・心理症状（BPSD）がある．

中核症状	記憶障害，見当識障害，失語，失行，失認，遂行機能障害 等
BPSD	抑うつ状態，妄想，不安，焦燥，依存，睡眠障害，徘徊，攻撃的行動，異食 等

□④ 認知症の程度を踏まえて日常生活の自立度を客観的に把握するため，認知症高齢者の日常生活自立度判定基準がある．

▼ 認知症高齢者の日常生活自立度判定基準

ランク	判定基準		
Ⅰ	何らかの認知症を有するが，日常生活は家庭内および社会的にほぼ自立している．		
Ⅱ	日常生活に支障をきたすような症状・行動や意思疎通の困難さが多少みられても，誰かが注意していれば自立できる．	Ⅱa	家庭外で左記Ⅱの症状がみられる（たびたび道に迷う，買い物や事務，金銭管理等にミスが目立つ 等）．
		Ⅱb	家庭内でも左記Ⅱの症状がみられる（服薬管理ができない，電話や訪問客の対応等，ひとりで留守番ができない等）．
Ⅲ	日常生活に支障をきたすような症状・行動や意思疎通の困難さがみられ，介護を必要とする（食事や排泄が上手にできない，徘徊，失禁 等）．	Ⅲa	日中を中心として左記Ⅲの症状がみられる．
		Ⅲb	夜間を中心として左記Ⅲの症状がみられる．
Ⅳ	日常生活に支障をきたすような症状・行動や意思疎通の困難さが頻繁にみられ，常に介護を必要とする（食事や排泄が上手にできない，徘徊，失禁 等）．		
M	著しい精神症状や周辺症状あるいは重篤な身体疾患がみられ，専門医療を必要とする（せん妄，妄想，自傷・他害等の精神症状や，それに起因する問題行動が継続する状態 等）．		

厚生労働省：認知症高齢者の日常生活自立度判定基準より作成

認知症施策 (QB保-211)(RB看-社59)(衛106～108)

□① 平成24（2012）年に策定された認知症施策推進5か年計画（オレンジプラン）は，平成27（2015）年に認知症施策推進総合戦略～認知症高齢者等にやさしい地域づくりに向けて～（新オレンジプラン）に改正された．

□② 令和元（2019）年には，新オレンジプランの後継として認知症施策推進大綱が策定された．

□③ 認知症施策推進大綱の対象期間は，団塊の世代［昭和22 ～ 24（1947 ～ 1949）年生まれ］が75歳以上になる令和7（2025）年までである．

□④ 認知症施策推進大綱は，認知症の発症を遅らせ，認知症になっても希望をもって日常生活を過ごせる社会を目指し，認知症の人や家族の視点を重視しながら共生と予防の両輪で施策を推進する．

▼ 認知症施策推進大綱の5つの柱

❶普及啓発・本人発信支援
　➡認知症サポーターの養成等
❷予防
❸医療・ケア・介護サービス・介護者への支援
　➡認知症地域支援推進員の質の評価・向上等
❹認知症バリアフリーの推進・若年性認知症の人への支援・社会参加支援
❺研究開発・産業促進・国際展開

厚生労働省：認知症施策推進大綱より作成

□⑤ **認知症サポーター**は，認知症に対する正しい知識をもって，地域や職域で認知症の人や家族を手助けする者である（厚生労働省：認知症施策推進大綱）．

□⑥ 認知症サポーターは**ステップアップ講座**を受けることで，さらに認知症の理解を深め，より実際の支援活動につながることができる．

□⑦ 認知症の人やその家族の支援ニーズと認知症サポーターを中心とした支援をつなぐ仕組みを**チームオレンジ**という（厚生労働省：認知症サポーター等養成事業実施要綱）．認知症施策推進大綱で，地域支援体制の強化として推進されている．

□⑧ 認知症サポーター養成講座の講師役を**キャラバン・メイト**という．キャラバン・メイトの養成研修には受講要件があり，認知症介護の専門的な研修修了者や民生委員（p.55参照）などが対象である．

□⑨ **認知症初期集中支援チーム**は，複数の専門職が，認知症が疑われる人や認知症の人，その家族を訪問し，観察・評価を行ったうえで，家族支援などの**初期の支援**を包括的・集中的に行い，自立生活をサポートする．

□⑩　地域支援事業 (p.343, 344参照) の包括的支援事業に認知症総合支援事業がある．このなかで，認知症初期集中支援チームによる訪問支援，認知症地域支援推進員を中心とした支援体制の構築，認知症サポーターの活動促進，チームオレンジの支援などが行われている．

→**認知症地域支援推進員**：地域の実情に応じて，相談支援や医療・介護の連携強化などを行い，地域の支援体制の構築と認知症ケアの向上を図る．認知症の専門的知識・経験を有する者が地域包括支援センター等に配置される．

□⑪　**市町村は，認知症の容態や段階に応じた適切な医療や介護サービスの流れを示すとともに，各々の状況に最も適する相談先や受診先などを整理した認知症ケアパスを作成する** (厚生労働省：認知症施策推進大綱)．

補足事項

● 令和5 (2023) 年には『共生社会の実現を推進するための認知症基本法』が公布された (令和6年1月施行)．今後，政府が認知症施策推進基本計画を策定する予定である．

認知症高齢者に対する支援 (QB保-212 ～ 214) (RB看-在25, 26)

□①　認知症高齢者の思い違いやつじつまの合わない会話は無理に訂正せず，高齢者本人の自尊心を傷つけないように対応する．

□②　保健師は，認知症の高齢者と家族に対する支援として，本人の意思と家族の考えについて話し合う場を設け，家族間調整を行う．また，認知症高齢者が必要な支援を受けられるように家族とともに支援する．

□③　保健師は，認知症高齢者の介護者が，認知症についての理解を深められるよう支援する．

□④　認知症高齢者の介護者の思いを傾聴し，必要に応じて，家庭訪問による状況確認，介護方法・家族会などの情報提供を行う．

□⑤　保健師は，認知症高齢者とその家族が地域で孤立しないよう，必要に応じて地域住民や社会資源とつなぎ，地域の見守り体制を構築し，地域のネットワークづくりを行う．

□⑥　保健師は，住民の理解を深めるため，認知症サポーター養成を行う．

□⑦　認知症により金銭管理が困難な場合には，日常生活自立支援事業 (p.322参照) や成年後見制度 (p.325参照) の利用を提案する．

□⑧　民生委員 (p.55参照) は，認知症高齢者の見守りを行っていることが多いため，必要に
応じて情報交換・連携を図る. _{101A53}

高齢者虐待 (QB保-215 ～ 217)(RB看-老7, 8)(衛253)

□①　高齢者虐待とは，養護者および養介護施設従業者等による身体的虐待，心理的虐待，
介護等放棄（ネグレクト），経済的虐待，性的虐待のことである (『高齢者虐待防止法』2条).

4章①　活動論（高齢者保健）

種　類	定　義	
身体的虐待	高齢者の身体に外傷が生じ，または生じる おそれのある暴行を加えること	
心理的虐待	高齢者に対する著しい暴言または著しく拒 絶的な対応，その他の高齢者に著しい心理 的外傷を与える言動を行うこと	早く くたばれ！
介護等放棄 （ネグレクト）	高齢者を衰弱させるような著しい減食また は長時間の放置，養護者以外の同居人によ る身体的虐待，心理的虐待または性的虐待 の放置等，養護を著しく怠ること	お，おむつを…
経済的虐待	高齢者の財産を不当に処分，その他不当に 財産上の利益を得ること	あ…
性的虐待	高齢者にわいせつな行為をすること，また は高齢者にわいせつな行為をさせること	

※高齢者虐待には児童虐待では定義されていない経済的虐待があることに注意（高齢者の年金や預金，不動産等に対して，
　通帳を取り上げる，不動産を勝手に処分する等の財産の管理をめぐる虐待が問題となる）.

▼ 養護者による虐待の種別（複数回答）

	身体的虐待	心理的虐待	介護等放棄	経済的虐待	性的虐待
人数（人）	11,310	6,638	3,225	2,399	76
構成割合（%）	67.3	39.5	19.2	14.3	0.5

厚生労働省：令和3年度「高齢者虐待の防止，高齢者の養護者に対する支援等に関する法律」に基づく対応状況等
に関する調査

□②　虐待が疑われる場合は，生命にかかわる健康状態を把握することが優先される. _{110A54}

□③　家族の介護負担が虐待の要因になる場合がある. 保健師は家族の負担状況を把握し，_{108P51}
虐待を防止するために必要な支援策を講じる.

〔養護者による高齢者虐待の現状〕 （厚生労働省：令和3年度「高齢者虐待の防止，高齢者の養護者に対する支援等に関する法律」に基づく対応状況等に関する調査）

□①　相談・通報件数は，3万6,378件である．

□②　相談・通報者は，警察が32.7％と最も多く，次いで介護支援専門員24.9％，家族・親族8.0％の順である．

□③　被虐待高齢者は，女性が75.6％，男性が24.4％で，女性が8割近くを占めている．

□④　被虐待高齢者（1万6,809人）のうち，要介護認定を受けている者（1万1,426人）は68.0％である．

□⑤　被虐待高齢者のうち，要介護認定者における認知症日常生活自立度Ⅱ以上の者は72.2％となっている．なお，要介護認定を受けていない者も含めた被虐待高齢者（1万6,809人）のうち，認知症日常生活自立度Ⅱ以上の者は49.1％である．

□⑥　虐待者は，被虐待高齢者の息子が38.9％で最も多く，次いで，夫22.8％，娘19.0％である．
103A21

高齢者虐待防止法 （平成17年制定，令和4年6月最終改正）（RB看-老7, 8）（衛253）

□①　『高齢者虐待の防止，高齢者の養護者に対する支援等に関する法律（高齢者虐待防止法）』は，高齢者への虐待が深刻になっている背景から，平成18（2006）年4月に施行された．

□②　養介護施設，病院，保健所などの職員は，高齢者虐待の早期発見に努めなければならない（5条）．

□③　養護者による高齢者虐待を発見した者は，高齢者の生命または身体に重大な危険が生じている場合，速やかに市町村に通報しなければならない（7条）．

□④　市町村は，高齢者虐待の通報や届出を受けたときには，速やかに高齢者の安全確認，その他事実確認のための措置を講じ，対応を協議する（9条1項）．

□⑤　市町村は，養護者による高齢者虐待により生命・身体に重大な危険が生じているおそれがある場合には，『老人福祉法』に規定する老人短期入所施設等に高齢者を短期入所させるなどの福祉の措置を講じる（『高齢者虐待防止法』9条2項，『老人福祉法』10条の4, 11条 等）．
110A55

□⑥　市町村は，養護者の負担軽減のため，相談，指導，助言などの必要な措置を講じる（14条）．

4章② 対象別公衆衛生看護活動論
（精神・障害者・難病・感染症・歯科保健活動）

1 精神保健活動

≫ 精神保健の概要

精神保健福祉の動向 (QB保-228)(RB看-精2, 社65, 66)(衛113, 114, 116, 117)(公みえ264)

- □① 昭和25(1950)年に『精神衛生法』が制定され，その後，昭和39(1964)年に起きたライシャワー事件（精神障害者による米国駐日大使刺傷事件）を契機に，不十分な在宅医療体制が社会問題化し，昭和40(1965)年に『精神衛生法』が改正された.

- □② 昭和59(1984)年の宇都宮事件（看護職員の暴力による患者死亡事件）が契機となり，精神障害者の人権擁護や適切な医療の確保を推進するため，昭和62(1987)年に『精神保健法』に改題・改正された.

- □③ 平成7(1995)年，『精神保健法』に福祉施策の追加，地域での支援体制の強化が行われ，『精神保健福祉法』へ改題・改正された.

- □④ 平成11(1999)年の『精神保健福祉法』改正に伴い，医療保護入院における**患者の移送制度**が規定された. 101A11

- □⑤ 平成16(2004)年に，精神保健医療福祉の改革ビジョンにおいて「入院医療中心から**地域生活中心へ**」という基本的方策が示され，地域生活支援の強化などが推進された.

- □⑥ 精神疾患の患者数の増加を受け，平成24(2012)年に『医療法施行規則』が改正され，**精神疾患が医療計画に追加**されて，5疾病 (p.328参照) となった. 104P13

- □⑦ 令和4(2022)年の『精神保健福祉法』改正では，医療保護入院の入院期間の規定，入院者訪問支援事業 (p.132参照) の創設，精神科病院の虐待防止などが規定された.

≫ 精神保健の関係法規

精神保健福祉法 (昭和25年制定，令和4年12月最終改正)(QB保-229, 230)(RB看-社65 ～ 68)(衛113 ～ 117)(公みえ264 ～ 266)

- □① 『精神保健及び精神障害者福祉に関する法律（精神保健福祉法）』は，精神障害者の福祉の増進と国民の精神保健の向上を図ることを目的としている (1条).
  - ➡ 『障害者基本法』(p143参照) の基本的な理念に則り，精神障害者の権利の擁護を図りつつ，その医療・保護を行い，『障害者総合支援法』(p.144 ～ 147参照) とともに社会復帰の促進・自立・社会経済活動への参加促進に必要な援助を行う (1条).

□② 精神障害者の定義，精神保健福祉センター (p.133参照)，精神保健指定医，入院形態，精神障害者保健福祉手帳 (p.133参照)，相談援助などが規定されている (5, 6, 18条 等).

□③ 精神保健指定医は，厚生労働大臣により指定を受ける (18条).

□④ 都道府県，保健所設置市，特別区，市町村が行う相談援助は，精神障害の有無・程度にかかわらず，地域の実情に応じて，精神障害者等の心身の状態に応じた保健，医療，福祉，住まい，就労など，適切な支援が包括的に確保されるよう行われなければならない (46〜49条).

   ➡精神障害者が地域の一員として安心して自分らしい暮らしをできるよう精神障害にも対応した地域包括ケアシステムの構築が推進されている. [110A8]

□⑤ 相談援助の対象は，精神障害者だけでなく，日常生活で精神保健に関する課題を抱える者とその家族等も含まれる (46条).

□⑥ 都道府県は，市町村が行う精神保健に関する相談について必要な援助を行うよう努めなければならない (48条の3).

□⑦ 保健所は，管内の精神保健福祉の実態把握，精神保健福祉相談 (p.134参照)，患者会などの組織育成，訪問指導，市町村への協力・連携，普及啓発などの役割を担う (46条の2, 47条)(厚生労働省：保健所及び市町村における精神保健福祉業務運営要領).

□⑧ 市町村は，普及啓発や相談援助などの役割を担う [108P31] (46条の2, 47条)(同要領).

□⑨ 精神科病院の管理者は，精神科病院内の虐待防止のために研修・普及啓発，相談体制の整備などの必要な措置を講じ，精神保健指定医はこれに協力しなければならない (40条の2).

□⑩ 精神科病院において，業務従事者による障害者虐待 (p.149参照) を受けたと思われる精神障害者を発見した者は，速やかに都道府県に通報しなければならない (40条の3第1項).

★RBを読んで知識を定着させたら，巻頭ⅷ〜ⅸの地方公務員試験の保健師専門問題にチャレンジ！

精神障害者の入院形態

（精神疾患の疫学：p.276, 277参照）（RB看-社67, 68）
（衛114, 115）（公みえ265）

108P31　105P38
□① 『精神保健福祉法』では，以下の5つの入院形態を定めている．

入院形態	概　要	精神保健指定医の診察	備　考	権限
任意入院 (20, 21条)	●患者本人の同意を得て行われる入院 ●書面による本人の意思確認が必要	必要なし	●本人の申し出があれば退院可能 ●精神保健指定医が必要と認めれば，72時間以内の退院制限が可能	精神科病院管理者
医療保護入院 (33条)	●任意入院が行われる状態でない場合に家族等のうちいずれかの者の同意を得て行われる入院*1	1人の診察*2	●入院期間は6か月以内で省令で定める期間*3 ●入退院後，入院期間更新後10日以内に知事に届出	
応急入院 (33条の6)	●急速を要し，家族等の同意を得られない場合に行われる入院		●入院期間は72時間以内 ●入院後直ちに知事に届出 ●知事指定の病院に限る．	
措置入院 (29条)	●自傷他害のおそれがあると認められた患者に対して行われる入院	2人以上の診察	●国立・都道府県立精神科病院または指定病院に限る．	都道府県知事
緊急措置入院 (29条の2)	●自傷他害のおそれが著しく，急速を要し，指定医を2人確保できない等，時間的余裕がない場合に暫定的に適用される入院	1人の診察	●入院期間は72時間以内	

＊1：家族等（配偶者，親権者，扶養義務者，後見人，保佐人のうち，虐待・DV加害者等を除く）の同意の意思表示が確認できない場合や，家族等がない場合には，居住地の市町村長が同意の判断を行う．
＊2：緊急時等やむを得ない場合は，精神保健指定医以外の一定の要件を満たす医師（特定医師）の診察により，一定時間（おおむね12時間）に限り，入院等をさせることができる．
＊3：入院の要件を満たすことが確認された場合には，入院期間の更新が可能である．

□② 都道府県は入院者訪問支援事業を行う．都道府県の研修を受けた入院訪問支援員は，医療保護入院による入院者を中心に，本人の求めに応じ，話の傾聴，入院中の生活に関する相談，情報提供などを行うことができる（同法35条の2）．

精神保健福祉センター (QB保-230, 231)(RB看-社66)(衛116)(公みえ269)

□① 精神保健福祉センターは、精神保健の向上および精神障害者の福祉の増進を図るための機関である(『精神保健福祉法』6条).

109A35 109P47 106A20 103A20 103P50
▼ 精神保健福祉センター

根拠法令	精神保健福祉法（6条）
設置基準	都道府県、指定都市
配置職員	精神科医、精神保健福祉士（精神保健福祉相談員）、臨床心理技術者、保健師 等
業務内容	❶企画立案 ❷保健所と精神保健関係諸機関に対する技術指導と技術援助 ❸精神保健関係諸機関の職員に対する教育研修 ❹精神保健福祉に関する普及啓発 ❺調査研究 ❻精神保健福祉相談（複雑または困難なもの*） ❼協力組織の育成 ❽精神医療審査会に関する事務 ❾自立支援医療（精神通院医療）の支給認定、精神障害者保健福祉手帳の判定

＊相談援助は複雑で専門性の高いものに限られ、訪問指導を行うことは原則としてない. ほかに診療機能、デイケア、社会復帰施設等のリハビリテーション、アルコール関連問題に関する相談、こころの電話相談、思春期精神保健に関する相談等を行う.

精神障害者保健福祉手帳 (QB保-231, 232)(RB看-社68, 93)(衛117)(公みえ266)

□① 精神障害者保健福祉手帳制度は、平成7(1995)年の『精神保健福祉法』改正により規定された(45条).

□② 精神障害者保健福祉手帳の交付を受けた者は、税制上の優遇措置、公共料金の減免などのサービスを受けることができる.
102A36
➡手帳を所持していなくても、自立支援医療（精神通院医療）などのサービスを受けることはできる.

□③ 手帳は、精神障害者が、市町村の申請窓口から市町村長を経て、その居住地の都道府県知事に申請し、都道府県知事が認定・交付する(同法45条1項, 同令5条).

□④ 手帳交付対象疾患には、統合失調症、うつ病、てんかん、高次脳機能障害、発達障害などが含まれる.
102A36

□⑤ 手帳の交付を受けた者は、2年ごとに精神障害の状態について、都道府県知事の認定を受けなければならない(同法45条4項).

>> 精神障害者の生活と支援

精神障害者に対する支援 (QB保-232〜236)(RB看-精14〜17)

〔相談初期の支援〕

□① 精神疾患では，精神障害者本人に自覚がない，または疾患があることを認めない場合が多く，本人以外の人（家族，近隣住民，関係機関 等）から相談が持ち込まれることが多い.

□② 初回の相談では精神障害者本人（疑われる者も含む）の精神症状の程度や生活状況について情報収集し，緊急性の判断，今後の対応方法の選択などを行う.

□③ 精神保健福祉に関する課題を抱える本人・家族の相談の場として，保健所の精神保健福祉相談がある. 保健師だけでなく，精神科医などに相談する機会を設けている保健所もあり，精神保健福祉に関する専門的な相談の場として活用される. [106P8]

□④ 家族から相談を受け，保健師が必要と判断した場合には，本人と会える可能性のある家庭訪問や面接相談を提案する. [102A41]

□⑤ 拒否的な反応や精神症状の悪化などの可能性がある家庭訪問では，リスク管理や支援体制確保のため，複数の支援者で訪問することが望ましい. [105P37]

□⑥ 緊急時であっても，本人の治療への理解が得られるよう対応し，信頼関係の形成を図ることが重要である.

□⑦ 精神障害者に対して受診を促す際の留意点は，以下のようである. [107A50]

- 本人の苦しみや困りごとに共感的態度で接する.
- 本人が納得するまで根気強く接する.
- 保健師が一方的に説得することは避ける.
- 受診させようと急ぐ家族に対しては，本人を見守るよう話す.
- 家族が本人を怒ったり，受診を強制したりすると事態が悪化する場合があるため，本人に根気強く接することができるように家族を支援する.

〔地域生活の支援〕

□① 地域生活を安定的に送るためには，受診ならびに**内服治療の継続**が重要である．退院後の本人の**生活状況**や**受診状況**を把握し，地域生活が継続できるよう支援する．[105P41 102A42 103A48]

□② 退院後も医療が継続できるよう，必要に応じて**訪問看護**の導入を検討する．[107A51]

□③ 退院後，生活リズムを整え，日中の居場所を確保するため，本人の状態や希望に応じて，『障害者総合支援法』のサービス (p.146, 147参照) などの地域の社会資源を活用できるよう情報を提供する．必要時には，施設見学に同行する．

□④ 退院後，家族が対応に困り，不安やストレスを抱えることもある．保健師は家族の思いを**傾聴**するとともに，家族の困りごとに応じて，病気や治療を理解するための受診同行の提案や，悩みを分かち合うための**家族会の紹介**を行う．[105P42 104A16]

〔近隣住民からの相談〕

□① 近隣住民からの精神障害者に関する相談への対応は，以下のようである．[108P4 105A12]

> ● 精神障害者の自傷他害のおそれの有無にかかわらず，近隣住民の相談を受ける．
> ● 近隣住民の相談を受けることは，間接的に精神障害者の理解や協力へとつながる．
> ● 近隣住民の困っていることやその理由等は傾聴し，受容する．
> ● 個人情報保護や守秘義務の観点から，近隣住民に，精神障害者本人の病状や病歴等を提供してはならない．
> ● 必要時には近隣住民の集まりで，精神障害に関する知識提供や理解を求めるための説明を行う．
> ● 保健師は精神障害者本人や家族からも事実や過程を聞く．
> ● 保健師は公平・公正な立場をとる．

4 章 ② 活動論（精神保健）

★『レビューブック』の使い方がわからない人は，巻頭 iv，v『本書を使った国試突破勉強法』『本書の使い方』をチェックしよう！

≫ 発達障害者（児）の生活と支援

発達障害者支援法

（平成16年制定, 平成28年6月最終改正）（QB保-236, 237）
（RB看-社92）（衛117, 118）（公みえ270）

□①　『発達障害者支援法』は，『障害者基本法』（p.143参照）の基本理念に則り，発達障害を早期に発見し，発達支援を行うことで，発達障害者の自立および社会参加のための生活支援を図り，共生社会の実現に資することを目的としている（1条）.

□②　発達障害は，「**自閉症，アスペルガー症候群**その他の**広汎性発達障害，学習障害，注意欠陥多動性障害**その他これに類する脳機能の障害であって，その症状が通常低年齢において発現するもの」と定義されている（2条1項）.
_{105P35　101A25}

□③　発達障害者とは，発達障害があって，その障害や社会的障壁によって日常生活または社会生活に制限を受ける者である．発達障害者のうち，18歳未満の者を発達障害児という．（2条2項）

〔発達障害者支援センター〕

□①　発達障害者支援センターは，発達障害者とその家族からの相談に応じ，医療・保健・福祉・教育・労働などについて総合的な支援を行う専門機関である（14条）.
_{106P54　102P44}

□②　都道府県・指定都市は，発達障害者支援センターを設置することができる（14, 25条）.

発達障害者（児）に対する支援

（RB看-小58, 59）

□①　主な発達障害の分類と，それぞれの特徴は以下のようである．

広汎性発達障害	
自閉症	アスペルガー症候群
●言葉の発達の遅れ ●コミュニケーションの障害 ●対人関係・社会性の障害 ●パターン化した行動，こだわり	●基本的に言葉の発達の遅れはない ●コミュニケーションの障害 ●パターン化した行動，興味・関心の偏り ●不器用（言語発達に比べて）
学習障害（LD）	注意欠陥多動性障害（ADHD）
●読み書きや計算などの能力が，全体的な知的発達に比べて極端に苦手	●不注意 ●多動・多弁 ●衝動的に行動する

※米国精神医学会による「精神疾患の診断・統計マニュアル 第5版」（DSM-5）では，広汎性発達障害を自閉スペクトラム症（ASD），学習障害を限局性学習症（SLD）という新たな診断名で分類している．

医療情報科学研究所 編：公衆衛生がみえる2024-2025．第6版，メディックメディア，2024，p.270より改変

□②　発達障害者（児）の集団生活や家庭での様子を**情報収集**し，パニックなどの症状が
　　強くなるきっかけや原因をアセスメントする.
　　　　　　107A41　101P36　101P37　101P38

□③　保健師は，発達障害者（児）の障害に応じた**特徴を把握**し，適切な対応方法や具体
　　的な対策を**家族**や**関係機関**と情報共有し，対応できるよう調整・支援する.
　　　　　　　　　　　　　　　　　　　　　　　　　　　　　　　　　102P47

　　▼　障害に応じた支援の例
　　　　109P44　107A43　102P46

　　●**広汎性発達障害**：事前に予定を伝える，イラストや写真等の視覚情報を用いて伝
　　　　　　　　　　　　える，曖昧な表現を避ける 等
　　●**学習障害（LD）**：学習方法を工夫する（漢字にふりがなを振る，計算機の使用）等
　　●**注意欠陥多動性障害（ADHD）**：指示は簡潔・明瞭にする，学校では座席の位置を
　　　　　　　　　　　　　　　　　　最前列にする，集中しやすい環境を整える 等

□④　発達障害者（児）は，障害特性による失敗や挫折を繰り返すことで，**二次障害**とし
　　て身体症状や精神症状が出現し，暴言・暴力，不登校，ひきこもり，反社会的行動に
　　発展することがある.

□⑤　将来の環境の変化に備えて，発達障害者（児）が**自己肯定感**をもてるよう対応し，
　　日常生活で自立につながる経験を積めるように支援する.

≫ 地域における支援が必要な精神疾患と支援の特徴

自殺対策基本法　（平成18年制定，平成28年3月最終改正）
　　　　　　　　　　　　（QB保-237, 238）（RB看-社69）（衛123）（公みえ191）

□①　**自殺の防止**と**自殺者の親族等の支援**の充実を図り，国民が健康で生きがいをもって
　　暮らすことのできる社会の実現を目的としている（1条）.
　　　　　　　　　　　　　　　　　　105A21　101P35

□②　自殺を個人の問題ではなく，**社会の問題**ととらえ，自殺対策における国，地方自治体，
　　事業主，国民の責務を明確化するなど，社会全体で自殺対策に取り組むことを掲げて
　　いる（2〜6条）.

□③　都道府県，市町村は，それぞれ**自殺対策計画**の策定が義務づけられている（13条）.
　　　　　　　　　　　　　　　　　　　　　　　　　　　　　　110A21

□④　保健師は，**地域の自殺の実態**に応じて，**関係機関との連携強化**や自殺予防の**ゲート
　　キーパー養成事業**，**SNSの活用**などを自殺対策計画に反映する.
　　　　　　　　　　　　　　　　　　　　　　　109A55
　　➡**ゲートキーパー**：悩んでいる人に気づき，声をかけ，話を聴いて，必要な支援につ
　　　　　なげ，見守る人（厚生労働省：「自殺総合対策大綱」のポイント）.

□⑤　自殺に至るまでには，いじめ，失業などの多様な要因が関連するため，**学校**や**公共
　　職業安定所（ハローワーク）**，**社会福祉協議会**などと緊密に**連携**し，自殺予防を推進
　　する必要がある.
　　　　109A55

自殺総合対策大綱 （RB看-社69）（衛123, 124）（公みえ191）

□① 自殺総合対策大綱は『自殺対策基本法』に基づくもので，医療面での対策だけではなく，自殺の背景にある社会的要因に対する取り組みのための指針として，平成19（2007）年6月に策定された.[101P35]

□② 令和4（2022）年10月に自殺総合対策大綱が見直され，女性や子ども・若者の自殺対策の更なる推進，地域自殺対策の取り組みの強化などが示されている.

□③ 先進諸国の現在の水準まで減少させることを目指し，「令和8（2026）年までに自殺死亡率を平成27（2015）年と比べ，30%以上減少させる」という目標を掲げている.

うつ病・双極性障害 （RB看-精38～43）

□① ほとんど毎日の抑うつ気分，興味・喜びの著しい減退などにより生活に何らかの支障を生じている状態が2週間以上続く場合に，うつ病を疑う.

□② 説得や励ましは，本人の心理的負担になり症状が悪化する可能性があるため禁忌である. 本人のつらい気持ちに寄り添い，共感・受容的な態度で接する.

□③ 希死念慮や自殺企図などがあり，緊急性の高い場合は，速やかに精神科医の診察を受けるよう伝え，確実な受診に向けて支援する.[106P50]
　➡特に回復期は自殺企図が出現しやすいため，言動・行動に注意が必要である.

□④ 双極性障害では，軽躁～躁状態のときには，患者本人は調子がよいと感じてしまうため，病識がなく，治療中断のリスクが高くなる. 保健師は受診同行などにより，主治医の病状説明や治療方針を確認し，患者本人の病状理解を促すとともに，治療が継続できるよう支援する.[106P51]

依存症 〔QB保-239〕〔RB看-精29〜32, 社70〕〔衛118, 280, 281〕〔公みえ187, 271〕

□① 薬物依存症，アルコール依存症，ギャンブル依存症，買い物依存症などがある．

□② 依存症では精神依存や身体依存を起こし，健康問題だけでなく，家庭や職場など社会生活においてもさまざまな問題が生じる．

□③ 依存症の患者がいる家庭内では，家族が影響を受けやすく，共依存の関係（患者と家族が相互に依存し合い，問題行動を助長するような関係性）にあることが多い．

□④ 本人・家族へセルフヘルプグループ (p.24参照) や家族会を紹介し，必要に応じて参加できるよう支援する．

〔薬物依存症〕

□① 依存性薬物には覚せい剤，大麻，麻薬，危険ドラッグなどがある．検挙者数は，覚せい剤が7,970人で最も多い．次いで大麻が5,783人で過去最多となっている (厚生労働省・警察庁・海上保安庁：令和3年統計資料).

□② 青少年の薬物使用を予防するため，学校保健のなかで薬物乱用防止教育の充実が図られている (p.195参照).

〔アルコール依存症〕

□① 過度の飲酒は，アルコール性肝疾患などのさまざまな身体疾患やアルコール性精神疾患（急性アルコール中毒，アルコール依存症，アルコール精神病）の要因となるばかりでなく，家庭や職場において多くの問題を引き起こす．

□② 飲酒歴を把握し，心身状態の重篤度を判断したうえで，必要に応じて医療機関への受診を勧める． 110P42 105P36

□③ 依存状態にある場合，飲酒を止めることで体内のアルコール濃度が低下し，離脱症状が生じる．離脱症状には手指の振戦，せん妄，幻覚などがある．

□④ 本人が断酒するためには，通院，抗酒薬の使用，セルフヘルプグループ（断酒会，AA 等）(p.24参照) への参加が重要である． 110P43

□⑤ 本人と面接する際，飲酒をした状態では正常な判断ができないおそれがあるため，その場合には面接は行わず，別日に再設定する． 107A25

4 章 ② 活動論（精神保健）

□⑥ アルコール依存症患者の飲酒の継続を可能にしてしまう家族や友人などの身近な人をイネイブラーという．アルコール依存症の本人に代わって，家族が会社へ欠勤の連絡などを行うことにより，本人が直面するはずだった飲酒によって生じた問題が解決され，その結果，本人は問題に直面せず，飲酒を継続できるという関係性が構築される．^{108P3}

□⑦ アルコール依存症患者の家族が**イネイブラーや共依存関係**について知り，対処できるよう，以下のような家族支援を行う．^{110P44}

> ● 家族がアルコール依存症について正しい知識を学習できる場を提供する．
> ● 家族がセルフヘルプグループ（断酒会，ＡＡ等）や家族会に参加できるよう支援する．
> ● 患者に対して否定的に接するのではなく，断酒を支援するよう協力を求める．
> ● 飲酒による失敗を患者本人が受け止められるよう支援する．
> ● 必要に応じて医療機関への受診を勧める．

□⑧ 平成25（2013）年に『**アルコール健康障害対策基本法**』が制定され，アルコール健康障害対策の総合的かつ計画的な推進によるアルコール健康障害の発生，進行・再発の防止，アルコール健康障害を有する者やその家族への支援の充実などが図られている．

摂食障害 （RB看-精47, 48）

□① 若い女性に多く，神経性無食欲症（神経性やせ症），神経性大食症（神経性過食症）に分類できる．

□② ICD-10において，**BMI17.5以下**は神経性無食欲症の診断基準のひとつである．^{108P39}

□③ 症状として，著しい低体重，無月経，食行動の異常，ボディイメージの歪み，自己誘発性嘔吐，下剤の乱用などがある．

□④ 心理的な側面として**自尊心の低さ**があるため，本人の安心感や**自己肯定感**の向上につながる対応が重要である．^{108P41}

□⑤ 本人に病識がなく，精神科受診を拒否する場合がある．その場合には，身体的な鑑別診断を含め，まずは**内科・小児科**の受診を勧め，必要に応じて精神科の受診を提案する．^{108P40}

□⑥ 家族に対する支援として，保健師は精神的な支援を継続的に行い，疾患の理解を促すとともに**家族会**などの情報提供を行う．

パーソナリティ障害 (RB看-精51, 52)

- □① 境界性パーソナリティ障害は，人間関係や自己の感情が不安定で，リストカットや過量服薬などの衝動的な自傷行為や自殺企図を繰り返す特徴がある．

- □② 境界性パーソナリティ障害では，**操作的**であることが多く，家族や支援者などの関係者を巻き込んで混乱させることも少なくない．支援者は**統一**した**対応**をとることが重要である．
_{104P37}

ひきこもり

- □① ひきこもりは「さまざまな要因の結果として社会的参加（義務教育を含む就学，非常勤職を含む就労，家庭外での交遊 等）を回避し，原則的には6か月以上にわたっておおむね家庭にとどまり続けている状態（他者と交わらない形での外出をしていてもよい）を指す現象概念」と定義されている (厚生労働省：ひきこもりの評価・支援に関するガイドライン)．

- □② 相談者は家族など，本人でない場合が多い．本人とのやりとりが可能になるまで，家族を介したやりとりを続け，タイミングをみて本人と直接会う機会をつくるなどの支援を展開する．

- □③ ひきこもりに至った原因が精神疾患の場合，緊急度や今後の対応が変わっていくため，情報収集する際には，**精神症状の有無**を確認し，必要に応じて精神医学的評価につなげる．
_{102P42}

- □④ 本人は，将来への不安や自己喪失感，自己否定感などを抱えていることが多い．保健師はひきこもりに至った経緯や本人の気持ちに寄り添い，本人が安心して相談できるよう支援する．

- □⑤ 本人のニーズや状況をアセスメントし，必要に応じて，ひきこもりのセルフヘルプグループ (p.24参照) を紹介する．

- □⑥ 家族の不安や疲労に対して支援を行い，必要に応じて家族の会を紹介する．

- □⑦ ひきこもり支援として，専門的な相談窓口であるひきこもり地域支援センターの設置などが行われている．

2 障害者（児）保健活動

≫ 障害者（児）保健福祉の概要

ノーマライゼーション
(QB保-253)(RB看-社86)(衛250, 251)(公みえ255)

- □① 障害者の福祉施策はノーマライゼーションの理念に基づいて展開されている[104P1].

- □② ノーマライゼーションとは，障害者や高齢者を特別視せず，一般社会で普通の生活を送れるように条件を整え，すべての人がともに生活できる社会・環境をつくることを目指す概念である[103A32].

- □③ ノーマライゼーションの理念が国際的に掲げられたのは，昭和50（1975）年の国連総会で示された障害者の権利宣言である.

- □④ ノーマライゼーションの考え方が土台となった「障害者の権利宣言」を実行すべく，昭和56（1981）年は国際障害者年と定められた．また，昭和58（1983）～平成4（1992）年は国連が定める「国連障害者の10年」とされた.

- □⑤ 平成18（2006）年には，国連で障害者権利条約が採択され，日本は，『障害者総合支援法』(p.144～147参照) の制定などを行い，平成26（2014）年に条約に批准した.

インクルージョン

- □① インクルージョンとは，障害，国籍，性別などの相違にとらわれず，一人ひとりのニーズに合わせて教育・福祉を行うことである[107P43].

- □② 障害のある子どもへの支援にあたっては，障害の状態および発達の過程・特性等に応じて，可能な限り地域の保育，教育等の支援を受けられるよう，合理的な配慮が求められている (厚生労働省：児童発達支援ガイドラインより作成).

★ （QB保-○○）は『クエスチョン・バンク 保健師国家試験問題解説2025（QB保健師）』の参照ページです．RBを読んだあとQBで国試を解くと，知識がしっかり定着します.

国際生活機能分類（ICF）　(QB保-253, 254)（RB看-社86）（公みえ254)

- □① 国際生活機能分類（ICF：International Classification of Functioning, Disability and Health）は，すべての人を対象に，健康と障害を生活機能の枠組みのなかでとらえたもので，世界保健機関（WHO）の国際統計分類のひとつである. [101P33]

- □② ICFは，健康状態を生活機能と障害（心身機能・身体構造，活動，参加）と背景因子（環境因子，個人因子）の相互作用モデルとして，個人の生活全体を把握・評価することを意図している. [103A32]

  ▼ 国際生活機能分類（ICF）のイメージ [103A32]

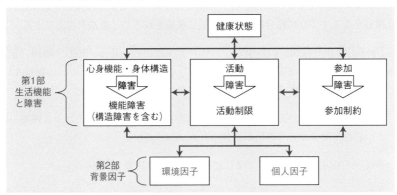

» 障害者（児）保健の制度とシステム

障害者基本法　(昭和45年制定，平成25年6月最終改正)（QB保-254〜256)（RB看-社87）（衛250, 251）（公みえ256)

- □① 『障害者基本法』は，共生社会を実現するため，障害者の自立・社会参加の支援等のための施策に関する基本原則，基本事項を定めている (1条).

- □② 政府は障害者基本計画を策定しなければならない (11条1項). 障害者基本計画は，障害者施策の最も基本的な計画として基本理念や基本原則，成果目標などを定めている.

- □③ 都道府県は，都道府県障害者計画を策定しなければならない (11条2項).

- □④ 市町村は，市町村障害者計画を策定しなければならない (11条3項). [108P19]

- □⑤ 国・地方自治体は公共的施設のバリアフリー化の計画的推進を図らなければならない (21条1項).

4 章 ② 活動論（障害者保健）

障害者総合支援法

（平成17年制定，令和4年12月最終改正）（QB保-256 ～ 262）
（RB看-社88 ～ 91）（衛110 ～ 113, 116, 117, 161）（公みえ258 ～ 261）

□① 『障害者の日常生活及び社会生活を総合的に支援するための法律（障害者総合支援法）』は，障害の有無にかかわらず国民が相互に人格と個性を尊重し，安心して暮らすことのできる地域社会の実現に寄与することを目的として，平成24(2012) 年に『障害者自立支援法』から改題・改正された.

□② 障害種別にかかわらない共通の障害福祉サービスの給付などについて規定している（1条）.

□③ 障害者の生活支援が，共生社会を実現するため，社会参加の機会を確保し，社会的な障壁をなくすように総合的かつ計画的に実施されることを基本理念とする（1条の2）.

□④ 『障害者総合支援法』の対象となる障害者・児には，**身体・知的・精神（発達）障害者・児**に加え，**難病患者**（障害者手帳の交付の有無にかかわらない）で継続的に日常・社会生活に相当な制限を受ける程度の障害者・児も含まれる（4条）. ^{105P35 101P22}

□⑤ 平成24(2012) 年の法改正では，**地域生活支援事業**に障害者に対する理解を深めるための**研修**や**啓発**を行う事業が追加された（77条1項1号）. ^{101P31}

□⑥ 平成28(2016) 年の法改正では，**就労定着支援**が新設された（5条15項）. ^{108A33}

□⑦ 市町村は，基幹相談支援センターを設置するよう努めるものとする（77条の2）.
　➡**基幹相談支援センター**：地域における相談支援の中核的な役割を担う機関（77条の2）.

□⑧ 市町村と都道府県は，それぞれ**市町村障害福祉計画**，**都道府県障害福祉計画**を定める（88, 89条）.

〔サービスの仕組み〕

□① 自立支援給付と地域生活支援事業で構成され，市町村は申請窓口・提供主体を担い，都道府県は専門性の高い相談支援や広域的な対応が必要な事業，人材育成を行う (2条 1, 2項, 6, 20, 77, 78条 等).

▼ 障害者総合支援制度の構造

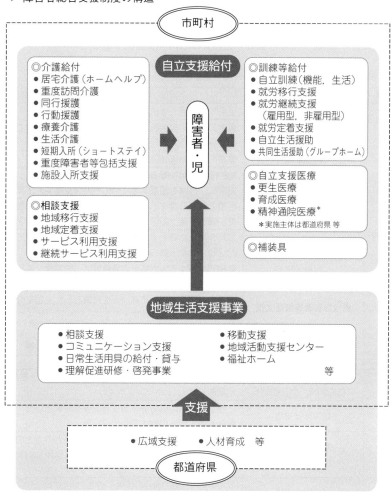

4章 ② 活動論（障害者保健）

□② 自立支援給付には，**介護給付**，**訓練等給付**，**自立支援医療**，補装具の購入などに要する**費用の支給**などがある (6条). [106A33]

□③ サービスの利用を希望する場合，**市町村に申請を行う** (20条). [109A9]

□④ 市町村は**介護給付**の利用申請があった場合，**障害支援区分**の認定を行う (19〜21条, 同令10条). [108A33]
→ 平成26（2014）年4月より，障害程度区分が**障害支援区分**に名称が変更された. [101P31]

145

□⑤　障害支援区分は，障害の多様な特性その他の心身の状態に応じて必要とされる標準的な支援の度合いを総合的に示す区分で，区分1〜区分6までが定められている (4条4項)^{104A35}．
　　➡区分6が，必要とされる支援の度合いが最も高い．

□⑥　利用者がサービス提供事業者と契約を締結して給付を受ける．提供主体である市町村からサービス利用者または事業者などに対し，費用の一部が支払われる (29条)．
　　➡原則，自己負担は1割だが，世帯の所得に応じて負担上限額が設定されている（応能負担）．施設利用時の食費，光熱費は原則実費負担である．

□⑦　『障害者総合支援法』の主な障害福祉サービスは，以下のようである (5条)．
^{109A8　109P50　107A48　106P9　104A35　103P21　102A43}

形　態	サービス	サービス内容
介護給付	居宅介護（ホームヘルプ）	自宅での入浴，排泄，食事の介護 等
	重度訪問介護	重度の肢体不自由者・知的障害者・精神障害者等で常時介護を必要とする人を対象とした居宅介護
	同行援護	重度の視覚障害者の移動を支援するサービス
	行動援護	知的障害や精神障害で自己判断能力が制限されている人等を対象に，危険を回避するための必要な支援や外出支援
	療養介護	医療と常時介護を必要とする人を対象とした医療機関での機能訓練や療養上の管理，看護，介護，日常生活の世話
	生活介護	常時介護を必要とする人を対象とした昼間の介護および創作的活動，生産活動の機会の提供
	短期入所（ショートステイ）	自宅で介護する人が病気の場合等に，短期間，施設で介護を受けるサービス
	重度障害者等包括支援	介護の必要性が著しく高い人を対象とした，居宅介護等複数の包括的なサービス提供
	施設入所支援（障害者支援施設での夜間ケア 等）	施設に入所する人を対象とした夜間や休日の介護
訓練等給付	自立訓練（機能訓練，生活訓練）	身体機能または生活能力の維持・向上のために必要な訓練（一定期間）
	就労移行支援	一般企業等への就労を希望する人等を対象とした，就労に必要な知識・能力の向上のための訓練
	就労継続支援（A型＝雇用型）	就労・生産活動の機会の提供，知識・能力の向上のため，一般企業等での就労が困難な人等を対象に雇用契約を結んで行う訓練
	就労継続支援（B型＝非雇用型）	就労・生産活動の機会の提供，知識・能力の向上のため，一般企業等で就労が困難な50歳に達している者等を対象に雇用契約は結ばずに行う訓練

（次ページへ続く）

形　態	サービス		サービス内容
訓練等 給付	就労定着支援		一般就労へ移行した障害者を対象とした，就労継続のための，事業所や医療機関等との連絡調整
	自立生活援助		施設入所支援や共同生活援助を受けていた障害者等のうち，1人暮らし希望者を対象とした，定期的な巡回訪問や随時対応による相談，情報提供等の援助
	共同生活援助 （グループホーム）		主に夜間において，共同生活を行う住居での相談，介護，日常生活援助，1人暮らし希望者への支援と退去後の相談等
相談支援	地域 相談 支援	地域移行支援	入院中の患者を対象とした，住居確保や新生活準備等の支援
		地域定着支援	地域生活をしている人を対象とした，24時間の連絡相談等のサポート
	計画 相談 支援	サービス利用支援	各個人に適したサービスを調整・提供するための支援
		継続サービス 利用支援	利用したサービスの評価・見直しを行う支援
地域生活 支援事業	移動支援		移動（外出等）の支援
	地域活動支援センター		創作的活動または生産活動の機会の提供および社会との交流促進等の支援
	福祉ホーム		住居を必要としている人に対する低額料金での居室等の提供および日常生活に必要な支援

〔自立支援医療〕

□① 自立支援給付のひとつで，従来，更生医療，育成医療 (p.77参照)，精神通院医療の障害種別に行われていた公費負担医療制度が自立支援医療として一元化された.

▼ 『障害者総合支援法』における自立支援医療　^{107P22　105P11}

自立支援医療	対　象	実施主体	申請窓口	自己負担
更生医療	18歳以上の身体障害者手帳の交付を受けた者	市町村	市町村	1割を上限とした応能負担 （所得や疾患によって月額上限あり）
育成医療	18歳未満の児童で特定の障害がある者			
精神通院医療	精神疾患を有し，通院での精神医療を継続的に必要とする病状にある者	都道府県・指定都市		

□② 自立支援医療の支給を受けようとする障害者または障害児の保護者は，市町村または都道府県から認定を受けなければならない (52条).

障害者手帳 (RB看-社93)(公みえ257)

□① 障害者手帳には，身体障害者手帳，療育手帳，精神障害者保健福祉手帳 (p.133参照) がある．

▼ 障害者手帳

手帳の種類 （対象者）	申　請	交　付	根拠法令	備　考
身体障害者手帳 （身体障害児・者）	福祉事務所経由 で知事に申請	都道府県知事， 指定都市の長， 中核市の長	身体障害者福祉法	―
療育手帳 （知的障害児・者）		都道府県知事， 指定都市の長*	法律によるもので はない[厚生省(現 厚生労働省)の通 知による]	交付判定：18歳 未満→児童相談所 18歳以上→知的 障害者更生相談所
精神障害者 保健福祉手帳 （精神障害者）	市町村（市町 村長）経由で 知事に申請		精神保健福祉法	―

＊療育手帳は，児童相談所を設置している中核市の市長も交付することができる．

□② 手帳ごとに等級があり，等級によって受けられる支援施策が異なる．

≫ 障害者（児）の生活と支援

障害者（児）に対する支援 (QB保-262, 263)

□① 障害者のニーズをアセスメントし，必要な情報の提供や相談に応じるなど，**優先度を考慮して支援を行う**．[104A52]

➡保健師はサービス申請前の相談や手続きの支援などを行い，障害者が受けるサービスの内容は，障害者自身が決定する．

□② 障害者は，生活に変化があったときに二次的な健康障害が起こる可能性があるため，事前に予測し，予防的に対処方法を考える．

□③ 同じ障害をもつ人同士の話し合いの場を設けて，当事者同士が悩みを分かち合えるよう支援する．

□④ 障害者の社会参加や貢献が可能な共生社会の実現を目指すため，**地域住民の理解を促進する機会をつくる**．

➡例：地域住民と障害者の懇談会の開催，障害者を受け入れている企業の見学[101P6]，特別支援学級 (p.198, 199参照) の見学 等．

□⑤ 障害者虐待が疑われるような相談を受けた保健師は，まず，その事案が虐待によるものかどうか，事実を確認するために慎重かつ適切に情報を収集・整理する. [103A12]

》障害者（児）の権利擁護

障害者虐待防止法
（平成23年制定，令和4年12月最終改正）
（QB保-263）（RB看-社92）（衛251）

□① 『障害者虐待の防止，障害者の養護者に対する支援等に関する法律（障害者虐待防止法）』は，障害者虐待の防止や養護者に対する支援等に関する施策を促進し，障害者の権利利益の擁護に資することを目的としている (1条).

□② 障害者虐待とは，養護者，障害者福祉施設従事者等，使用者（障害者を雇用する事業主）による虐待をいう (2条2項).

□③ 障害者虐待の類型は，身体的虐待，性的虐待，心理的虐待，放置・ネグレクト，経済的虐待である (2条6〜8項).

□④ 正当な理由なく障害者の身体を拘束することは障害者虐待に含まれる [102A11] (2条6項1号イ，7項1号，8項1号).

□⑤ 障害者虐待を受けたと思われる障害者を発見した者は，速やかに市町村（使用者による虐待の場合は都道府県もしくは市町村）に通報しなければならない (7, 16, 22条).

□⑥ 都道府県は障害者権利擁護センターを設置し，市町村は障害者虐待防止センターを設置する (32, 36条).

障害者雇用促進法
（昭和35年制定，令和5年5月最終改正）
（QB保-264）（RB看-社92）（衛252）

□① 『障害者の雇用の促進等に関する法律（障害者雇用促進法)』は，障害者の職業生活における自立を促進するために措置を講じて，障害者の職業安定を図ることを目的としている (1条).

□② 国・地方自治体は自ら率先して障害者を雇用するとともに，障害者の雇用促進や職業安定に必要な施策を，総合的かつ効果的に推進するよう努めなければならない (6条).

□③ 事業主は，法定雇用率以上の障害者を雇用しなければならない (43条).
→雇用義務の対象となる障害者：身体・知的・精神（発達）障害者 (37条).

4章② 活動論（障害者保健）

障害者差別解消法 （平成25年制定，令和4年6月最終改正）（RB看-社92）（衛119）

□① 『障害を理由とする差別の解消の推進に関する法律（障害者差別解消法）』は，障害を理由とする差別の解消を推進し，すべての国民が，障害の有無によって分け隔てられることなく，相互に人格と個性を尊重し合いながら共生する社会の実現に資することを目的としている（1条）.

➡行政機関や事業者による障害を理由とする不当な差別的取り扱いを禁止している（7, 8条）.

□② 政府は，施策を総合的かつ一体的に実施するため，施策の基本的な方向などを示す障害を理由とする差別の解消の推進に関する基本方針を定めなければならない（6条）.

★（衛○○）は『国民衛生の動向2023/2024』（厚生労働統計協会 編）の参照ページです.

3 難病保健活動

≫ 難病保健の制度とシステム

難病対策と動向 （RB看-社38）（衛155）（公みえ167）

- □① 日本の難病対策は**スモン**に対する研究体制の整備から始まり，昭和47（1972）年には**難病対策要綱**が策定された. [101A12]

- □② 難病対策要綱を踏まえ，以下の5つの柱に基づき，各種施策が推進されてきた.

  > ❶調査研究の推進
  > ❷医療施設の整備
  > ❸医療費の自己負担の軽減
  > ❹地域における保健医療福祉の充実・連携
  > ❺QOLの向上を目指した福祉施策の推進

- □③ 難病対策要綱などに基づく難病対策の見直しが行われ，平成26（2014）年5月に『難病の患者に対する医療等に関する法律（難病法）』が制定され，平成27（2015）年1月に施行された.

難病法 （平成26年制定，令和4年12月最終改正）（QB保-265〜267）（RB看-社38）（衛155〜159）（公みえ167）

- □① 『難病の患者に対する医療等に関する法律（難病法）』は，難病の患者に対する医療などに関する施策を定め，良質・適切な医療の確保，療養生活の質の維持向上を図ることを目的としている（1条）.

- □② 難病とは，❶発病の機構が明らかでなく，❷治療方法が確立していない，❸希少な疾病であって，❹長期の療養を必要とするものをいう（1条）.

- □③ 難病のうち，医療費助成の対象となる疾病は指定難病として定められている（5条）. 令和6（2024）年4月時点では，341疾病が対象である.

- □④ 指定難病とは，難病のうち，❶患者数が一定の人数に達しない，❷客観的な診断基準が確立している疾病で，厚生労働大臣が指定する（5条）. [106A12]
  - ➡一定の人数：患者数が日本の人口のおおむね千分の一程度に相当する数（5条，同則1条）.

〔難病の患者に対する医療等の総合的な推進を図るための基本的な方針〕

□① 厚生労働大臣は，難病の患者に対する医療等の総合的な推進を図るための基本的な方針を定めなければならない (4条).
_{107A35}

❶難病の患者に対する医療等の推進の基本的な方向

❷難病の患者に対する医療費助成制度に関する事項

❸難病の患者に対する医療を提供する体制の確保に関する事項

❹難病の患者に対する医療に関する人材の養成に関する事項

❺難病に関する調査及び研究に関する事項

❻難病の患者に対する医療のための医薬品，医療機器及び再生医療等製品に関する研究開発の推進に関する事項

❼難病の患者の療養生活の環境整備に関する事項

❽難病の患者に対する医療等と難病の患者に対する福祉サービスに関する施策，就労の支援に関する施策その他の関連する施策との連携に関する事項

❾その他難病の患者に対する医療等の推進に関する重要事項

厚生労働省：難病の患者に対する医療等の総合的な推進を図るための基本的な方針より作成

〔難病対策地域協議会〕

□① 都道府県，保健所設置市および特別区は，単独または共同で，難病対策地域協議会を設置する**努力義務がある** (32条1項).

□② 難病対策地域協議会では，地域における難病患者への支援体制に関する課題について，情報を共有し，関係機関などと緊密な連携を図り，地域の実情に応じた**難病患者への支援体制の整備**について協議する (32条2項).

□③ 難病対策地域協議会は，関係機関，関係団体，**難病の患者とその家族**，難病の患者に対する**医療・福祉**，**教育**もしくは**雇用**に関連する職務に従事する者などで構成される (32条1項).
_{106P10}

□④ 難病対策地域協議会は，『児童福祉法』に基づく**小児慢性特定疾病対策地域協議会**と相互に連携を図るよう努めるものとする (32条4項).

難病医療費助成制度 (QB保-267~270)(RB看-社38,39)(衛156,157)(公みえ167)

- □① 指定難病に罹患し,重症度分類等による病状の程度が一定以上であるとして認定を受けた者は,医療費の自己負担分の一部について**特定医療費**が支給される(『難病法』5条1項).
  - ➡重症度分類等の基準を満たさない**軽症者**でも,**高額な医療**を継続する必要がある場合は,医療費助成の対象となる.

- □② 『難病法』の施行に伴い,患者の自己負担は3割から2割になり,自己負担上限額(月額)が設定された (5条2項).

- □③ 自己負担上限額は世帯の所得に応じて設定されている. さらに,高額な医療費が長期にわたり必要な者と,人工呼吸器などの装着者に対する自己負担上限額がそれぞれ設定されている.

- □④ 特定医療費の支給を希望する者は,**都道府県・指定都市**の窓口に申請する (同法6,40条). 申請を受け,都道府県・指定都市が特定医療費の支給認定を行う (同法7,40条).

- □⑤ 医療費助成を新規申請する場合には,都道府県・指定都市の指定を受けた**難病指定医**による**診断書**(臨床調査個人票)が必要である (同法6条1項,40条,同則12条2,3項).
  - ➡更新申請の場合は,**協力難病指定医**が作成した診断書でもよい (同則15条1項2号).

- □⑥ 特定医療費の支給に要する費用は都道府県と国が50%ずつ負担している(同法30,31条).

- □⑦ 特定医療費には,**指定医療機関**で行われる**指定難病**にかかわる診察,医学的処置,手術,薬剤の支給,**訪問看護**,訪問リハビリテーション,居宅療養管理指導などの費用が含まれる (厚生労働省:特定医療費支給認定実施要綱).
  - ➡**指定医療機関**:都道府県・指定都市が指定する医療機関.

- □⑧ 特定医療費(指定難病)医療受給者証所持者数は,**パーキンソン病**が最も多く,次いで**潰瘍性大腸炎** (p.154参照) が多い (令和4年度衛生行政報告例).

療養生活環境整備事業 (QB保-270,271)(衛158)

- □① 療養生活環境整備事業は,『難病法』に基づき,難病患者の**療養生活の質の維持・向上**を図ることを目的に行われる (28,29条).

- □② 療養生活環境整備事業には,❶**難病相談支援センター事業**,❷**難病患者等ホームヘルパー養成研修事業**,❸**在宅人工呼吸器使用患者支援事業**がある.

- □③ 実施主体は,**都道府県**および**指定都市**である.

〔難病相談支援センター事業〕

□① 難病相談支援センターは，難病の患者等に対する相談・支援，**地域交流活動**の促進，**就労支援**などを行う拠点施設である.

□② 必要に応じて，患者会や専門医療機関，利用できる制度などの**情報提供**を行う.

□③ 難病患者や家族などの孤立感や喪失感などの軽減のため，ピアサポート活動の支援を行う.

≫ 医療費助成の対象となる疾病の例

潰瘍性大腸炎 （QB保-271）（RB看-A52〜54）

□① 潰瘍性大腸炎は，主に大腸粘膜を侵し，びらんや潰瘍を形成する原因不明の炎症性腸疾患である.

□② 幅広い年代に分布するが，特に**若年者**に好発し，下痢や粘血便，腹痛，貧血などを起こし，再燃と寛解を繰り返す.

□③ 食事は**易消化性**で**高エネルギー**，**高タンパク**，**低脂肪**，**低残渣食**を基本とする（日本炎症性腸疾患協会：潰瘍性大腸炎の診療ガイド第4版）.

全身性エリテマトーデス（SLE） （RB看-F18, 19）

□① 全身性エリテマトーデス（SLE）は，多臓器障害性の慢性炎症性疾患であり，**再燃と寛解を繰り返す**.遺伝的素因を背景に感染や紫外線などの環境因子が誘因となって，抗核抗体などの自己抗体を産生することによって起こる.

□② 発熱，全身倦怠感，体重減少，顔面の蝶形紅斑などの症状がみられ，20〜40歳代の**女性**に好発する.

□③ SLEの増悪因子は，以下のようである.

> 過労，ストレス，日光曝露（直射日光），外傷，感染，妊娠・出産，寒冷 等

□④ 十分な医学管理のもとであれば**妊娠・出産**が可能な疾患である.

筋萎縮性側索硬化症（ALS） (RB看-J53, 54)

- □① 筋萎縮性側索硬化症（ALS）は，中年期以降（男女比は1.3 ～ 1.5：1）に好発する進行性の神経変性疾患である．進行すると呼吸筋麻痺，四肢麻痺が生じ，誤嚥性肺炎や呼吸筋麻痺による呼吸不全で死亡することが多い．

- □② 症状として，上肢の筋力低下，歩行障害，構音障害，嚥下（えんげ）障害がある．

- □③ 発症から死亡もしくは換気補助療法（人工呼吸器等）が必要となるまでの期間（中央値）は32 ～ 48か月である［日本神経学会：筋萎縮性側索硬化症（ALS）診療ガイドライン2023］．

脊髄小脳変性症・多系統萎縮症

- □① 脊髄小脳変性症は，小脳・脳幹・脊髄にかけて神経細胞が徐々に変性していく神経疾患の総称である．
  - ➡一般的には運動症状や，起立性低血圧などの自律神経症状が出現し，緩徐進行性に経過する． 105A55

- □② 脊髄小脳変性症は，孤発性と遺伝性に大別され，孤発性の大部分は多系統萎縮症が占めている．

- □③ 多系統萎縮症は進行すると，摂食嚥下障害から胃瘻（いろう）造設や，排痰困難・声帯外転麻痺から気管切開が必要となる場合もある．

神経変性疾患の患者に対する支援

- □① 神経変性疾患には，ALS，脊髄小脳変性症，多系統萎縮症，パーキンソン病などが含まれる．いずれも『介護保険法』で定められた特定疾病で，第2号被保険者として40 ～ 64歳でも介護保険サービスの対象となる (p.334参照)．

- □② 神経変性疾患では，神経変性の生じる部位によって，筋力の低下，運動失調，認知機能の障害などの特有の症状が生じる．そのため，保健師はこれら特有の症状の程度や進行などを確認し，生活に必要な支援を行う． 110P8 109A54 107A49 105A54 103A50

> **難病患者の生活と支援**

難病患者を支える保健師の役割 (QB保-272)

□① 難病の保健活動は，保健所保健師の役割である．

□② 保健所における難病保健活動には，以下が挙げられる． [103A2]

> ❶医療費助成申請（窓口相談）
> ❷療養・生活の相談支援
> ● 電話相談，訪問相談・指導
> ● 社会資源についての情報提供，講演会の開催
> ● 在宅療養支援計画策定，評価
> ● 専門医との医療相談の機会の設定 等
> ❸地域組織づくり
> ● 患者会・家族会支援 等
> ❹地域ケアシステムづくり
> ● 関係機関の連携を図る難病対策地域協議会 (p.152参照) の実施
> ● 在宅ケア従事者への研修会，災害時の体制づくり 等

□③ 保健所保健師は，地域の社会資源の難病患者に対する支援状況（支援実績等）を把握し，地域に不足しているサービスや既存資源の有効活用について検討し，地域に必要な事業やシステムを構築する．

難病患者に対する支援 (QB保-273)(RB看-在23, 27)

□① 難病患者は，症状・障害が多岐にわたり，慢性的に進行（増悪）するため，継続的な医療が必要である．

□② 保健師は，疾病の進行度や機能障害の程度を把握し，今後の状態を**予測**して，病状の進行に合わせた保健医療福祉サービスを紹介する． [101A14]

□③ 在宅生活では，急性増悪による生命の危険に対し，異常の早期発見・悪化の予防が求められる．また，緊急時の連絡体制も確認しておく必要がある．

□④ 保健師は，難病患者の退院後の在宅療養支援体制としてチームケアを考慮し，必要なメンバーを調整する．

□⑤　難病患者・家族は，疾病や障害の受容への葛藤や病状の進行への不安などによる**心理的負担**が大きい．保健師は生活状況を把握したうえで，両者に対する心身の支援を行う必要がある．_{104A51 101A43}

□⑥　難病により，家庭内での**家族役割**の変更や，社会生活の変化（仕事内容の変更等）が生じる可能性がある．保健師は難病患者だけでなく，家族のそれぞれの思いや生活状況を把握しながら，療養環境・支援体制を整える．_{104P51 101A41 101A42}

□⑦　難病によっては，運動障害，嚥下障害，呼吸障害などに対して，高度な医療・介護が日常生活で必要となるため，介護者に身体的・精神的・経済的負担がかかる．

〔人工呼吸器を装着した在宅療養者に対する支援〕

□①　人工呼吸器の使用・管理方法などについては，安全な在宅療養に向けて，退院前に病院の医師や看護師と，本人，家族，かかりつけ医，訪問看護師，保健師，医療機器供給会社などによる話し合いによって決める．

□②　在宅療養支援の体制づくりでは，在宅訪問診療を担うかかりつけ医，人工呼吸器管理が可能な訪問看護師の確保が重要である．

□③　人工呼吸器を装着した在宅療養者に対する支援として，以下が挙げられる．_{104A22}

- 緊急連絡先リストを作成する．
- 医師・訪問看護師等の医療職が，人工呼吸器の作動状況を点検・確認する体制をつくる．
- 電力会社や医療機器供給会社に，停電時の対応を相談する．
- 災害時に自宅待機をすることも想定して，非常用電源の確保や医療機器の準備，定期点検等も含めた個別支援計画を作成する．
- 外出を希望する場合，外出する際の問題点を患者や医師，看護師とともに整理する．

4 感染症保健活動

>> 感染症保健の概要

感染症の定義 (RB看-H2)(公みえ276)

□① 病原体となる微生物（細菌，真菌，ウイルス 等）が，宿主となる生物に侵入・定着し，増殖することを感染といい，感染のため宿主に何らかの症状が生じる状態を感染症という.

感染症の発生と流行 (QB保-279)(公みえ279)

□① ある感染症の発生率が通常より有意に増加したり，通常発生しない感染症（天然痘 等）が発生したりすることをアウトブレイクという.

□② 特定地域に長期間，ある疾病または病原体が常在的に存在している地域流行をエンデミックという.

□③ ある地域や集団において，一定期間に同一感染症が通常に比べて高い頻度で発生することをエピデミックという.

□④ 感染症の流行する地域や集団が，国境を越えて広範囲に及ぶ国際的な流行をパンデミックという.

□⑤ 感染症の大規模な地域内流行では，患者同士に感染の関連がみられる集団（クラスター）の発生の連鎖や，大規模な集団発生（メガクラスター）が生じる.

>> 感染症と対策

感染症と対策 (QB保-279〜282)(RB看-基24〜28, H2, 7, 8)(公みえ276〜280)

□① 感染は，病原体が感染源から感染経路を介して宿主に伝播し，病原体の感染力が宿主の抵抗力を上回ったときに成立する.

□② 感染源対策としては，感染源の推定，消毒，隔離などが挙げられる.

□③　感染経路と感染経路別の対策例は，以下のようである．[103P41]

病原体伝播	感染経路		具体的な対策例
直接伝播	接触感染	接触・性交等による感染	● 手洗いの励行 ● ケア時のゴム手袋やガウン等の着用 ● コンドームの使用
	飛沫感染	病原体を含む唾液や喀痰の飛沫による感染	● マスクの着用 ● 衝立の設置
	垂直感染	母親の胎盤や産道を通ることによる胎児や新生児への感染	● 予防接種 ● 帝王切開による出産
間接伝播	水系感染	河川水や井戸水，水道水等の飲料水による感染	● 上・下水道の整備
	食物感染	食品による感染	● 手洗いの励行 ● 食品管理の励行
	媒介動物感染	節足動物等による感染	● 蚊やダニ等の節足動物の駆除
	空気感染 （飛沫核感染）	飛沫の水分が蒸発して生じた小粒子による感染	● ケア時のN95マスクの着用 ● 換気の励行

□④　感染症に対する恐怖心や不安が，偏見や差別として表出することがある．保健師は，平常時から感染症に関する正しい知識の普及や，偏見・差別の防止に向けた注意喚起・啓発・教育の強化などを行い，感染症への正しい対応・姿勢を，広く住民と共有することが重要である．

□⑤　地域における感染症対策の中核的機関は，保健所である．

≫ 感染症保健の制度とシステム

感染症法　（平成10年制定，令和5年6月最終改正）（QB保-283）（RB看-社98 ～ 100）
（衛125 ～ 129, 182, 183）（公みえ281 ～ 287）

□①　『感染症の予防及び感染症の患者に対する医療に関する法律（感染症法）』は，感染症の発生予防およびまん延防止を図り，公衆衛生の向上・増進を図ることを目的として制定された．

□②　『感染症法』の施行［平成11（1999）年］に伴い，それまで感染症対策の根拠法であった『後天性免疫不全症候群の予防に関する法律』，『伝染病予防法』，『性病予防法』は廃止・統合された．[109P35]
　→平成19（2007）年には『結核予防法』が『感染症法』に統合された．これにより感染症に関する法律は一元化された．[109P35]

□③ 『感染症法』は，過去の過剰な社会的防衛（強制入院・隔離）による人権の侵害や不当な差別・偏見が生じた経緯から，これらを教訓とし，人権を尊重した法制度へ改正された．

▼ 『感染症法』の要点 [103P22]

要 点	内 容
事前対応型行政	従来の事後対応型行政から，感染症の発生・拡大に備えた事前対応型行政を構築した． 例：感染症発生動向調査の体制整備，基本指針・予防計画の策定 等
人権の尊重	人権を尊重することが基本理念に明記され，入院勧告制度の導入や個人情報の保護が明記された．
感染症の類型化	感染力，重篤性等に基づいて，感染症を類型化し，対応する医療・情報体制を整備した．
新規の感染症への対応	新型インフルエンザ等感染症，指定感染症，新感染症を定義し，対応を定めた．

□④ 都道府県は，厚生労働大臣の定める「感染症の予防の総合的な推進を図るための基本的な指針（基本指針）」に基づき，感染症の予防のための施策の実施に関する計画（予防計画）を定めなければならない（9, 10条）．

□⑤ 保健所設置市・特別区は，国の基本指針および都道府県の予防計画に即して，予防計画を定めなければならない（10条14項）．

□⑥ 都道府県は，保健所設置市・特別区，感染症指定医療機関，診療に関する学識経験者団体，消防機関などにより構成される都道府県連絡協議会を組織し，予防計画の実施状況などの情報を共有し，連携の緊密化を図るものとする（10条の2）．

□⑦ 厚生労働大臣は，総合的な予防施策が必要な感染症について，特定感染症予防指針を作成し，公表する（11条）．

□⑧ 医師のほか，職務上秘密を知り得た公務員または公務員であった者が正当な理由なく，その秘密を漏らしたときの罰則規定がある（73条）．自治体で働く保健師は**公務員**のためこれに該当する． [108P13]

□⑨ 感染症の感染拡大防止のため，健康診断や就業制限などが定められている（17, 18条）．

□⑩ 都道府県知事は，1～3類感染症・新型インフルエンザ等感染症の患者，無症状病原体保有者に対して，感染症をまん延させるおそれがある業務への就業を制限することができる．

□⑪ 就業が制限される業務は，感染症ごとに定められている（18条, 同則11条）． [109P16]

- 飲食物の製造・販売・調製または取扱いの際に飲食物に**直接接触**する業務
- 接客業その他の多数の者に接触する業務　　　　　　　　　　　　　　　等

□⑫　飲食物に直接接触しない業務（事務作業等）であれば，就業制限中であっても，業
　　務に従事することは可能である．

□⑬　医療提供体制として，**感染症指定医療機関の整備や医療費の公費負担**などが定めら
　　れている (6, 37 ～ 44条).

□⑭　都道府県知事は，1類・2類感染症，新型インフルエンザ等感染症の患者に対し，**感
　　染症指定医療機関に入院を勧告**することができる (19条1項, 20, 26条). 勧告する際には，
　　十分な**説明**と**同意**を得るよう努めなければならない (19条2項).

　　▼　感染症指定医療機関

　　　●特定感染症指定医療機関：厚生労働大臣が指定した病院
　　　●第1種・第2種感染症指定医療機関：都道府県知事が指定した病院
　　　●第1種・第2種協定指定医療機関：都道府県知事が指定した病院，診療所（第2
　　　　種のみ薬局も含む）
　　　●結核指定医療機関：都道府県知事が指定した病院，診療所，薬局

□⑮　都道府県知事による入院勧告は72時間以内であり，それを超えて入院が必要なと
　　きには,保健所の感染症の診査に関する協議会に意見聴取を行う必要がある (19, 20条等).

□⑯　都道府県知事は，感染症の類型に応じて，**病原体に汚染されていると疑われる場所・
　　物の消毒**，水の使用制限，建物への立ち入り制限，交通の遮断などを行うことができ
　　る (27, 29, 31, 33条 等). これを**対物措置**という.
　　➡対物措置は，感染症の発生予防・まん延防止のために必要な最小限度のものでなけ
　　　ればならない (34条).

□⑰　都道府県知事は，新型インフルエンザ等感染症，新感染症のまん延を防止するため
　　に必要な場合，定められた期間に健康状態の報告を求め，居宅や宿泊施設から外出し
　　ないなどの感染防止に必要な協力を求めることができる (44条の3, 50条の2).
　　➡報告を求められた者は，正当な理由がある場合を除き，これに応じなければならな
　　　い（義務）.
　　➡協力を求められた者は，これに応ずるよう努めなければならない（努力義務）.

感染症の類型 (QB保-284 ～ 287)(RB看-社98, 99)(衛126, 127)(公みえ282, 283)

□①　『感染症法』では，感染力や罹患した場合の重篤性などに基づいて感染症を1 ～ 5
　　類感染症，新型インフルエンザ等感染症，指定感染症，新感染症に分類し，各類型に
　　応じて対応・措置を定めている (6条).

4章②　活動論（感染症保健）

109A39 108A32 107A26 107P12 104A36 103A34 101P32

▼ 『感染症法』の対象となる感染症

類　型		感染症名	性　格	対応・措置 （強制できるもの）		
				入院	就業 制限	対物 措置
1類感染症 （7疾患）		● エボラ出血熱 ● クリミア・コンゴ出血熱 ● 痘瘡（天然痘） ● 南米出血熱　　　　● ペスト ● マールブルグ病　　● ラッサ熱	感染力，罹患した場合の重篤性等に基づく総合的な観点からみた危険性がきわめて高い感染症	○	○	○
2類感染症 （7疾患）		● 急性灰白髄炎（ポリオ） ● 結核　　　　● ジフテリア ● 重症急性呼吸器症候群（SARS） ● 特定鳥インフルエンザ（H5N1，H7N9） ● 中東呼吸器症候群（MERS）	感染力，罹患した場合の重篤性等に基づく総合的な観点からみた危険性が高い感染症	○	○	○
3類感染症 （5疾患）		● 腸管出血性大腸菌感染症（O157等） ● コレラ　　　　● 細菌性赤痢 ● 腸チフス　　　● パラチフス	特定の職業への就業によって集団発生を起こし得る感染症	×	○	○
4類感染症 （44疾患）		● E型肝炎　　　　　● A型肝炎 ● 黄熱　　　　　　　● Q熱 ● 狂犬病　　　　　　● 炭疽 ● 鳥インフルエンザ（特定鳥インフルエンザを除く） ● ボツリヌス症　　　● マラリア ● 野兎病 ● その他政令で定める感染症［重症熱性血小板減少症候群（SFTS），デング熱，日本脳炎，チクングニア熱，ジカウイルス感染症 等］	動物，飲食物等の物件を介して人に感染し，国民の健康に影響を与えるおそれのある感染症（人から人への伝染はない）	×	×	○
5類感染症	全数把握 （24疾患）	● ウイルス性肝炎（E型，A型を除く） ● クリプトスポリジウム症 ● 後天性免疫不全症候群（エイズ） ● 梅毒　　● 麻疹　　　　● 風疹 ● 百日咳　● アメーバ赤痢 等	国が感染症発生動向調査を行い，その結果等に基づいて必要な情報を一般国民や医療関係者に提供・公開していくことによって，発生・拡大を防止すべき感染症	×	×	×
	定点把握 （26疾患）	● インフルエンザ（鳥インフルエンザ，新型インフルエンザ等感染症を除く） ● 咽頭結膜熱　　　　● ヘルパンギーナ ● 性器クラミジア感染症　● 流行性角結膜炎 ● 急性出血性結膜炎　● RSウイルス感染症 ● 新型コロナウイルス感染症* ● メチシリン耐性黄色ブドウ球菌感染症 ● その他の感染症（省令で指定）		×	×	×

＊病原体がベータコロナウイルス属のコロナウイルス（令和2年1月に，中華人民共和国から世界保健機関に対して，ヒトに伝染する能力を有することが新たに報告されたものに限る）であるものに限る.
※1類の各疾患と，2類の結核，SARS，MERS，特定鳥インフルエンザ（H5N1，H7N9）と，新型インフルエンザ等感染症は，疑似症患者も患者とみなす.

▼ 新型インフルエンザ等感染症・指定感染症・新感染症

類　型	定　義	対応・措置
新型インフルエンザ等感染症	● 新型インフルエンザ*1 ● 再興型インフルエンザ*2 ● 新型コロナウイルス感染症*3 ● 再興型コロナウイルス感染症*4	1類感染症に準じた措置
指定感染症	1～3類および新型インフルエンザ等感染症を除く既知の感染症で，1～3類に準じた対応が必要となった感染症	1～3類に準じた入院対応や対物措置
新感染症	ヒトからヒトに伝染すると認められる疾病で，既知の感染症と症状等が明らかに異なり，その感染力および罹患した場合の重篤度から危険性がきわめて高いと判断された感染症	● 認定前：厚生労働大臣が都道府県知事に対し対応を個別に指導 ● 認定後：1類感染症に準じた入院対応

＊1：新たにヒトからヒトへ伝染する能力を獲得したウイルスが病原体となるインフルエンザで，国民の生命・健康に重大な影響を与えるおそれがあるもの．
＊2：かつて世界規模で流行したインフルエンザで，その後流行することのなかったものが再興したもの．
＊3：新たにヒトからヒトへ伝染する能力を獲得したコロナウイルスが病原体となる感染症で，国民の生命・健康に重大な影響を与えるおそれがあるもの．
＊4：かつて世界規模で流行したコロナウイルスが病原体となる感染症で，その後流行することのなかったものが再興したもの．

感染症の届出基準 （QB保-287～289）（RB看-社99, 100）（衛127）（公みえ284）

□① 『感染症法』で規定された感染症と診断した医師は，感染の拡大を防ぎ，感染症の発生状況を把握するため，最寄りの保健所長を経由して都道府県知事に届け出なければならない（12条）．
<small>109A36 101A37</small>

□② 全数把握対象疾患とは，新感染症疑い，新型インフルエンザ等感染症，指定感染症，1～4類感染症および5類感染症のうち全数把握対象疾患を指す．診断したすべての医師が，患者の発生について届け出なければならない．
<small>109A39 103A34</small>

□③ 新感染症疑い，新型インフルエンザ等感染症，指定感染症，1～4類感染症は診断後直ちに届け出なければならない．
<small>101P12</small>

□④ 5類感染症の全数把握対象疾患は，診断後7日以内に届け出なければならない．ただし，感染による社会的影響が大きい侵襲性髄膜炎菌感染症，麻疹，風疹は，診断後直ちに届け出なければならない．
<small>105A33</small>

□⑤ 定点把握対象疾患とは，5類感染症の定点把握対象疾患を指す．都道府県知事により指定された医療機関（指定届出機関）のみ，管理者が患者の発生について届け出なければならない．

□⑥ 届出には，患者の同意は不要である．

4章② 活動論（感染症保健）

感染症発生動向調査 (QB保-289, 290)(衛128)(公みえ286)

□① 感染症に対する適切な対策を講じ，感染症の流行を防止するために，**感染症サーベイランス**として，『感染症法』に基づいて感染症発生動向調査事業が行われている[106A13] (12～16条の2)．

　➡️**感染症サーベイランス**：国や地方自治体などにおける感染症の発生状況を正確・継続的に調査・把握し，その情報をもとに感染症の予防と管理を図る一連のシステム．

□② 調査の対象疾患は，『感染症法』が定める1～5類感染症，新型インフルエンザ等感染症である (厚生労働省：感染症発生動向調査事業実施要綱)．

□③ 医師もしくは医療機関などから患者情報が保健所に報告され，都道府県を経由し，厚生労働省へ報告される．

□④ 国（中央感染症情報センター）は，収集した情報を統計データとして分析し，公開している．公開される情報は公衆衛生上重要な情報のみに限定され，個人情報の保護に留意されている．

　➡️**中央感染症情報センター**：国立感染症研究所感染症疫学センター内に設置．

積極的疫学調査 (QB保-290)(公みえ280, 287)

□① 『感染症法』に基づき，都道府県知事・厚生労働大臣は，感染症の発生状況や原因を明らかにするため，必要がある場合には，職員（保健師等）に必要な調査（**積極的疫学調査**）をさせることができる[109P14] (15条)．

　➡️**健康危機管理業務** (p.222～224参照) を担う保健所が中心となり対応する．

□② 積極的疫学調査では，患者に対する症例調査や，接触者に対する接触者調査，環境調査を行い，人・時間・場所に関する情報を聞き取り，感染源や感染経路の特定，感染の拡大状況などを明らかにする．

□③　調査で収集した人・時間・場所の情報をもとに，流行曲線や量-反応関係，マスターテーブルなどを活用し，感染源や感染経路を特定し，感染拡大防止策を講じる．

分析方法	内　容	特　徴
流行曲線	●発症日時ごとに発症者数の経過をヒストグラム（p.281参照）で表す方法である．	●流行の時間経過がわかる． ●一峰性では，単一曝露であることが推定される． ●二峰性では，二次感染などにより複数回の曝露があることが推定される．
量-反応関係	●感染源への曝露の度合い（量）と発症者数（反応）の関連を検討する方法である．	●量と反応の関連の強さから感染源の推定を行う．
マスターテーブル	●曝露の有無と発症の有無について，相対危険度（p.251参照）やオッズ比（p.252参照）を算出する方法である．	●感染経路の推定に用いられる． ●食中毒では，喫食調査を行い，マスターテーブルを作成し，各食品ごとの相対危険度やオッズ比を算定して，原因食品を推定する．

4章② 活動論（感染症保健）

★読者ハガキまたは読者ハガキの右上のQRコードからアンケートにお答えいただいた方のなかから毎月抽選で若干名様に，1,000円分の図書カードを差し上げます．皆様の貴重なご意見をお待ちしております！

新型インフルエンザ等対策特別措置法

（平成24年制定，令和5年6月最終改正）（QB保-291～293）（衛141, 142）（公みえ297）

□① 『新型インフルエンザ等対策特別措置法』は，新型インフルエンザ等の対策強化を図り，新型インフルエンザ等の発生時に国民の生命・健康を保護し，国民生活・国民経済に及ぼす影響が最小となるようにすることを目的として，平成24(2012)年に制定，平成25(2013)年に施行された（1条）.

□② 基本的人権を尊重するため，新型インフルエンザ等対策を実施し，国民の自由と権利に制限を加える場合には，その制限は必要最小限のものでなければならない（5条）. また，新型インフルエンザ等の患者などへの差別的取扱いが起きないよう，国や地方自治体が普及啓発活動を行うこととされている（13条2項）.

□③ 政府は，新型インフルエンザ等の発生に備え，新型インフルエンザ等対策政府行動計画を定める（6条）. この計画に基づき，発生段階に応じた対策を行う.

- ● 未発生期　　　：事前準備（政府・都道府県・市町村行動計画の作成 等）
- ● 海外発生期　　：国内発生を遅らせる，国内発生に備えた体制整備
- ● 国内発生早期：流行ピークを遅らせる対策，感染拡大に備えた体制整備
- ● 国内感染期　　：対策の主眼を被害の軽減におく，必要なライフライン事業活動を継続
- ● 小康期　　　　：第二波に備えた第一波評価，医療体制・社会経済活動の回復

内閣府：新型インフルエンザ等対策政府行動計画をもとに作成

□④ 都道府県は政府行動計画に基づいた都道府県行動計画を，市町村は都道府県行動計画に基づいた市町村行動計画を作成するものとする（7, 8条）.

□⑤ 新型インフルエンザ等が国内で発生し，全国的かつ急速なまん延により国民生活・国民経済に甚大な影響を及ぼし，そのおそれがある事態が発生したと認めるときには，政府対策本部長（内閣総理大臣）が緊急事態宣言を発令する（32条）. [108P15]
→ また，政府対策本部長は，新型インフルエンザ等が国内で発生し，特定の区域において集中的に措置を講じなければ国民生活・国民経済に甚大な影響を及ぼすおそれがあると認めるときには，その特定区域における事態発生と新型インフルエンザ等まん延防止等重点措置について公示する（31条の6）.

□⑥ 国内感染期に緊急事態宣言が発令された場合，都道府県は住民に対し，期間と区域を定めて，生活の維持に必要な場合を除き，みだりに外出しないことや基本的な感染対策の徹底を要請する（同計画）.

検 疫 (QB保-294, 295)(衛129 〜 131)(公みえ288, 289)

□①　検疫は，国内に常在しない感染症が国内に持ち込まれることを防ぐため，港や空港で旅客や貨物を検査し，必要に応じて一定期間の旅客の隔離・停留，貨物の消毒などを行う.^{109P32}

▼　検疫所の業務^{109P32}

- ●人の検疫（入国者を対象）　●貨物の検疫（貨物の病原体検査等）
- ●港湾衛生業務（ネズミ・蚊等の侵入防止指導，衛生対策）
- ●海外感染症情報の収集と提供
- ●申請業務（予防接種，病原体の有無に関する検査，船舶の衛生検査）

□②　検疫感染症とは，『感染症法』に規定する1類感染症，『感染症法』に規定する新型インフルエンザ等感染症，政令で定めるその他感染症である (『検疫法』2条, 同令1条).

▼　検疫感染症

❶エボラ出血熱
❷クリミア・コンゴ出血熱
❸痘瘡（天然痘）
❹南米出血熱
❺ペスト
❻マールブルグ病
❼ラッサ熱

｝『感染症法』の1類感染症

❽中東呼吸器症候群（MERS）
❾鳥インフルエンザ（H5N1, H7N9）
❿チクングニア熱
⓫デング熱
⓬マラリア
⓭ジカウイルス感染症
⓮新型インフルエンザ等感染症

□③　検疫対象である感染症の疑いがある者が発生した際には，検疫所と保健所が連携して医療機関へ搬送を行う.

➡検疫対象である感染症：検疫感染症，検疫法第34条第1項の感染症.

□④　人の検疫は検疫所が担い，動物や植物の検疫は，農林水産省の動物検疫所，植物防疫所が担っている.

4章② 活動論（感染症保健）

予防接種とワクチン (RB看-社102)(衛144)(公みえ291)

□① ワクチンの分類と種類は，以下のようである．
^{106A32}

ワクチンの分類	ワクチンの種類
生ワクチン 病原性を弱めたウイルスや細菌等を接種して感染を起こさせ，免疫をつくるもの	注射：麻疹，風疹，結核（BCG），水痘，ムンプス 等 経口：ロタウイルス 等
不活化ワクチン（狭義） 無毒化したウイルスを抗原として接種するもの	百日咳，ポリオ（急性灰白髄炎），日本脳炎，インフルエンザ，Hib感染症，肺炎球菌感染症，HPV感染症，A型肝炎，B型肝炎 等
トキソイド 細菌の毒素だけを抽出して無毒化し，ワクチンにしたもの	ジフテリア，破傷風

□② 令和2（2020）年10月より，接種間隔について，注射生ワクチン接種後に，異なる注射生ワクチンを接種する場合のみ27日間以上の間隔をおくこととされ，その他のワクチンの組み合わせについては，接種間隔の制限がなくなった．

□③ 生ワクチンの接種は，経胎盤感染を起こす可能性があるため，妊娠中は禁忌である．

予防接種法 (昭和23年制定，令和5年5月最終改正)(QB保-296〜300)(RB看-社102〜104)(衛144〜149)(公みえ290〜293)

□① 『予防接種法』は，予防接種の実施内容や健康被害の救済措置などについて定めている．

□② 予防接種には，『予防接種法』に基づき市町村長が行う定期予防接種（5条）と，都道府県知事が行う臨時予防接種（6条），また同法に基づかない任意接種がある．

□③ 定期予防接種の対象疾病には，A類疾病とB類疾病がある．

□④ A類疾病では，疾病の発生およびまん延の予防を目的（集団予防目的）とし，B類疾病では，個人の発病または重症化の防止を第一の目的（個人予防目的）としている．
^{109P10 107A27}

□⑤ A類疾病の予防接種対象者およびその保護者は，接種を受けるように努めなければならないが（努力義務），B類疾病は対象者が接種を希望する場合に実施する．

□⑥ 厚生労働大臣は予防接種に関する施策の総合的かつ計画的な推進のため，予防接種に関する基本的な計画（予防接種基本計画）を定めなければならない（3条）．
^{105A36}

□⑦ 予防接種による健康被害の救済措置として，市町村長は予防接種による健康被害を受けた者と厚生労働大臣が認定した場合，給付を行う（15〜22条）．
^{110P10 105A36 104A17}

□⑧ 定期予防接種が実施されるＡ類疾病は，以下のようである ^{110A33 106A32}(2条2項).

対象疾病		特記事項
ロタウイルス 感染症*1	（経口） 生ワクチン	ロタリックス®*2（1価）またはロタテック®*3（5価）のいずれかを接種 ●ロタリックス®：生後6～24週までに2回接種 ●ロタテック®：生後6～32週までに3回接種 ●初回接種：標準として生後2か月～生後15週未満
インフルエンザ 菌b型（Hib） 感染症	（皮下） 不活化	生後2か月～5歳までに標準で4回接種*4 ●初回接種（3回）：標準として生後2～7か月までに開始 ●追加接種（1回）：初回接種後7か月～1年1か月
肺炎球菌 感染症（小児）	（皮下） 不活化	生後2か月～5歳までに標準で4回接種*4 ●初回接種（3回）：標準として生後2～7か月までに開始 ●追加接種（1回）：標準として生後1歳～1歳3か月
B型肝炎	（皮下） 不活化	3回接種（1歳未満，標準として生後2～9か月まで）
ジフテリア 百日咳 破傷風 ポリオ （急性灰白髄炎）	4種混合 （DPT*5 -IPV*6） （皮下） 不活化	4回接種（＋1回接種：2期はDTのみ） ●1期 　初回接種（3回）：生後2か月*7～7歳半まで（標準として1歳まで） 　追加接種（1回）：生後2か月*7～7歳半まで（標準として1期初回 　接種後1年～1年半まで） ●2期（1回）：11歳～13歳未満（標準として11歳）
結　核	BCG*8 （経皮） 生ワクチン	1回接種（生後1歳未満，標準として生後5～8か月まで）
麻　疹 風　疹	MR*9 （皮下） 生ワクチン	通常，2回接種 ●1期（1回）：生後1～2歳まで ●2期（1回）：5歳～7歳未満で，小学校就学前の1年間
水　痘	（皮下） 生ワクチン	2回接種 ●初回接種：生後1歳～1歳3か月まで ●追加接種：初回接種後3か月（標準として半年～1年後まで）
日本脳炎	（皮下） 不活化	4回接種 ●1期 　初回接種（2回）：生後6か月～7歳半まで（標準として3歳） 　追加接種（1回）：初回接種後おおむね1年後（標準として4歳） ●2期（1回）：9歳～13歳未満（標準として9歳）
ヒトパピローマ ウイルス（HPV） 感染症	（筋注） 不活化	小学校6年生～高校1年生相当の女子に3回接種

＊1：令和2年10月1日から定期予防接種となり，令和2年8月1日以後に生まれた者が対象である．
＊2：経口弱毒生ヒトロタウイルスワクチンの商品名　＊3：5価経口弱毒生ロタウイルスワクチンの商品名
＊4：接種開始年齢により接種回数は異なる．
＊5：diphtheria, pertussis, tetanus　ジフテリア・百日咳・破傷風　＊6：inactivated polio virus vaccine　不活化ポリオワクチン
＊7：令和5年4月1日から，接種対象年齢が生後3か月以上から生後2か月以上に拡大された．
＊8：bacille Calmette-Guérin　カルメット・ゲラン桿菌　＊9：measles, rubella　麻疹・風疹
※令和6年4月1日から，4種混合ワクチンにHibワクチンを加えた「5種混合ワクチン」が導入される予定であり，接種の対象者や実施方法などについて検討が進められている（令和6年2月5日時点）．

4章②　活動論（感染症保健）

□⑨　定期予防接種が実施される**B類疾病**は，以下のようである (2条3項). [107A27 103P10]

対象疾病	特記事項
インフルエンザ	● 対象は，（1）65歳以上の者 　　　　　（2）60 ～ 64歳の者であって，一定の心臓・腎臓・呼吸器の機能 　　　　　　　またはHIVによる免疫機能の障害を有する者 ※対象者以外は，任意の予防接種の扱いとなる.
肺炎球菌感染症 （高齢者）	● 対象は，（1）65歳 　　　　　（2）60 ～ 64歳の者であって，一定の心臓・腎臓・呼吸器の機能 　　　　　　　またはHIVによる免疫機能の障害を有する者

□⑩　『予防接種法』に基づかない**任意接種**は，個人が感染症の罹患や重症化を予防するために受ける予防接種である．**流行性耳下腺炎，A型肝炎，狂犬病**の予防接種などがある. [108A13]

補足事項

● 定期予防接種のA類疾病・B類疾病には，新型インフルエンザ等感染症，指定感染症，新感染症のうち，政令で定める疾病も含まれる.

● 風疹の予防接種について，昭和37（1962）年4月2日～昭和54（1979）年4月1日に生まれた男性のうち，抗体検査の結果，予防接種が必要な者に対して，定期予防接種として1回行っている．なお，これは令和7（2025）年3月までの時限措置である.

● HPVワクチンは令和4（2022）年4月から積極的勧奨が再開された．なお，平成9（1997）年4月2日～平成18（2006）年4月1日に生まれた女性のうち，HPVワクチンの接種を逃した者に対して，接種機会が提供される（キャッチアップ接種）．これは令和7（2025）年3月までの時限措置である.

≫ 主要感染症

新興感染症／再興感染症 (QB保-301)（RB看-社100）（衛125, 126）（公みえ294, 295）

□①　新興感染症とは，「かつて知られていなかった，新しく認識された感染症で，局地的あるいは国際的に公衆衛生上問題となる感染症」である.

□②　再興感染症とは，「既知の感染症で，すでに公衆衛生上の問題とならない程度にまで患者が減少していた感染症のうち，この20年間に再び流行し始め，患者数が増加したもの」である.

□③　国際的に注目すべき新興感染症，再興感染症は，以下のようである. [104A34]

新興感染症	中東呼吸器症候群（MERS），重症急性呼吸器症候群（SARS），鳥インフルエンザ，エボラ出血熱，新型コロナウイルス感染症（COVID-19）等
再興感染症	結核，マラリア，黄熱，デング熱，炭疽，コレラ，ペスト 等

結核

<small>(結核の疫学：p.277参照)(QB保-302〜308)(RB看-I38〜41)
(衛131〜134)(公みえ298〜301)</small>

□①　結核は2類感染症であり，主に排菌患者からの飛沫核に含まれる結核菌が経気道的に感染［空気（飛沫核）感染］し，主に肺に滲出性あるいは増殖性に炎症を起こす疾患である.^{103A16}

□②　免疫が正常な場合，結核菌に初感染しても約90％は生涯発病しない．しかし，結核菌の潜伏期間は長く，初感染から数十年経過した後に，免疫機能の低下などにより発病することがある.^{109P26}　これを二次結核症といい，日本では高齢者に多くみられる.

□③　『感染症法』において，事業者，学校長，施設長，市町村長は，労働者や学生，生徒，児童，施設入所者，65歳以上の住民等に対して，結核に関する定期健康診断を行わなければならないと定められている^{105P29}（53条の2第1, 3項, 同令12条1, 2項）.

　　➡『労働安全衛生法』(p.201参照) や『学校保健安全法』(p.187, 188参照) など，ほかの法律に基づく健康診断の内容が，結核の定期健康診断の基準を満たす場合には，結核に関する定期健康診断を行ったものとみなす（『感染症法』53条の2第4項）.

□④　『予防接種法』の定期予防接種（A類疾病）において，結核予防のためBCGの予防接種が行われる (p.169参照)．通常，BCG接種後10日から2週間が経過したのちに発赤が生じ，接種1〜2か月後に化膿巣ができ，その後，瘢痕化する.

□⑤　結核に感染している乳児にBCGの予防接種をした場合，10日以内に接種部位に発赤，腫脹，針痕部位の化膿などの反応が現れる．この現象をコッホ現象という．コッホ現象が疑われる場合には，精密検査を受けるため，接種医療機関の受診を勧める.^{105A4}

□⑥　感染はツベルクリン反応検査またはIGRA検査で，発病は臨床症状，胸部エックス線検査，喀痰検査などで総合的に診断する.

　　➡他者への感染リスクが高い状態：喀痰塗抹検査陽性^{108A47}，咳嗽あり^{107P48}，胸部エックス線上空洞病変あり^{108A47} 等.

□⑦　IGRA検査はツベルクリン反応とは異なり，BCG接種に影響を受けない検査方法であり，QFT（クォンティフェロン®）とT-スポット®がある．IGRA陽性ならば結核感染と考えられる.

4章② 活動論（感染症保健）

106P36 106P37 104A44 103A16

▼ 結核の医療体制

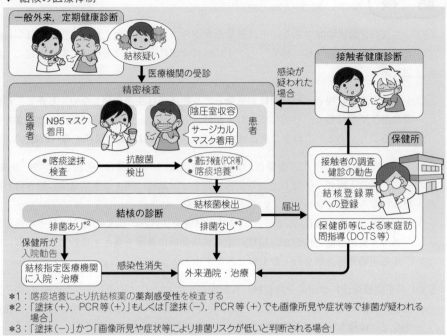

一般外来，定期健康診断

結核疑い

医療機関の受診

精密検査

医療者

N95マスク着用

（陰圧室収容）
サージカルマスク着用

患者

・喀痰塗抹検査　　抗酸菌検出　　・遺伝子検査（PCR等）
・喀痰培養*1

接触者健康診断

感染が疑われた場合

保健所

接触者の調査・健診の勧告

結核登録票への登録

保健師等による家庭訪問指導（DOTS等）

結核の診断　　結核菌検出　　届出

排菌あり*2　　排菌なし*3

保健所が入院勧告

結核指定医療機関に入院・治療　　感染性消失　　外来通院・治療

*1：喀痰培養により抗結核薬の**薬剤感受性**を検査する
*2：「塗抹（＋），PCR等（＋）」もしくは「塗抹（－），PCR等（＋）でも画像所見や症状等で排菌が疑われる場合」
*3：「塗抹（－）」かつ「画像所見や症状等により排菌リスクが低いと判断される場合」

医療情報科学研究所 編：公衆衛生がみえる 2024-2025．第6版，メディックメディア，2024，p.301 より改変

□⑧　結核の化学療法は，原則，抗結核薬4剤（もしくは3剤）で行われる（厚生労働省：結核医療の基準）．

□⑨　治療対象の結核菌に対する薬剤の効果（感受性）と耐性を調べるため，**薬剤感受性検査**を行う．
104A44

□⑩　入院中の患者が2週間以上治療を受け，異なる日の喀痰塗抹検査の結果が**連続して3回陰性**となった場合，他者への感染性は消失したと判断できる．これは退院の目安のひとつである．
104A46

□⑪　結核を発病していないが，結核の感染を受けており，かつ，結核医療を必要とすると認められる場合を潜在性結核感染症（LTBI）という．

□⑫　結核の感染を受けていても排菌しておらず，他者への感染リスクがない場合には，原則として入院勧告の対象にはならず，**日常生活は通常どおり営める**．
105P29 105P40

〔結核の患者管理〕

□① 結核を診断した医師は，診断後，直ちに最寄りの**保健所長**を経由して**都道府県知事**に感染症患者情報（**結核発生届**）を届け出なければならない（『感染症法』12条）．_{101P12}

□② 患者の病状，受療状況，生活環境などを十分に把握するため，保健所は結核登録票（ビジブルカード）を整備しなければならない（同法53条の12）．

➡結核登録票に登録されている者に対しては，保健師による家庭訪問や管理検診などが行われている（同法53条の13, 14）．

➡保健所長は，患者が住所変更した場合，直ちに**転出先の保健所長**にその旨を通知し，結核登録票を送付しなければならない（同則27条の8第2項）．_{110P50}

〔結核の保健指導〕

□① 結核患者に適切な医療，生活指導を行い，早期の社会復帰，家族などへの感染防止を図ることが重要である．

□② 保健所は，患者の発生届を受理し，感染性があり入院が必要な患者に対して入院勧告をし，**面接を行う**（入院から**72時間以内**）．なお，保健所の保健師は，感染性の有無にかかわらず，できるだけ早期に患者と面接を行う．_{106P37　102A50}

□③ 喀痰塗抹陽性の患者や，検査結果が不明な患者のもとへの訪問では，**空気感染**のリスクが考えられるため，**N95マスク**を着用する．_{103A16}

□④ 保健師は，訪問や面接で患者と信頼関係を築いたうえで，患者の**結核に関する認識**や生活状況などを把握し，必要な治療を継続できるように支援する．_{103P39}

□⑤ 集団生活のなかで結核感染が発覚した場合，患者のプライバシーに配慮しながら関係者に状況説明を行い，正しい知識を提供する必要がある．

□⑥ 結核患者の**通院医療費**は，医療保険と**公費**が95％を負担し，患者の自己負担は5％となる（『感染症法』37条の2）．ただし，入院勧告による入院治療を受ける場合は全額，保険料と公費の負担となる（37条）．_{110P29}

4章② 活動論（感染症保健）

〔結核の接触者健康診断〕

□① 接触者とは,「対策の発端となった結核患者（初発患者）が結核を感染させる可能性のある期間（感染性期間）において,その患者と同じ空間にいた者」と定義される [厚生労働科学研究:感染症法に基づく結核の接触者健康診断の手引き（改訂第6版）].

□② 接触者健康診断の対象となる接触者は,感染・発病の危険度に応じて,以下のように区分される.

区　分	定　義	例
ハイリスク接触者	感染した場合に発病リスクが高い,重症型結核が発症しやすい接触者	●乳幼児（特にBCG接種歴なし） ●免疫不全疾患（HIV等） ●治療管理不良な糖尿病患者　等
濃厚接触者	初発患者が感染性であったと思われる時期（感染性期間）に濃密な,高頻度の,または長期間の接触があった者	●同居家族 ●生活や仕事で毎日部屋を共有 ●患者と同じ車に数回以上同乗 ●換気の乏しい狭い空間を共有　等
非濃厚（通常）接触者	濃厚接触者ほどではないが,接触のあった者	●週1回程度,短時間会った　等
非接触者	初発患者と同じ空間を共有したことが確認できない者 ➡原則として,接触者健康診断の対象外	―

厚生労働科学研究:感染症法に基づく結核の接触者健康診断の手引き（改訂第6版）.2022,p.9,10より作成

□③ 接触者健康診断は,原則として接触者の居住地の保健所で行われる.

□④ 接触者健康診断では,結核感染のスクリーニングは基本的にIGRA検査 (p.171参照) が用いられる.接触者が2歳未満の乳幼児の場合にはIGRA検査とツベルクリン反応検査（ツ反）の併用が推奨されている (同手引き).

□⑤ 接触者健康診断においてIGRA検査で陽性の場合,胸部エックス線検査を行う.

□⑥ 接触者健康診断は優先度が高い集団から行い,感染者・発病者が見つかった場合,さらに対象を拡大する.

〔直接服薬確認療法（DOTS）〕

□① 直接服薬確認療法（DOTS:Directly Observed Treatment, Short-course）とは,医療従事者が患者の服薬を確認することによって,確実に治療を行うことである.

□② 結核菌の薬剤耐性の獲得を防ぎ,確実に結核を治療するためには化学療法（薬物療法）を6か月以上にわたり確実に続けることが重要である.そのため,治療が必要なすべての患者に対してDOTSを行う.

□③　不規則な服薬は薬剤耐性菌をつくる可能性があることを説明し，自己判断で服薬を中断しないよう指導する.

□④　退院後や通院中の患者に対しては，治療開始から終了に至るまでの一連の患者支援について個別患者支援計画を立て，服薬支援方法を計画する. 具体的には，保健師などによる定期的な家庭訪問や患者の医療機関受診・保健所来所，電話連絡などによって服薬状況を確認する. ^{108P9}

▼ 日本版21世紀型DOTS戦略推進体系図　^{108A49　107A13　104P26}

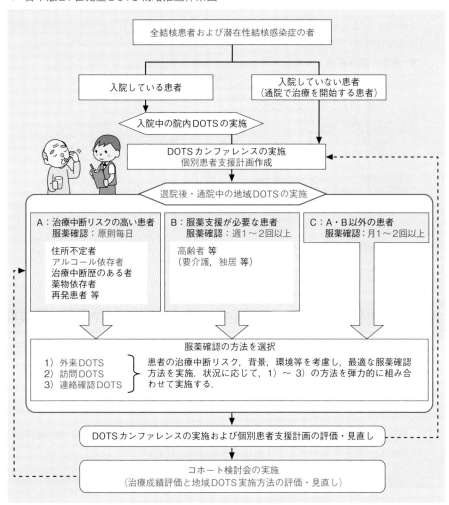

厚生労働省：結核患者に対するDOTS（直接服薬確認療法）の推進についてより作成

□⑤　潜在性結核感染症の者は，結核の発症を防ぐため確実な治療が必要であり，抗結核薬内服中は**地域DOTS**の対象である. ^{108A49}

4 章 ②　活動論（感染症保健）

麻 疹 <small>(RB看-小49, 50)(衛140)</small>

□① 麻疹は，麻疹ウイルスの空気（飛沫核）感染，飛沫感染，接触感染により生じる疾患で，感染力が非常に強いため，迅速に対応する必要がある．

□② 保健所は医療機関より麻疹の発生届を受理したら，迅速に感染拡大防止対策を行うため，**積極的疫学調査**（p.164, 165参照）を行い，患者から情報を収集する．<small>106P52</small>

□③ 麻疹において感染力が最も強いのは**カタル期**で，カタル期の**1日前**から**解熱後3日**を経過するまでの期間は，他者へ感染させる可能性が高い．この時期に患者と接触した人は**接触者**に該当する．<small>106P53</small>

▼ 麻疹の臨床経過

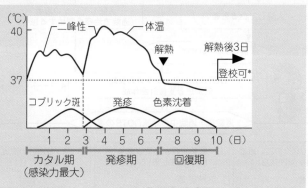

* 『学校保健安全法施行規則』において，出席停止期間の基準を『解熱後3日を経過するまで』と定めている（19条）．

HIV（ヒト免疫不全ウイルス）感染症／エイズ（後天性免疫不全症候群）

<small>(HIV感染症・エイズの疫学：p.278参照)(QB保-309, 310)(RB看-H29 ～ 33)(衛137 ～ 140)(公みえ302, 303)</small>

□① エイズは5類感染症で，HIV感染症の進行により免疫不全状態に陥り，悪性腫瘍（カポジ肉腫，悪性リンパ腫），日和見感染症（ニューモシスチス肺炎，サイトメガロウイルス感染症，カンジダ症 等）などの合併症が出現したものである．

□② HIV感染症の主な感染経路には性行為による感染，HIVを含む血液・血液製剤を介した感染，母子感染があり，これらの感染経路の対策が重要となる．

□③ 保健所において，匿名・無料によるHIV抗体検査や電話相談，面接相談が実施されている．
　➡検査には夜間・休日検査や即日検査などがある．

□④　HIV抗体検査は，ウインドウ期を考慮し，感染の機会から12週間経過後に受けるよう説明する．

➡ウインドウ期：検査でHIVを検出できるようになるまでの期間．

□⑤　保健師がHIV抗体検査や相談者に対して注意すべき点は，以下のようである． [101A29]

- 最初に相談者の相談目的を確認する．
- プライバシーが守られることを説明し，安心して相談できるよう配慮する．
- HIV感染の予防方法について，正しい知識を身に付けられるよう支援する．
- 検査結果は直接本人に会って伝える．本人以外には配偶者であっても知らせない．
- 検査結果が陽性の場合，本人の精神的支援を行うとともに，早期治療・発症予防の重要性を説明し，医療機関受診へつなぐ．

□⑥　保健所の保健師は学校と連携し，性教育の一環として**ピア・エデュケーション**を行う．ピア・エデュケーションは，HIVや性感染症などの正しい知識，スキル，予防行動を**同世代の仲間**で共有する健康教育の方法である． [102A3]

性感染症（STI） <small>（性感染症の疫学：p.278参照）（RB看-H10, 23 ～ 25, P21）（衛140）</small>

□①　性行為により伝播する疾患のことを性感染症（STI）という．

□②　STIのうち，梅毒，性器クラミジア感染症，性器ヘルペスウイルス感染症，尖圭コンジローマ，淋菌感染症は5類感染症である．

□③　性器クラミジア感染症は，子宮外妊娠，不妊，流産，早産の誘因になる．健やか親子21（第2次）<small>（p.72, 73参照）</small>で，10歳代の性感染症罹患率の指標となる疾患のひとつである．

□④　梅毒は早期治療が重要であり，放置した場合には脳や心臓に重大な合併症を起こすことがある．また，妊婦が感染した場合，胎盤感染により死産，早産，新生児死亡，奇形が生じる可能性がある．

ウイルス性肝炎 <small>（QB保-311）（RB看-B21 ～ 25）（衛134 ～ 137）（公みえ199）</small>

□①　ウイルス性肝炎は，その原因となるウイルスの型から，A型，B型，C型，D型，E型の5種類が確認されており，B型，C型では慢性肝炎から肝硬変，肝癌へと進行する可能性がある．

□②　肝炎対策として健康増進事業の肝炎ウイルス検診 <small>（p.107参照）</small> のほか，『感染症法』に基づく特定感染症検査等事業により，保健所などでもB型・C型肝炎の肝炎ウイルス検査が行われている．

4章② 活動論（感染症保健）

〔肝炎対策基本法〕(平成21年制定, 平成25年12月最終改正)

□①　『肝炎対策基本法』は，基本理念を明示し，国，地方自治体，医療保険者，国民などの責務を明らかにし，肝炎対策の基本事項を定めることで，肝炎対策を総合的に推進するため，平成22（2010）年に施行された．

□②　厚生労働大臣は肝炎対策の総合的な推進を図るため，肝炎対策基本指針を策定しなければならない (9条)．

□③　B型肝炎およびC型肝炎の抗ウイルス治療である**インターフェロン治療**やインターフェロンフリー治療，核酸アナログ製剤治療などに対して**医療費助成**が行われている^{110A33 101P18} (15条, 肝炎治療特別促進事業実施要綱)．

エボラ出血熱 (QB保-311)(RB看-H26)(衛131)(公みえ304)

□①　エボラ出血熱は1類感染症であり，主に患者および死体との接触により感染（**接触感染**）^{101P32}する．

□②　エボラ出血熱は，主にアフリカ地域で流行が散発しており，日本では，世界の流行に応じた検疫による対策が講じられている．

インフルエンザ (RB看-I36, 37)(公みえ296, 297)

□①　インフルエンザは5類感染症（鳥インフルエンザ等は除く）の定点把握対象疾患である．主な感染経路は**飛沫感染**，**接触感染**で，冬季に流行^{109A10}する．

□②　施設などにおける感染拡大防止対策としては，手洗い，手指消毒，人ごみを避ける，換気，インフルエンザ罹患患者の**空間的な隔離**^{106P32}などが有効である．

食中毒 (QB保-312～317)(RB看-H11, 社109)(衛297～300)(公みえ320～331)

□①　食中毒は，病原体やその毒素，あるいは化学物質に汚染された食物を摂取することで生じる健康障害である．

□②　食中毒の病因物質として，細菌，ウイルス，寄生虫，化学物質，自然毒などがある．

□③　食中毒統計調査は，『**食品衛生法**』に基づいて集計された報告をもとに，食中毒患者・死者の発生状況の的確な把握と複雑な発生状況の解明を目的として実施される (63条, 同令36, 37条)．

□④ 食中毒の病因物質が判明した者（6,754人）のうち，患者数が最も多いのはノロウイルス32.2％（2,175人）で，次いでウェルシュ菌21.7％（1,467人）である（厚生労働省：令和4年食中毒統計調査）. ^{101A39}

□⑤ 食中毒の病因物質が判明した事件数（953件）のうち，最も多いのはアニサキス（566件）である（同調査）.
➡アニサキス（寄生虫）が寄生する魚を生食することで感染する. ^{109A16}

〔細菌性食中毒〕

□① 細菌性食中毒は，夏季（6～8月）を中心に発生する.

□② 主な細菌性食中毒として，以下が挙げられる. ^{109P33 108A19 106P13}

	原因菌	主な原因食品	潜伏期間	症状・特徴
感染型	ウェルシュ菌	カレー	6～18時間	腹痛，下痢（水様便），悪心
	サルモネラ属菌	鶏卵，生肉	6～48時間	下痢（水様便あるいは粘血便），発熱，腹痛，嘔吐
	カンピロバクター	生肉，生乳	2～7日	腹痛を伴う下痢（水様便→粘血便になることあり），発熱
	腸管出血性大腸菌	生肉	3～5日	下痢（水様便→血便），激しい腹痛，悪寒，溶血性尿毒症症候群
毒素型	黄色ブドウ球菌	弁当，にぎりめし	1～6時間	激しい悪心・嘔吐，下痢，腹痛
	ボツリヌス菌	いずし，缶詰	12～36時間	眼症状，嚥下障害，四肢麻痺，呼吸筋麻痺・死亡

〔ウイルス性食中毒〕

□① ノロウイルスなどのウイルス性食中毒は，冬季（11～3月）を中心に発生する.

□② ノロウイルスによる感染の特徴と対応は，以下のようである. ^{110A35 106A38}

原因	●カキ等の二枚貝 ●感染者の嘔吐物等への接触や飛沫による二次感染
主な感染経路	●経口感染，接触感染，飛沫感染，塵埃感染（空気感染の一種）
潜伏期間	●1～2日
症状	●悪心・嘔吐，下痢（水様便），腹痛，発熱等の急性胃腸炎
予防・拡大防止	●感染源となる二枚貝等は，中心部まで十分に加熱（85～90℃，90秒以上）する. ●消毒には，通常のアルコール製剤や逆性石鹸は有効でないため，塩素系消毒剤（次亜塩素酸ナトリウム*）を用いる. ●ノロウイルスは乾燥に強く，感染者の嘔吐物等が乾燥して空気中に飛散することで感染拡大するため，完全に拭き取る. ●嘔吐物等の処理時には手袋，ガウン，マスクを装着する.

＊便や嘔吐物の処理には0.1～0.5％，ドアノブや手すりの消毒には0.02％の次亜塩素酸ナトリウムを使用する.

4章② 活動論（感染症保健）

〔食中毒発生時の届出〕

□① 食中毒患者（疑いのある者も含む）を診断した医師は，『食品衛生法』に基づき，24時間以内に文書，電話，口頭により，最寄りの保健所長に届け出なければならない（63条1項，同則72条）．届出には，患者の同意は不要である．

□② 届出を受けた保健所長は，速やかに都道府県知事に報告するとともに，**食品衛生監視員**を中心に，保健所の医師，保健師などを含めたチームで，病因物質を追求するために必要な**疫学調査**（患者の健康状態の確認，喫食調査，微生物・理化学的調査）を
109A36 104P40 101A37 101P15
行う（同法63条2項，同令36条）．

〔食中毒発生時の支援〕

□① 調査により得られた**人・時間・場所**の情報を整理し，食中毒の発生の特徴を明確にし，
105A42
病因や感染経路の推定を行う．

□② 疫学調査により食中毒の原因の特定を行った後，食品衛生上の危害を除去するため，都道府県知事は施設に対して**業務停止**を命令する（同法60，61条）．

□③ 集団生活施設等における食中毒の予防・感染拡大防止のために，保健師が行う保健
110A35 106A38 104P39 104P41 103A47
指導には，以下が挙げられる．

- 施設職員を対象とした感染症予防講習会を開催する．
- 施設等に対し，食品の取り扱いについて，調理者の健康管理，手洗い，調理器具の消毒を指導する．
- 発症者と未発症者の居室を可能な限り分ける．
- 施設で食中毒の集団発生が疑われた場合，感染の経過を把握するため，**初発の時期**を同定する．
- 施設で食中毒が発生した場合，嘔吐物のある場所を区分け（ゾーニング）して，立ち入りを規制するよう指導する．
- 汚物・嘔吐物等の処理時には，窓を開放して**換気**を確保し，防水手袋を用い，処理後は衛生学的手洗いを行うよう指導する．
- 施設で食中毒が発生した場合，家族や医療施設，行政等との感染対策に関する**連絡調整の窓口を一本化**して対応するよう，施設に指導する．
- 施設に対し，利用者の健康チェックを行うよう指導する．
- 施設に対し，感染者を特定するため，原因と考えられる食品を摂取した者，二次感染の可能性がある者に対して**検便**を行うよう指導する．

その他の感染症と対策 (QB保-317) (RB看-H23) (公みえ309)

〔レジオネラ症〕

□① レジオネラ症の感染経路は一般的に，レジオネラ菌を含むエアロゾル（水しぶき等）の吸入による感染である．

□② レジオネラ菌は，**循環式浴槽**（24時間風呂，ジャグジー 等），超音波式加湿器，冷却塔などに発生しやすい．感染が生じた場合は，**同居家族や関係者**などに同様の症状が現れていないか情報収集する．

〔セラチア菌〕

□① セラチア菌は，糞便や口腔などからしばしば分離される常在菌の一種であり，一般的に病原性は弱く健康な人ではほとんど問題にならない菌である．

□② セラチア菌で汚染された点滴を介して敗血症を起こすなどの院内感染がしばしばみられる．

4章② 活動論（感染症保健）

★mediLinkアプリのQRコードリーダーで各ページのQRコードを読み込むと，無料で解説動画を観られます．なお，動画を観るにはmediLink会員登録と，書籍付属のシリアルナンバーを登録する必要があります．詳しくは本書冒頭の青い袋とじをチェック！

5 歯科保健活動

>> 歯科保健の動向

歯科保健の動向 （QB保-331, 332）（衛120～123）（公みえ272～275）

□① 成人歯科保健対策として，平成元（1989）年に80歳で20本以上の歯を保つことを目標とした8020（ハチマル・ニイマル）運動の推進が提言された.

□② 平成21（2009）年に，歯・口の健康に根ざした食べ方からの食育を推進するため，ひとくち30回以上噛むことを目標とした噛ミング30（カミングサンマル）運動が展開された.^{104P30} これにより，8020運動の一層の推進が図られている.

□③ 平成23（2011）年には，歯科口腔保健の理念や施策の推進について定めた『歯科口腔保健の推進に関する法律（歯科口腔保健推進法）』が成立した.^{110P30 104P30}

□④ 『歯科口腔保健推進法』に基づき，歯科口腔保健の推進に関する基本的事項が策定される（12条）.

□⑤ 令和6（2024）年度からの歯科口腔保健の推進に関する基本的事項（第二次）では，歯・口腔に関する健康格差の縮小を目指し，歯科疾患の予防，口腔機能の獲得・維持・向上，障害者（児）や要介護高齢者への対応，社会環境の整備などが推進されている.

歯科疾患実態調査 （厚生労働省：令和4年歯科疾患実態調査）（QB保-333）（衛121）（公みえ273）

□① 年齢階級別のう歯をもつ者の割合（永久歯）は，以下のようである.

5～9歳	約3%	20～24歳	約71%
10～14歳	約32%	25～84歳	90%前後（45～54歳は99.0%と最も高率）
15～19歳	約45%	85歳以上	約84%

□② 1歳以上で毎日歯をみがく者の割合は97.4%で，そのうち1日2回歯をみがく者が50.8%と最も高率である.

□③ 20本以上の歯を有する者の割合は，45～54歳で95%以上だが，その後は年齢とともに減少する.^{107P24}

□④ 令和4（2022）年の8020運動達成者は51.6%である.^{105P17} 基本的事項（第二次）では，8020運動達成者の目標を85%としている.

» ライフステージに応じた歯科保健

ライフステージに応じた支援 （QB保-333, 334）（衛121）（公みえ272）

□① 歯の喪失原因の多くがう蝕と歯周病で占められていることから，以下のような各ライフステージに適した対策を推進することが重要である．
110P30 108P10 106P11 103P27

ライフ ステージ	歯科的特徴	問題点	対応のポイント
乳児期	● 乳歯が生え始める（6か月頃）．	● 歯磨きの感触に不慣れ	● 乳幼児期は健全な歯・口腔の育成，口腔機能の獲得を目指す． ● 口の中に歯ブラシが触れる刺激に慣れる練習をする． ● 乳歯が生えたらガーゼ等で歯を拭く．
幼児期	● 乳歯列が完成する（2～3歳頃）．	● 乳歯う蝕の発生・急増	● 仕上げ磨きが必要である． ● ブクブクうがいの練習をする． ● 3歳児健診で不正咬合*1に影響する指しゃぶりの有無を確認する．
学童期 （小学校）	● 永久歯が生え始める（6歳頃）．	● 永久歯う蝕の発生	● 口腔状態の向上，口腔機能の獲得を目指す． ● 永久歯う蝕の予防・早期治療を行う． ● 不正咬合*1を予防する．
思春期 （中学校～高等学校）	● 永久歯列が完成する（12歳頃）． ● 第3大臼歯*2が生え始める．	● う蝕の放置 ● 歯周病の発症	● 不正咬合*1を予防する． ● 口腔保健の重要性の普及・啓発を行う．
成人期	● 歯周組織の脆弱化が始まる．	● 歯周疾患の急増	● 健全な口腔状態の維持，口腔機能の維持・向上を目指す． ● 歯周病の予防と治療を推進する． ● 歯間部清掃用器具の使用を推奨する． ● 歯周病予防のため禁煙を勧める．
妊産婦	● 妊娠に伴う生理的変化が生じる．	● う蝕・歯周病の悪化	● 歯周疾患の予防方法を指導する． ● 妊産婦歯科健診等で早期発見に努める．
40歳～	● 歯の喪失が始まる．	● 歯周病・歯の喪失の顕在化	● 健康増進事業の歯周疾患検診（p.107参照）を行う．
高齢期	● 歯の喪失が急増する．	● 咀嚼機能の低下 ● 義歯装着者の増加	● 歯の喪失防止，口腔機能の維持・向上を目指す． ● 口腔保清・摂食嚥下の支援を行い，誤嚥性肺炎予防や口臭軽減を図る． ● 義歯を清潔に保つよう手入れをする．

＊1：噛み合わせの異常のこと．
＊2：親知らずのこと．

≫ 口腔の健康保持と歯科保健活動

う蝕 (RB看-N6, 7)

☐① う蝕は，歯石・細菌性プラーク（歯垢）がたまりやすい箇所や機械的清掃が難しい箇所に繁殖する細菌が酸を産生することで発生する．

☐② 乳幼児期の多数歯う蝕は社会経済的要因の影響が指摘され，基本的事項（第二次）では，歯・口腔の健康格差の指標として3歳児で4本以上のう蝕のある歯を有する者の割合（0％）が設定されている．

☐③ う蝕は自然治癒することがないため，早期発見・早期治療が重要である．

☐④ う蝕予防として，フッ素化合物（フッ化物）の塗布や歯科保健指導が行われる．^{104P15}

☐⑤ 歯の生え始めの頃はフッ素が最も吸収されやすいため，永久歯への生え替わりの時期である学童がフッ化物配合の歯磨剤を毎日使うことで，歯質の強化，再石灰化の促進，歯垢形成の抑制ができる．

歯周病 (RB看-N8)

☐① 歯周病は，歯周組織に生じる疾患の総称である．

☐② 主な原因は，細菌性プラーク（歯垢）である．

☐③ 『健康増進法』により，歯周疾患検診 (p.107参照) が定められている (19条の2，同則4条の2)．対象は40・50・60・70歳である．

☐④ 基本的事項（第二次）では中年期以降だけでなく，若年者の歯周病予防も推進されている．

☐⑤ 歯周病の予防として，以下が挙げられる．^{101P11}

- ブラッシングや歯間ブラシによるプラークコントロール（口腔清掃）を行う．
- 定期的に歯石除去を受ける．
- 自分で歯肉の状態を観察する．
- 禁煙する．

5章　学校保健・産業保健

1 学校保健

≫ 学校保健の基本

学校保健の概要 （QB保-336）（衛358）（公みえ340）

□① 日本の学校保健は，明治5（1872）年の**学制発布**により開始され，痘瘡（天然痘）などの伝染病予防を中心とした学校衛生施策が行われた. [105A32]

□② 国や地方自治体は，児童生徒等と職員の健康の保持・増進を目的として，学校保健行政を行う.

□③ 文部科学省が所管する学校保健行政は，以下のようである.

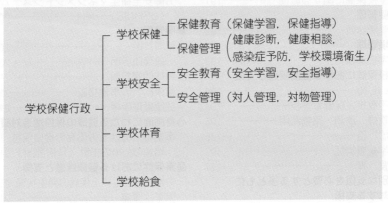

□④ 学校保健とは，**保健教育**および**保健管理**をいう （『文部科学省設置法』4条1項12号）. これらを円滑に遂行するためには，教職員同士や家庭・地域との連携による組織活動が不可欠である.

≫ 学校保健の関係法規

教育基本法 （昭和22年制定，平成18年12月最終改正）（衛369）（公みえ340）

□① 教育は，人格の完成を目指し，平和で民主的な国家および社会の形成者として必要な資質を備えた，心身ともに健康な国民の育成を目的とする （1条）.

□② 国および地方自治体は，障害のある者が，その障害の状態に応じ，十分な教育を受けられるよう，必要な支援を講じなければならない （4条2項）.

□③ 保護者は，子どもの教育について第一義的責任がある （10条）.

学校保健安全法

（昭和33年制定，平成27年6月最終改正）（QB保-337〜339）
（RB看-社70, 71）（衛359〜362）（公みえ341〜347）

□① 学校における児童生徒等と職員の健康の保持・増進を図るため，環境衛生，健康診断，健康相談・保健指導，感染症予防などについて定めた法律である．

□② 昭和33（1958）年に制定された『学校保健法』が平成20（2008）年に改正され，『学校保健安全法』になった（平成21年施行）. ^105A32

▼ 『学校保健安全法』の概要
107A20 107P32 106P19 104P21 103A33

項目と内容
第1条　目的 学校における児童生徒等（幼児・児童・生徒・学生）・職員の健康の保持増進を図るため，学校における保健管理・安全管理の必要事項を定め，学校教育の円滑な実施とその成果の確保に資する．
第5条　学校保健計画（p.188参照） 健康診断，環境衛生検査等の計画を策定，実施しなければならない．
第6条　学校環境衛生基準（p.193参照） 文部科学大臣→学校の換気，採光，照明，保温，清潔保持等の望ましい基準を定める．
第7条　保健室（p.190参照）
第8条　健康相談 児童生徒等の心身の健康について健康相談を行う．
第9条　保健指導 養護教諭その他の職員は連携して，健康相談や健康観察により，児童生徒等の心身の状況を把握し，児童生徒等に必要な指導を行うとともに，保護者へ必要な助言を行う．
第11条　就学時健康診断 就学4か月前（問題がなければ3か月前）までに行わなければならない．
第13条　児童生徒等の健康診断 毎学年，定期的に行わなければならない．
第15条　職員の健康診断 毎学年，定期的に行わなければならない．
第19条　出席停止 学校長→感染症にかかっている，その疑いまたはおそれのある児童生徒等に対して，出席を停止させることができる．
第20条　臨時休業（学校・学級閉鎖） 学校設置者＊→感染症予防上必要なとき，臨時に学校の全部あるいは一部の休業を行うことができる．
第23条　学校医・学校歯科医・学校薬剤師（学校三師） 学校医：すべての学校に配置する． 学校歯科医・学校薬剤師：大学以外の学校に配置する．
第27条　学校安全計画（p.188参照） 学校の施設や設備の安全点検等の計画を策定，実施しなければならない．

＊公立は都道府県もしくは市町村，私立は学校法人が学校設置者である．

〔学校保健計画／学校安全計画〕

□① 『学校保健安全法』に基づき，学校は，健康診断や環境衛生検査などの保健に関する具体的な実施計画である学校保健計画を策定し，実施しなければならない (5条).

□② 学校保健計画は，養護教諭 (p.189, 190参照) の協力のもと，保健主事 (p.190参照) が中心となって原案を作成し，学校保健委員会，職員会議を経て学校長が決定する.

□③ 『学校保健安全法』に基づき，学校は施設・設備の点検，児童生徒等に対する学校生活（通学を含む）や日常生活の安全に関する指導，職員の研修などの安全に関する具体的な実施計画である学校安全計画を策定し，実施しなければならない (27条).

□④ 学校安全計画は，校長など管理職のリーダーシップのもと教職員全体で作成し，教職員の共通理解のもと，計画に取り組む.

〔学校保健委員会〕

□① 学校保健計画などを協議し，学校における健康づくりを推進する組織である.

□② メンバーは教職員，児童生徒代表，保護者代表，学校三師，地域の関係機関で構成され，地域と連携して推進する．運営は保健主事が行う.
_{105A34 103A33}

▼ 学校保健委員会の構成

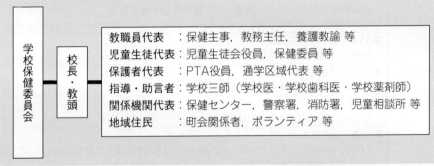

		教職員代表 ：保健主事，教務主任，養護教諭 等
学校保健委員会	校長・教頭	児童生徒代表：児童生徒会役員，保健委員 等
		保護者代表 ：PTA役員，通学区域代表 等
		指導・助言者：学校三師（学校医・学校歯科医・学校薬剤師）
		関係機関代表：保健センター，警察署，消防署，児童相談所 等
		地域住民 ：町会関係者，ボランティア 等

財団法人日本学校保健会：学校保健委員会マニュアルより一部改変

★青字は過去10年の国試に出題された内容です．文末には国試番号を付けています．例えば，「109P30」は第109回保健師国家試験の午後30番の問題です．AはAM＝午前，PはPM＝午後です.

学校教育法 (昭和22年制定, 令和4年6月最終改正)(QB保-337〜339)(衛358, 369)(公みえ340)

- □①　学校教育制度の基本について定めた法律であり，『学校教育法』に基づく**学習指導要領**により，**保健教育**や**安全教育**が行われている (21条8号, 33条, 同則50, 52条).

- □②　『学校教育法』では，以下が定められている. 108P32　103A19　102P28

  - ●学校の定義
    幼稚園，小学校，中学校，義務教育学校*1，高等学校，中等教育学校*2，
    特別支援学校，大学，高等専門学校 (1条).
  - ●健康診断の実施 (12条). (p.192参照)
  - ●養護教諭，栄養教諭等の設置 (27条等). (p.189, 190, 197参照)
  - ●『学校教育法施行規則』により，保健主事の設置 (45条等). (p.190参照)
  - ＊1：小学校の課程から小中一貫教育を行うもの.
  - ＊2：中学校の課程から中高一貫教育を行うもの.

≫ 学校保健にかかわる組織と人材

5章　学校保健

養護教諭 (QB保-340, 341)(衛358〜361)(公みえ342, 343)

- □①　養護教諭は，明治時代に学校看護婦として**トラコーマ**に感染した児童・生徒の**洗眼**や**点眼**を実施する学校医の助手を担ったことに始まる. 103P16

- □②　養護教諭は学校保健の専門員として，実質的な学校保健活動の中心となり，児童生徒・教職員の健康の保持・増進にあたる.

- □③　小学校，中学校，義務教育学校，中等教育学校，特別支援学校に配置義務がある (『学校教育法』37条等). 102P28
  - ➡幼稚園，高等学校にも置くことができる (同法27条2項, 60条2項).

- □④　教育職員であり，**養護教諭免許**を有していなければならない.
  - ➡**保健師の資格**をもち，指定された単位を修得した場合には，都道府県の教育委員会への申請により養護教諭2種免許を受けることができる (『教育職員免許法』5条).

R.B. for Public Health Nurse 2025

☐⑤　養護教諭の主な職務は，以下のようである．

> ❶保健管理………救急処置（応急手当等），健康診断（実施計画立案，準備，指導，評価），感染症予防，経過観察・配慮を必要とする子どもの支援，環境管理
>
> ❷保健教育………授業への参画＊，保健指導（個別の児童・生徒と保護者への指導・助言，集団への指導）
>
> ❸健康相談………心身の健康問題への対応・支援
>
> ❹保健室経営……保健室経営計画の作成，備品の管理
>
> ❺保健組織活動…学校保健委員会 等
>
> ❻学校保健計画・学校安全計画（p.188参照）策定への参画
>
> ＊養護教諭として3年以上勤務する場合に保健の授業を担当できる．

☐⑥　児童生徒等の健康診断（定期・臨時）は学校行事に位置づく**教育活動**の一環であり，実施計画の立案，準備，指導，評価は，**養護教諭**が行う．<small>107P31 103A14</small>

☐⑦　養護教諭は，児童生徒・保護者への保健指導として**保健だより**を作成し，知識の普及・啓発を図る．<small>106P30</small>

〔保健教育〕

☐①　保健教育の目的は，児童生徒が生涯にわたって**健康で安全な生活や健康な食生活**を送るために必要な資質や能力を養うことである（文部科学省：「生きる力」を育む小学校保健教育の手引）．<small>107P32</small>

☐②　小学校の保健の授業は**3年生から行う**（文部科学省：小学校学習指導要領）．

〔保健室〕

☐①　『学校保健安全法』に基づき，健康診断，健康相談，保健指導，救急処置などを行うため，保健室を設置する（7条）．

☐②　保健室は，児童生徒にとって安心して過ごせる場であり，**一時的な居場所**としての役割がある．<small>110P45</small>

保健主事　<small>（衛359）（公みえ342）</small>

☐①　小学校，中学校，義務教育学校，高等学校，中等教育学校，特別支援学校に置くものとされる（『学校教育法施行規則』45条等）．

☐②　保健主事は，指導教諭，教諭または養護教諭をもってこれに充てる（同則45条3項）．

学校保健に関する職種

(QB保-341, 342)(公みえ342, 343)

□① 学校保健に関する職種と主な職務は, 以下のようである.
109P11 107A20

職　種	学校保健に関する主な職務
学校の設置者	● 臨時休業の決定（感染症の予防上, 必要なとき） ● 職員の健康診断 ● 学校の環境衛生の管理責任
学校長	● 学校保健計画および学校安全計画の指導, 助言, 決定 ● 定期・臨時健康診断の実施 ● 感染症, その疑いのある児童生徒等の出席停止
保健主事	● 学校保健と学校全体の活動に関する調整 ● 学校保健計画の立案・作成 ● 学校保健に関する組織活動の推進（学校保健委員会の運営等） ● 保健に関する校内研修の企画
一般教員	● 健康相談, 健康観察, 保健指導 ● 学校保健計画・学校安全計画策定への参画
養護教諭	● 保健管理（救急処置, 健康診断 等） ● 保健教育, 保健指導 ● 健康相談 ● 保健室経営 ● 保健組織活動 ● 学校保健計画・学校安全計画策定への参画
学校医	❶学校保健計画・学校安全計画立案への参与 ❷必要に応じ, 保健管理に関する専門的事項の指導 ❸健康相談 ❹保健指導 ❺健康診断（定期・臨時・就学時）, 職員の健康診断 ❻疾病予防処置 ❼感染症の予防に関する指導・助言, 感染症および食中毒予防処置 ❽救急処置 ❾学校の環境衛生の維持および改善の指導・助言
学校歯科医	学校医の職務❶❷❸❹と, ❺❻のうち歯に関すること
学校薬剤師	学校医の職務❶❷❸❹❾に加え, ● 定期・臨時の環境衛生検査への従事 ● 学校で使用する医薬品, 毒物, 保健管理に必要な用具および材料の管理に関する必要な助言と指導
スクールカウンセラー[*1]	● 不登校やいじめ, 児童虐待, 災害等に伴う児童生徒および保護者の心のケア ● 心理学的見地から学校の諸問題に対する支援体制の構築
スクールソーシャルワーカー[*2]	● 不登校やいじめ, 児童虐待, 災害等の相談対応, 地域資源へのつなぎ ● 福祉的見地から学校を取り巻く関係機関等のネットワーク体制の構築

＊1：公認心理師, 臨床心理士, 精神科医等が務める.
＊2：社会福祉士, 精神保健福祉士等が務める.

5章　学校保健

>> 保健管理

健康診断 (QB保-343, 344)(衛359〜361)(公みえ344, 345)

□① 学校の健康診断の実施は,『学校教育法』,『学校保健安全法』に定められている(『学校教育法』12条,『学校保健安全法』11, 13, 15条). [108P32]

□② 『学校保健安全法』に基づく健康診断に関する規定は,以下のようである. [110P2 107P31 106P19]

	就学時健康診断 (11, 12条, 同令1, 4条, 同則3, 4条)	定期健康診断 (13条1項, 同則5〜9条)	臨時健康診断 (13条2項, 同則10条)	職員健康診断 (15条, 同則12〜16条)
対象者	小学校入学予定者	児童生徒等	児童生徒等	学校職員
実施者	市町村教育委員会	学校	学校	学校の設置者
期日	就学4か月前まで(手続きに支障がない場合,3か月前まで)	毎学年6月30日まで	次に掲げるような場合で,必要があるときに,必要な検査項目について行う.	定期(毎学年)臨時 ※学校の設置者が定める適切な時期に行う.
内容	❶栄養状態 ❷脊柱・胸郭の疾病・異常の有無 ❸視力,聴力 ❹眼の疾病・異常の有無 ❺耳鼻咽頭疾患・皮膚疾患の有無 ❻歯・口腔の疾病・異常の有無 ❼その他の疾病・異常の有無(知能検査を含む)	❼身長,体重 ❽四肢の状態 ❾結核の有無 ❿心臓の疾病・異常の有無 ⓫尿 ➡起床後1回目の中間尿を採取 ⓬その他の疾病・異常の有無(知能検査は含まない)	❶感染症または食中毒が発生したとき ❷風水害等により感染症の発生のおそれのあるとき ❸夏季における休業日の直前または直後 ❹結核,寄生虫病等の有無について検査を行う必要のあるとき ❺卒業のとき	❶身長,体重,腹囲 ❷視力,聴力 ❸結核の有無 ❹血圧 ❺尿 ❻胃の疾病・異常の有無 ❼貧血検査 ❽肝機能検査 ❾血中脂質検査 ❿血糖検査 ⓫心電図検査 ⓬その他の疾病・異常の有無
事後措置	・就学時健康診断票の作成 ・就学義務の猶予・免除 ・特別支援学校への就学に関する指導	・21日以内に本人・保護者に結果を通知 ・健康診断票の作成 ➡本人の卒業後5年間の保存義務	—	・健康診断票の作成 ➡5年間の保存義務

学校環境衛生 (QB保-345, 346) (衛361, 362) (公みえ347)

□① 環境衛生検査は『学校保健安全法』によって義務づけられている (5条).

□② 定期・臨時の環境衛生検査は，学校薬剤師が行う (同則1条, 24条1項2号). [109P11]

➡ **定期検査**：教室等の環境，飲料水等の水質・施設・設備，学校の清潔やネズミ・衛生害虫，教室等の備品管理，水泳プールについて定期的に把握する．

➡ **臨時検査**：感染症・食中毒の発生のおそれがある，または発生したとき，新たな学校用備品の搬入などにより揮発性有機化合物の発生のおそれがあるとき等に実施する．[107A15]

□③ 『学校保健安全法』に基づき，児童生徒等や職員の健康を保護するうえで維持されることが望ましい基準（学校環境衛生基準）が定められている (6条).

□④ 学校環境衛生基準は，以下のようである (令和4年改正).

- **教室換気**：二酸化炭素 1,500ppm以下*
- **温度**：18℃以上28℃以下*，**相対湿度**：30%以上80%以下*
- 浮遊粉じん0.10mg/m³以下，気流0.5m/秒以下*，CO 6ppm以下，
  NO_2 0.06ppm以下*，揮発性有機化合物（ホルムアルデヒド100μg/m³以下等），
  ダニ100匹/m²以下 等
- **照度**：一般教室300ルクス以上，
  コンピューターを使用する教室の机上500～1,000ルクス程度*
- **まぶしさ**：反射が黒板・机上・TVおよびPC等に起こらないこと
- **騒音**：等価騒音レベル閉窓時50dB以下*，開窓時55dB以下*
- **飲料水**：遊離残留塩素0.1mg/L以上，大腸菌の検出なし 等
- **水泳プール**：遊離残留塩素0.4mg/L以上（1.0mg/L以下であることが望ましい）
  大腸菌の検出なし 等
- 大掃除の実施
- 雨水の排水溝・排水の施設・設備の管理
- ネズミ，衛生害虫等対策
- 黒板の色彩の管理

※換気，温度，明るさ，騒音，水質，学校の清潔，衛生害虫等を毎授業日点検
*望ましい基準

≫ 学校保健における健康課題と支援

いじめ
(文部科学省：令和4年度児童生徒の問題行動・不登校等生徒指導上の諸課題に関する調査)
(公みえ349)

□① 『いじめ防止対策推進法』において，いじめとは，児童等に対して，一定の人的関係にある者が心理的・物理的な影響を与える行為（インターネットで行われるものを含む）で，対象となった児童等が心身の苦痛を感じているものをいう (2条).

□② いじめの認知件数は約68.2万件であり，小・中・高・特別支援学校のなかで最も多いのは小学校である．
　➡小学校：80.9%，中学校：16.3%，高等学校：2.3%.

□③ いじめの態様で最も多いのは，「冷やかしやからかい，悪口や脅し文句，嫌なことを言われる」である（57.4%）．近年，「パソコンや携帯電話等を用いたいじめ」という問題が浮上している（3.5%）.

不登校・保健室登校
(文部科学省：令和4年度児童生徒の問題行動・不登校等生徒指導上の諸課題に関する調査)(QB保-347, 348)(公みえ349)

□① 不登校とは，何らかの心理的，情緒的，身体的もしくは社会的要因または背景によって，児童生徒が出席しない，またはすることができない状況（病気または経済的理由による場合を除く）をいう（義務教育の段階における普通教育に相当する教育の機会の確保等に関する法律第二条第三号の就学が困難である状況を定める省令）.

□② 不登校児童生徒数は，小学校で約10.5万人（1.7%），中学校で約19.4万人（6.0%）である.

□③ 不登校の主な要因は，小学校，中学校ともに**無気力・不安**が最も多い. ^{108A16}

□④ 学校は，不登校対応担当の教職員を明確に位置づけ，校内外の連絡調整や情報収集を行い，不登校児童生徒に対し，柔軟で細やかな対応を行う.

□⑤ 養護教諭は，児童生徒が状況に応じて適応する努力をしやすいように，保健室や相談室などの学校内の居場所を充実させる.

□⑥ 再登校のため，**保健室登校**を行う際，養護教諭は保護者からの協力，**職員の支援体**制などの確認を行い，児童生徒の心情に配慮した支援を行う. ^{104P54}

□⑦ 教室に再登校する際には児童生徒の希望に合わせ，**参加しやすい方法**を提案する. ^{104P55}

喫煙・飲酒・薬物乱用 (QB保-348)(衛362)

- □① 未成年者の喫煙・飲酒・薬物乱用は，発育の途上にある子どもの心身に影響を及ぼす.

  ▼ 未成年者の喫煙・飲酒・薬物乱用の影響

  > 喫　煙：学習能力の低下，慢性呼吸器疾患，がん 等
  > 飲　酒：急性アルコール中毒，アルコール依存症，脳の萎縮，性腺の萎縮，がん 等
  > 薬物乱用：急性薬物中毒，薬物依存症，幻覚，妄想，恐喝や窃盗，脳の萎縮 等

- □② 喫煙や飲酒は，薬物乱用のきっかけになりやすいため，学校における喫煙・飲酒・薬物乱用防止教育が重要となる.

- □③ 未成年者の喫煙のきっかけは，他人から勧められることが多い．そのため，喫煙防止教室では，実際の場面でも応用できるよう，断り方のロールプレイを行う.

虐　待 (児童虐待：p.97 ～ 100, 児童虐待防止法：p.101 参照)

- □① 虐待を受けている場合には，児童生徒が精神的に追い詰められている状況が想定されるため，養護教諭は児童生徒が話しやすい環境や関係をつくる必要がある.

- □② 虐待の証拠保全のため，本人の発言や経過の記録，外傷部分の写真やスケッチなどの作成や保管を行う.
  <small>107P54</small>

- □③ 学校，保育所などから市町村や児童相談所への定期的な情報提供方法は，以下のようである.
  <small>107P54　103P43</small>

  - ●標準的な頻度は，おおむね1か月に1回である.
  - ●資料として残すため，原則として書面で行う.
  - ●被虐待児の出欠状況，欠席時の家庭からの連絡の有無，欠席理由を情報提供する.
  - ●児童虐待の兆候や状況の変化（不自然な外傷，家庭環境の変化 等）を把握した際には，定期的な情報提供の期日を待つことなく，市町村または児童相談所に情報提供する.

  <small>内閣府・文部科学省・厚生労働省：学校，保育所，認定こども園及び認可外保育施設等から市町村又は児童相談所への定期的な情報提供に関する指針</small>

- □④ 学校・保育所などは，保護者による虐待を子どもが訴えた場合，保護者には情報元を伝えないこととし，市町村・児童相談所などと連携しながら対応する.

- □⑤ 学校や学校の設置者は，虐待通告などの対応に関し，保護者による威圧的な要求や暴力が予想される場合には，児童相談所，警察，弁護士などの専門家と情報を共有し，連携して対応する.
  <small>107P55</small>

5章　学校保健

学校感染症 (感染症の類型：p.161 ～ 163参照)(QB保-349, 350)(RB看-社71)(衛361)(公みえ346)

□① 『学校保健安全法施行規則』は，学校において予防すべき感染症の種類・出席停止期間の基準を定めている (18, 19条).

□② 学校における感染症の流行を防ぐための措置として，『学校保健安全法』に基づき，学校長は児童生徒の出席停止を，学校の設置者は学校の全部または一部（学級・学年等）の臨時休業を行う (19, 20条).

□③ 学校感染症の出席停止の基準は，以下のようである (同則18, 19条).

分 類	感染症の種類	出席停止期間の基準
第1種*¹	『感染症法』による1類感染症と2類感染症（結核を除く）	いずれも治癒するまで
第2種	インフルエンザ［特定鳥インフルエンザ（H5N1, H7N9），新型インフルエンザ等感染症を除く］	発症後5日，かつ解熱後2日（幼児は3日）経過するまで
	百日咳	特有の咳の消失，または5日間の抗菌薬による治療終了まで
	麻 疹	解熱後3日経過するまで
	流行性耳下腺炎	耳下腺の腫脹の発現から5日を経過し，かつ全身状態が良好になるまで
	風 疹	発疹が消失するまで
	水 痘	すべての発疹が痂皮化するまで
	咽頭結膜熱	主要症状消退後2日経過するまで
	新型コロナウイルス感染症*²	発症後5日，かつ症状軽快後1日を経過するまで
	結 核	感染のおそれがないと学校医等が認めるまで
	髄膜炎菌性髄膜炎	
第3種	腸管出血性大腸菌感染症，流行性角結膜炎，急性出血性結膜炎，コレラ，細菌性赤痢，腸チフス，パラチフス，その他の感染症	感染のおそれがないと学校医等が認めるまで

＊1：『感染症法』に規定する新型インフルエンザ等感染症，指定感染症，新感染症は第1種とみなす.
＊2：病原体がベータコロナウイルス属のコロナウイルス（令和2年1月に中華人民共和国から世界保健機関に対して，ヒトに伝染する能力を有することが新たに報告されたものに限る）であるものに限る.
※基準に「発症後」や「解熱後」とある場合には，発症または解熱した日を0日目，その翌日を1日目と数える.

食 育 (QB保-351)(衛363〜366)(公みえ332,340)

□① 食育とは，さまざまな経験を通じて，「食」に関する知識と「食」を選択する力を習得し，健全な食生活を実践できる人間を育てることである．

□② 『食育基本法』の食育推進基本計画に基づき，都道府県・市町村は食育推進計画の作成に努めなければならない (16〜18条)．

□③ 『学校給食法』は，学校給食の普及・充実，学校における食育の推進を目的としており，学校給食の衛生管理基準・実施基準などが定められている (1,8,9条)．

□④ 『学校給食法』において，栄養教諭は学校給食を活用した食に関する実践的な指導を行う者と定められている (10条)．101P25
　➡幼稚園，小学校，中学校，義務教育学校，高等学校，中等教育学校，特別支援学校に置くことができる (『学校教育法』27条2項,37条2項 等)．

≫ 特別な支援を必要とする子どもに対する支援

学校生活管理指導表 (衛362)(公みえ347)

□① 学校生活管理指導表は，慢性疾患やアレルギー疾患をもつ児童生徒の保健管理のため，保護者が児童生徒の主治医に作成を依頼し，学校に提出する．105P49
　➡書式は，心疾患・腎疾患用とアレルギー疾患用の2種類がある．109A12

□② 主治医は，学校生活上の留意点として医学的見地から，可能な運動内容や強度，給食の管理，校外活動での配慮などの内容を記載する．

慢性疾患がある子ども (RB看-小48)(公みえ347)

□① 児童生徒の慢性疾患は，長期欠席の原因となるほか，学校生活を制限し児童生徒の健全な育成を妨げる要因となる．

□② 学校では，学校生活管理指導表に従い，慢性疾患に対して必要な配慮や管理を行う．

□③ 養護教諭は，学級担任と協力して，児童生徒の日常の健康状態を観察し，把握する．

□④ 1型糖尿病では，インスリン注射の実施や補食の備えなどを行うとともに，低血糖時の症状と対応を教職員全体で共有し，緊急時に対応できるよう備える必要がある．

アレルギーがある子ども （RB看-F11）（衛362）

□① 学校で注意が必要なアレルギーには，食物アレルギー，気管支喘息，アトピー性皮膚炎，アレルギー性結膜炎，アレルギー性鼻炎などがある．

□② 食物アレルギーや気管支喘息は，緊急の対応が必要な場合がある．教職員全体で該当する児童生徒の情報を共有し，緊急時に対応できるよう**職員研修**などを行う． 105P50

□③ 周囲の児童生徒の発達段階に応じて，必要な説明を行い，理解を得ることが重要である．

医療的ケアが必要な子ども （医療的ケア児支援法：p.95参照）（衛370, 371）（公みえ347）

□① 『医療的ケア児支援法』において，学校の設置者は，児が保護者の付き添いがなくても適切な医療的ケアが受けられるよう，看護師等の配置などの必要な措置を講じることが規定されている（10条2項）．

□② 教育委員会は，医療的ケア児の総括的な管理体制の整備を担う．具体的には，医療的ケア運営協議会の設置・運営，**学校医・医療的ケア指導医の委嘱**，看護師の確保・配置，研修などを行う．[文部科学省：学校における医療的ケアの今後の対応について（通知）] 108A53

□③ 小・中学校等において医療的ケアを実施する場合には，原則として**看護師等**が医療的ケアに当たり，教職員はバックアップする体制が望ましい（同通知）．

□④ 学校で医療的ケアを行う場合には，主治医の指示書に従って実施しなければならない．主治医は，医療的ケア児の状態，医療的ケアの範囲・内容，学校の状況を踏まえて明確な内容の指示書を作成する必要がある（同通知）．

□⑤ 養護教諭は，教職員の理解を深めるため，医療的ケア児の状態の説明などを行い，看護師と教職員の**連携支援**を担う． 108A54

特別支援教育 （QB保-352, 353）（RB看-小23）（衛369〜371）

□① 『学校教育法』などの改正により，障害のある児童生徒等の教育の一層の充実を図るため，平成19（2007）年に特別支援教育が本格的に実施された．

□② 特別支援教育は，視覚障害，聴覚障害，知的障害，肢体不自由，病弱・身体虚弱，言語障害に加え，平成18（2006）年から新たに学習障害（LD），注意欠陥多動性障害（ADHD），高機能自閉症などの発達障害も対象となった．

□③　共生社会の形成に向け，障害者権利条約 (p.142参照) に基づく**インクルーシブ教育シ**ステムの構築が推進されている．

　➡**インクルーシブ教育システム**：障害のある者と障害のない者が共に学ぶ仕組み．

□④　インクルーシブ教育システムの多様な学びの場として，**通常学級**，**通級による指導**，**特別支援学級**，**特別支援学校**の環境整備の充実が図られている．

　➡**通級による指導**：通常学級に在籍しながら，個人の障害に応じて一部の指導を通級指導教室や特別支援学級で受けること．

□⑤　義務教育段階にある全児童生徒のうち**特別支援学校に在籍している児童生徒の割合は約0.8%**で，人数は年々増加している [文部科学省資料（令和3年度）]．

□⑥　特別支援学級の児童生徒の障害では，**自閉症・情緒障害（50.9%）**が最も多く，次いで知的障害（45.0%）となっている（文部科学省：令和3年度特別支援教育資料）．

□⑦　障害のため通学して教育を受けることが困難な児童生徒に対して，**教員を派遣する教育（訪問教育）**が行われている（文部科学省：特別支援学校小学部・中学部学習指導要領）．訪問教育を受けている児童生徒数は，**小学部（小学生）が最も多い**（文部科学省：令和3年学校基本調査）．

□⑧　長期的な視点で一貫した教育的支援を行うため，学校が中心となり，障害のある児童生徒の**個別の教育支援計画**を作成する．

□⑨　特別支援教育に関する**校内委員会を設置する**．校内委員会は校長のリーダーシップのもと，**全校的な支援体制を確立し**，障害のある幼児や児童生徒の実態把握や支援対策の検討などを行う．

□⑩　学校長に指名された教員や養護教諭が，**特別支援教育コーディネーター**として校内委員会・校内研修の企画・運営や，学校内外の関係者との連絡・調整，保護者からの相談窓口などの役割を担う．

□⑪　特別支援学校の教員のうち，研修を受講した者は，喀痰吸引や経管栄養の決められた特定行為に限り，一定の条件のもと実施することができる（『社会福祉士及び介護福祉士法』附則10条，同則1条）．

2 産業保健

≫ 産業保健の概要

産業保健の目的 (QB保-364)(公みえ350)

□① 産業保健の意義は，労働者の災害や疾病を未然に防ぎ，その健康保持と増進に努めることにある.

▼ 産業保健の目的（ILO，WHO合同委員会による）

- すべての労働者の身体的・精神的・社会的健康を最高度に維持・増進させること
- 作業条件に起因する疾病を予防すること
- 健康に不利な環境から労働者を保護すること
- 労働者の生理的・心理的特性に適応する作業環境に配置すること
  ➡要約すれば，作業を人に適応させ，個々の労働者をその作業に適応させること

医療情報科学研究所 編：公衆衛生がみえる 2024-2025．第6版，メディックメディア，2024，p.350より改変

□② 事業者には，労働者が健康で安全に働くことができるよう必要な配慮を行う**安全配慮義務**があり，適切な職場環境の整備などを行う必要がある（『労働契約法』5条）.

≫ 労働安全衛生の関係法規

労働基準法 (昭和22年制定, 令和4年6月最終改正)(RB看-社72, 73)(衛250, 312, 323)(公みえ352, 353)

□① 『労働基準法』は，労働者の保護の立場から，**労働時間**や**休憩**，**賃金**などの労働条件に関する**最低限の基準**を定めている.[105P33]

□② 『労働基準法』では，以下が定められている.[109A13 104P16]

- 法定労働時間（32条）
  （原則1週40時間，1日8時間を超えて労働させてはならない）
- 年少者の就業制限（56〜63条）
- 妊産婦等の就業制限（64条の2〜68条）(p.203参照)
- 使用者による業務上の負傷・疾病における**補償**（災害補償責任）(75〜88条)

□③ 平成30（2018）年の働き方改革関連法により『労働基準法』が改正され，時間外労働の限度時間は，原則として**月45時間，年360時間**と定められた（36条4項）.

労働安全衛生法

（昭和47年制定, 令和4年6月最終改正）（QB保-365, 366）
（RB看-社75, 76）（衛312～314, 323）（公みえ354, 355, 368, 369）

□① 『労働安全衛生法』は，労働者の安全と健康を確保するとともに，快適な職場環境の形成を促進することを目的としている（1条）.

□② 『労働安全衛生法』では，以下が定められている.[108P12]

- 衛生管理者について（12条）(p.206参照)
- 産業医について（13条）(p.207参照)
- 衛生委員会について（18条）(p.205参照)
- 労働衛生の3管理（作業環境管理，作業管理，健康管理）(65～66条の10)(p.208参照)
- 心理的な負担の程度を把握するための検査（ストレスチェック）(66条の10)(p.216参照)
- 健康管理手帳の交付（67条）(p.211参照)
- 事業者による受動喫煙防止の努力義務化（68条の2）

□③ 平成30（2018）年の働き方改革関連法に伴い『労働安全衛生法』が改正され，産業医・産業保健機能や長時間労働者に対する面接指導などが強化された.

□④ 事業者は，産業医が労働者の健康管理を行うために必要な情報を提供しなければならない. また事業者は，産業医から受けた勧告を尊重し，その内容を衛生委員会に報告しなければならない（13条4～6項）.

□⑤ 事業者は，時間外労働が月80時間を超え，かつ疲労の蓄積が認められる長時間労働者で，本人から面接の申し出がある場合に，医師による面接指導を行わなければならない[105P8]（66条の8, 『労働安全衛生規則』52条の2第1項, 52条の3）.

□⑥ 面接指導は労働者の申し出により行うため，事業者は労働者が申し出ることができるように，時間外労働が月80時間を超えた労働者本人に，時間に関する情報を通知しなければならない（『労働安全衛生規則』52条の2第3項）.

★ 『レビューブック（RB）』は『クエスチョン・バンク（QB）』と同じ目次構成になっています. セットで使えば問題演習⇔復習の効率アップ！

労働者災害補償保険法 <small>(昭和22年制定, 令和4年6月最終改正)</small>
<small>(QB保-367)(RB看-社77)(衛321)(公みえ370)</small>

- □① 『労働者災害補償保険法（労災保険法）』は，業務上の事由，複数事業労働者の業務を要因とする事由，通勤による労働者の負傷，疾病，障害，死亡等に対して必要な保険給付を行い，労働者の福祉の増進に寄与することを目的としている (1条).

- □② 労働災害の認定は，労働基準監督署が行う (同則1条3項).

- □③ 保険料は事業主が負担する (30条).

高年齢者雇用安定法 <small>(昭和46年5月制定, 令和4年3月最終改正)</small>
<small>(RB看-社74)(衛253, 254)(公みえ353)</small>

- □① 『高年齢者等の雇用の安定等に関する法律（高年齢者雇用安定法）』は，高年齢者の雇用の確保や再就職促進などにより，高年齢者等の職業の安定を図ることを目的としている (1条).

- □② 事業者は従業員の定年を定める場合は，原則として60歳を下回ることはできない(8条).

- □③ 高年齢者雇用確保措置や高年齢者就業確保措置，シルバー人材センター事業などが整備されている (9条, 10条の2, 37〜43条).
    - ➡高年齢者雇用確保措置：雇用する高年齢者の65歳までの安定した雇用確保の義務(9条).
    - ➡高年齢者就業確保措置：雇用する高年齢者の70歳までの安定した就業機会の確保の努力義務 (10条の2).

労働者の出産・育児・介護にかかわる法律 <small>(QB保-368, 369)(RB看-社72〜75)(衛250)(公みえ201, 353)</small>

- □① 労働者が妊娠中や出産後，育児や介護中も安心して仕事を継続するため，『労働基準法』(p.200参照)，『男女雇用機会均等法』，『育児・介護休業法』に保護規定がある.

- □② 事業主は，妊産婦が『母子保健法』による保健指導や健康診査を受けるために必要な時間を確保しなければならない (『男女雇用機会均等法』12条).

- □③ 事業主は，妊産婦が医師から受けた指導事項を守れるよう，勤務時間の変更，勤務の軽減などの必要な措置を講じなければならない (同法13条). 主治医が記入した母性健康管理指導事項連絡カードを活用する.

□④　令和3（2021）年の『育児・介護休業法』の改正では，男性の育児休業取得の促進に向け，育児休業とは別に出生直後の時期（出生後8週以内）に取得できる出生時育児休業（産後パパ育休）が創設された（9条の2～9条の5）.

▼　労働者の出産・育児・介護にかかわる法律　_{108A45　106A37}

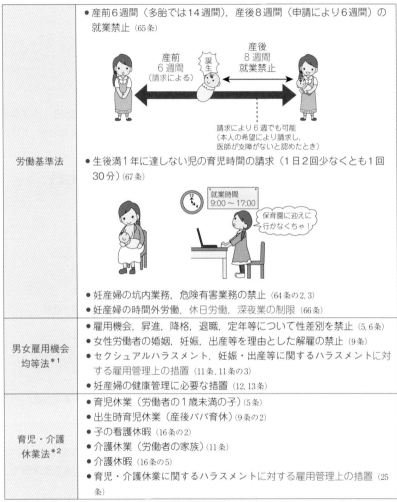

労働基準法	● 産前6週間（多胎では14週間），産後8週間（申請により6週間）の就業禁止（65条） 産前6週間（請求による）　誕生　産後8週間就業禁止 請求により6週でも可能（本人の希望により請求し，医師が支障がないと認めたとき） ● 生後満1年に達しない児の育児時間の請求（1日2回少なくとも1回30分）（67条） 就業時間 9:00～17:00　保育園に迎えに行かなくちゃ！ ● 妊産婦の坑内業務，危険有害業務の禁止（64条の2, 3） ● 妊産婦の時間外労働，休日労働，深夜業の制限（66条）
男女雇用機会均等法*1	● 雇用機会，昇進，降格，退職，定年等について性差別を禁止（5, 6条） ● 女性労働者の婚姻，妊娠，出産等を理由とした解雇の禁止（9条） ● セクシュアルハラスメント，妊娠・出産等に関するハラスメントに対する雇用管理上の措置（11条, 11条の3） ● 妊産婦の健康管理に必要な措置（12, 13条）
育児・介護休業法*2	● 育児休業（労働者の1歳未満の子）（5条） ● 出生時育児休業（産後パパ育休）（9条の2） ● 子の看護休暇（16条の2） ● 介護休業（労働者の家族）（11条） ● 介護休暇（16条の5） ● 育児・介護休業に関するハラスメントに対する雇用管理上の措置（25条）

＊1：『雇用の分野における男女の均等な機会及び待遇の確保等に関する法律』の略.
＊2：『育児休業，介護休業等育児又は家族介護を行う労働者の福祉に関する法律』の略.

5章　産業保健

≫ 労働安全衛生にかかわる組織と人材

労働安全衛生に関する行政機構 (QB保-370, 371)(衛314)(公みえ351)

□① 労働安全衛生に関する行政は，厚生労働省（国）の直轄機関である都道府県労働局と，その統括下にある労働基準監督署により行われる．

□② 国の機関である労働基準監督署は，労働基準行政の第一線機関であり，労災保険の認定や労働時間，賃金，労災防止，健康診断などの監督・指導を行っている．

〔産業保健活動総合支援事業〕

□① 産業保健活動総合支援事業は，労働者の健康管理，作業環境管理，作業管理など，労働衛生管理に関する相談を受け付け，事業場の産業保健活動を総合的に支援する事業である．

□② 事業利用の窓口は，都道府県ごとに設置される産業保健総合支援センター，労働基準監督署ごとで設置される地域産業保健センターである．

110P32 108A17 103P30
▼ 産業保健総合支援センターと地域産業保健センター

産業保健総合支援 センター	事業者や産業保健スタッフ等を対象に，専門的な相談への対応や研修等を行う． ●産業保健関係者からの相談への対応 ●産業保健スタッフ・事業者への研修 ●産業保健に関する情報提供 ●職場の健康問題に関するセミナー等の広報・啓発 ●地域の産業保健に関する調査・研究 ●地域窓口（地域産業保健センター）の運営
地域窓口 （地域産業保健センター）	労働者数50人未満の事業場を対象に，相談等への対応を行う． ●長時間労働者に対する医師による面接指導 ●健康相談の窓口開設 ●個別訪問による産業保健指導（医師による職場巡視） ●産業保健に関する情報提供

□③ 労働者数50人未満の事業場は，産業医や衛生管理者の選任義務がなく，産業保健スタッフの配置が十分でない場合が多い．そのため，地域窓口（地域産業保健センター）を活用した健康管理が重要となる．

衛生委員会・安全委員会・安全衛生委員会

(衛315)
(公みえ355)

□① 労働衛生管理体制における委員会には，❶衛生委員会，❷安全委員会，❸安全衛生委員会がある.

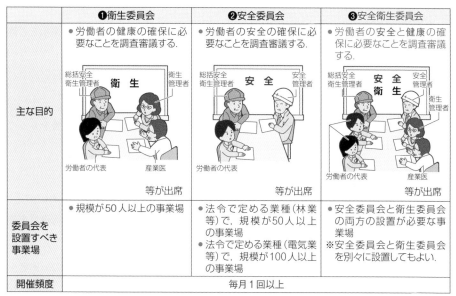

	❶衛生委員会	❷安全委員会	❸安全衛生委員会
主な目的	●労働者の健康の確保に必要なことを調査審議する. 総括安全衛生管理者 衛 生 衛生管理者 労働者の代表 産業医 等が出席	●労働者の安全の確保に必要なことを調査審議する. 総括安全衛生管理者 安 全 安全管理者 労働者の代表 等が出席	●労働者の安全と健康の確保に必要なことを調査審議する. 総括安全衛生管理者 安 全 衛 生 安全管理者 衛生管理者 労働者の代表 産業医 等が出席
委員会を設置すべき事業場	●規模が50人以上の事業場	●法令で定める業種(林業等)で，規模が50人以上の事業場 ●法令で定める業種(電気業等)で，規模が100人以上の事業場	●安全委員会と衛生委員会の両方の設置が必要な事業場 ※安全委員会と衛生委員会を別々に設置してもよい.
開催頻度	毎月1回以上		

医療情報科学研究所 編：職場の健康がみえる. 第1版, メディックメディア, 2019, p.100, 105 より改変

□② 衛生委員会（もしくは安全衛生委員会）は，労働者の健康障害防止や健康の保持増進のための基本対策，労働災害の原因および再発防止対策などを調査・審議し，事業者に対して意見する.

総括安全衛生管理者 (衛315)(公みえ355)

□① 総括安全衛生管理者は，現場で安全や衛生に関する業務が適切かつ円滑に実施されるよう，安全管理者や衛生管理者を指揮し，安全衛生管理体制に関するすべてを統括管理する.^{107P15}

　➡安全管理者：総括安全衛生管理者の指揮のもと，安全に関する技術的事項を管理する.

□② 『労働安全衛生法』により，一定以上の規模の事業場で選任が義務づけられている^{107P15}(10条,同令2条).

□③ 工場長や支店長といった，事業場において事業の実施を統括管理する者をもって充てなければならない (同法10条2項).

衛生管理者 (QB保-371,372)(衛315)(公みえ355)

□① 衛生管理者は，総括安全衛生管理者の指揮のもと，衛生に関する技術的事項を管理する.

□② 『労働安全衛生法』で規定されている国家資格であり，常時50人以上の労働者を使用する事業場において，労働者数に応じた人数を選任しなければならない(12条,同令4条).^{107A37　101A16}

□③ 衛生管理者は，少なくとも毎週1回，作業場を巡視（職場巡視）し，設備，作業方法または衛生状態に有害のおそれがあるときは，直ちに，労働者の健康障害を防止するため必要な措置を講じなければならない (『労働安全衛生規則』11条).^{108P11}

□④ 保健師の免許をもつ者は，申請により第一種衛生管理者の免許を取得できる (『衛生管理者規程』2条).

□⑤ 安全管理者・衛生管理者の選任を要しない事業場の安全衛生業務を担当する者として安全衛生推進者がいる. 安全衛生推進者は,特定の業種（製造業,建設業,運送業 等）の事業場において，常時使用する労働者が10〜49人の場合に選任する義務がある (12条,同令4条).^{110P12}

産業保健師

□①　産業保健師は，労働者や事業者への支援を通じて，事業場における労働者の労働災害の防止および健康保持増進を図るとともに，働きやすい職場環境の形成に寄与する．

□②　産業保健師の役割は，以下のようである．

- 労働者の保健指導・健康管理
- 業務に起因する健康障害の予防
- 労働者の心身両面の健康の保持増進のための支援
- 働きやすい職場環境づくり
- ワーク・ライフ・バランスの推進　　　　　等

□③　産業保健師はヘルスプロモーションに基づく職場の**環境づくり**として，事業場の敷地内禁煙，社員食堂の**減塩メニュー提供**などの働きかけを行う．^{108P35}

□④　産業保健師は必要に応じて**職場巡視**を行い，職場の作業環境や作業方法を確認するとともに，健康課題を見極め，対策の検討を行う．^{110A46　104A55}

補足事項

- 産業保健師は，産業医や衛生管理者のように，事業者による選任義務はないものの，『労働安全衛生法』に，保健師による保健指導について規定されている（66条の7）．

産業医　(衛315)(公みえ356)

□①　『労働安全衛生法』に基づき，常時使用する労働者が50人以上の事業場では，事業者が産業医を選任し，労働者の健康管理を行わせなければならない（13条，同令5条）．
　➡常時1,000人以上の労働者，または常時500人以上の労働者を特定の業務に従事させている事業場では，専属の産業医を置かなければならない（『労働安全衛生規則』13条1項）．

□②　産業医は，原則として少なくとも毎月1回，職場巡視をしなければならない（『労働安全衛生規則』15条）．

□③　産業医の選任が必要でない事業場は，労働者の健康管理を行うのに必要な知識を有する医師または保健師に労働者の健康管理を行わせるよう努めなければならない（同法13条の2，『労働安全衛生規則』15条の2）．

5章　産業保健

>> 労働衛生管理体制

労働衛生の3管理／5管理 (QB保-372, 373)(RB看-社75)(衛314)(公みえ357〜363)

□① 労働衛生の3管理は，作業環境管理，作業管理，健康管理からなり，これに労働衛生教育と総括管理を加えたものを労働衛生の5管理という.

▼ 労働衛生の3管理／5管理
109P13 107A28 106P12 105A14 101P14

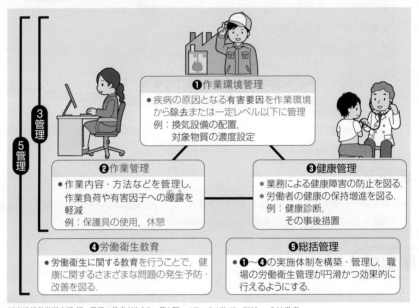

3管理

5管理

❶作業環境管理
• 疾病の原因となる有害要因を作業環境から除去または一定レベル以下に管理
例：換気設備の配置，
対象物質の濃度設定

❷作業管理
• 作業内容・方法などを管理し，作業負荷や有害因子への曝露を軽減
例：保護具の使用，休憩

❸健康管理
• 業務による健康障害の防止を図る.
• 労働者の健康の保持増進を図る.
例：健康診断，
その事後措置

❹労働衛生教育
• 労働衛生に関する教育を行うことで，健康に関するさまざまな問題の発生予防・改善を図る.

❺総括管理
• ❶〜❹の実施体制を構築・管理し，職場の労働衛生管理が円滑かつ効果的に行えるようにする.

医療情報科学研究所 編：職場の健康がみえる. 第1版, メディックメディア, 2019, p.7より改変

労働安全衛生マネジメントシステム（OSHMS） (QB保-374)(衛316)(公みえ355)

□① 事業場における安全衛生水準の向上を目的に，事業者が労働者の協力のもと，以下の❶〜❹の事項を一連の過程（PDCAサイクル）により継続的に行う自主的な安全衛生活動の仕組みである.
106A35

❶安全衛生方針の表明
❷危険性または有害性等の調査およびその結果に基づき講ずる措置
（リスクアセスメント）
❸安全衛生目標の設定
❹安全衛生計画の作成・実施・評価・改善

□② 事業者は，労働安全衛生マネジメントシステム（OSHMS）の定期的なシステム監査を行う．^{106A35}

→**システム監査**：OSHMSに従って行う措置が適切に実施されているかどうかについて，安全衛生計画の期間を考慮して事業者が行う調査・評価をいう（厚生労働省：労働安全衛生マネジメントシステムに関する指針）．

》 健康管理

健康診断 （衛319, 320）（公みえ363）

□① 健康診断は，一般健康診断と特殊健康診断に分けられる．

□② 『労働安全衛生法』に基づく健康診断は事業者に実施義務があり，費用は全額事業者が負担する（66条）．

一般健康診断 （QB保-375, 376）（RB看-社76）（衛319, 320）（公みえ363, 364）

□① 一般健康診断には，以下の5種類があり，事業者に実施の義務がある（『労働安全衛生規則』43～45条の2, 47条）．

		実施時期	基本検査項目
	雇入時の健康診断	雇入時（3か月以内の健診でも代用可）	❶既往歴・業務歴の調査 ❷自覚症状・他覚症状の有無の検査 ❸身長, 体重, 腹囲, 視力, 聴力（1,000Hz・4,000Hz）の検査 ❹胸部エックス線検査 ❺血圧の測定 ❻尿検査（尿中の糖・蛋白の有無の検査） ❼貧血検査（赤血球数, 血色素量） ❽肝機能検査（AST〈GOT〉, ALT〈GPT〉, γ-GTP） ❾血中脂質検査（LDLコレステロール, HDLコレステロール, トリグリセライド） ❿血糖検査 ⓫心電図検査
	定期健康診断	1年以内ごとに1回（定期に）	
	特定業務従事者*の健康診断	配置換え時, 6か月以内ごとに1回（定期に）	
	海外派遣労働者の健康診断	派遣前, 帰国後	
	給食従業員の検便	雇入時, 配置換え時	検便

健康診断の種類や項目によっては, 医師の判断で省略や変更が可能なものがある.

＊暑熱業務, 坑内業務, 深夜業務等を行う従事者.
医療情報科学研究所 編：公衆衛生がみえる 2024-2025. 第6版, メディックメディア, 2024. p.364より改変

□② 海外派遣労働者の健康診断では，定期健康診断などの実施日から6か月間は同一の検査項目を省略できる（『労働安全衛生規則』45条の2第3項）.

□③ 常時50人以上の労働者を使用する事業者は，定期健康診断または特定業務従事者の健康診断を行った際，遅滞なく定期健康診断結果報告書を労働基準監督署長に提出しなければならない（『労働安全衛生規則』52条）.

□④ 職域における定期健康診断での有所見率は，年々増加傾向にあり，令和4（2022）年は58.3％（推計値）である（厚生労働省：令和4年業務上疾病発生状況等調査）.
➡血中脂質検査の有所見率が最も高い.

□⑤ 一般健康診断の結果は，5年間の保存義務がある（『労働安全衛生規則』51条）. [107P33]

特殊健康診断 （QB保-376, 377）（RB看-社76）（衛319～321）（公みえ363, 365）

□① 特殊健康診断は，法令で定められた有害な業務に従事する労働者に，業務に起因する健康障害がないかを調べるために行う健康診断であり，事業者に実施義務がある（『労働安全衛生法』66条2項）.

□② 特殊健康診断の対象は，高気圧業務，放射線業務，特定化学物質業務，鉛業務，四アルキル鉛業務，有機溶剤業務，石綿業務である.

□③ 実施時期は，雇入時，配置転換時，原則就業後6か月以内ごとに1回である.

□④ 『労働安全衛生法』の特殊健康診断と性質的に類似している粉じん作業に対するじん肺健康診断は，『じん肺法』に定められている（『じん肺法』7～11条）.
➡実施時期：就業時，定期，定期外，離職時.

□⑤ 記録の保存年数は原則5年であるが，粉じん作業は7年，放射線業務は30年，石綿業務は40年，特定化学物質業務のうち特別管理物質は30年である.

健康診断の事後措置 （衛320）（公みえ366）

□① 事業者は，所見の有無にかかわらず，受診者全員に診断結果を通知しなければならない（『労働安全衛生法』66条の6）.

□② 事業者は，健康診断の結果，必要がある場合は，就業場所の変更や労働時間の短縮，作業環境測定の実施などの適切な措置を講じなければならない（同法66条の5）. [107P33]

じん肺 (RB看-成12)(衛316, 319〜321, 330, 331)(公みえ365, 375〜378)

□① じん肺は，吸入した粉じんが肺に沈着して生じた**線維増殖性変化**を主体とする疾病である．炭鉱・鉱山労働者や建材製造業などに従事する者に起こりやすい．

□② じん肺の代表的なものに，珪肺や石綿肺（アスベスト肺）がある．

□③ じん肺の治療は困難であり，予防措置が重要となるため，『じん肺法』において健康診断 (p.210参照) などの健康管理の措置が定められている (3〜11条)．

〔石綿による疾病〕

□① 石綿は，じん肺のひとつである石綿肺（アスベスト肺）や悪性中皮腫，肺癌の原因物質である．101A3

□② 石綿は，『大気汚染防止法』(p.19参照) に規定されている**特定粉じん**である (2条8項)．
➡ **特定粉じん**：粉じんのうち，石綿その他の健康被害が生じるおそれのある物質で，政令の定めるものをいう (同法2条8項)．

□③ 建築物の解体・改修作業では，石綿の曝露防止対策が必要である．

補足事項

- 石綿は，天然の繊維性ケイ酸塩鉱物で，アスベストとも呼ばれている．石綿の繊維は飛散し，一度吸い込むと肺外に排泄されないため，健康障害を生じる．潜伏期間は数十年に及ぶこともある．
- 石綿による健康被害を受けた者およびその遺族に対し迅速な救済を図ることを目的として，『石綿による健康被害の救済に関する法律（石綿健康被害救済法)』が平成18 (2006) 年2月に制定された．

電離放射線の健康影響 (QB保-380, 381)(RB看-成14)(衛189, 190, 316, 317)(公みえ384〜387)

□① 電離放射線とは，照射物をイオン化（電離）する能力をもった，電磁放射線（エックス線，ガンマ線 等）や粒子放射線（α 線，β 線 等）のことである．

□② 電離放射線障害は，主に原子燃料採掘，発電，医療業務などの職場で発生する．

□③ 電離放射線障害には数週以内の潜伏期間を経て現れる早期障害と，数か月〜数十年の潜伏期間を経て現れる晩発障害がある (p.230参照)．

□④ 放射線業務従事者には被ばく限度が定められている (『電離放射線障害防止規則』4条)．被ばく線量測定は，毎日の線量を測るものと累積を測るものを併用することが望ましい．

□⑤ 放射線業務従事者には，雇入時，配置転換時，定期（原則，就業後6か月以内ごと）に特殊健康診断 (p.210参照) の実施が義務づけられている (同則56条)．

5章 産業保健

化学物質の健康影響 <small>(衛317〜319)(公みえ390〜407)</small>

- □①　産業で使用する化学物質には，皮膚炎，神経障害，がんなどが生じる可能性のある
ものが含まれており，健康障害の防止対策が重要である．
  - ➡例：印刷工場の1,2-ジクロロプロパンによる胆管癌，化学工場のオルト-トルイジン
による膀胱癌．

- □②　労働者に危険や健康障害が生じるおそれのある化学物質を譲渡・提供する場合には，
人体に及ぼす作用，事故時の応急措置などが書かれたSDS（安全データシート）の交
付が義務づけられている（『労働安全衛生法』57条の2等）．

- □③　産業保健師はSDSを活用し，労働者が化学物質の有害性を理解し，正しい作業方法
の遵守や保護具の適切な使用を行うことができるよう，安全衛生に関する教育を行う．
  - ➡事業者は，雇入時や作業内容変更時には，取り扱う原材料の危険性・有害性，取扱
い方法などの必要な教育を行わなければならない（『労働安全衛生規則』35条）．

- □④　化学物質を扱う事業場において，1年以内に複数の労働者が同種のがんに罹患した
ことを把握した際には，罹患が業務に起因する可能性について医師の意見を聴かなけ
ればならない（『労働安全衛生規則』97条の2）．

情報機器作業に伴う健康障害 <small>(RB看-成12, 13)(公みえ389)</small>

- □①　情報機器作業とは，パソコンやタブレット端末などの情報機器を使用して，データ
の入力・検索・照合，文章・画像の作成・編集・修正，プログラミング，監視などを
行う作業である．

- □②　長時間の連続した作業により，視力障害，筋骨格系の症状，ストレス等による症状
など，心身へ影響が生じる．

- □③　厚生労働省は「情報機器作業における労働衛生管理のためのガイドライン」により，
作業内容や作業時間に応じた労働衛生管理を行うよう示している．

- □④　情報機器作業における一連続作業時間は1時間を超えないようにし，次の連続作業
までの間に10〜15分の作業休止時間を設け，かつ，一連続作業時間内において1〜
2回程度の小休止を設ける（同ガイドライン）． <small>110A44 105P7</small>

職場のメンタルヘルスケア （QB保-381, 382）（衛323）（公みえ369）

□① 厚生労働省は平成18（2006）年に労働者の心の健康の保持増進のための指針（メンタルヘルス指針）を定め，職場におけるメンタルヘルス対策を推進している．

□② メンタルヘルス指針では，セルフケア，ラインによるケア，事業場内産業保健スタッフ等によるケア，事業場外資源によるケアの4つのケアが重視されている．
^{110A13} ^{107P47} ^{102P33}

❶セルフケア（労働者自らによる対処）	● ストレスやメンタルヘルスに対する正しい理解 ● ストレスチェック等によるストレスへの気づき
❷ライン（職場の管理監督者）によるケア	● 労働者の労働時間管理 ● 職場環境の把握・改善 ● 労働者の自発的な相談への上司の対応
❸事業場内産業保健スタッフ等によるケア	● 産業医のメンタルヘルス相談
❹事業場外資源によるケア	● 産業保健総合支援センター等のサービス活用

※企業に勤務する産業保健師は「事業場内産業保健スタッフ」に位置づけられている．
厚生労働省：労働者の心の健康の保持増進のための指針より作成

□③ 4つのメンタルヘルスケアが継続して実施されるように，事業者は心の健康づくり計画を策定する必要がある．

➡**心の健康づくり計画**：事業場のメンタルヘルスケアを効果的に推進するための計画．

□④ 心の健康づくり計画を策定する際には，事業者は，**衛生委員会**（もしくは**安全衛生委員会**）において調査・審議を行い，事業場における問題点の把握やメンタルヘルスケアの実施，心の健康づくりの体制の整備などについて話し合う（厚生労働省：労働者の心の健康の保持増進のための指針）．
^{106P41}

□⑤ メンタルヘルスケアにおける保健師などの具体的な取り組みは，以下のようである．
^{107P46} ^{107P47} ^{106P39}

● メンタルヘルスケアを推進するための**教育研修・情報提供**
● 職場環境の把握・改善
● メンタルヘルス不調への気づき・対応
● 職場復帰における支援
● 職場全体での健康調査の実施

□⑥ 職場における人間関係のトラブルを解消するための効果的な方法として，**アサーショントレーニング**がある．
^{101P49}

➡**アサーション**：お互いを尊重しながら率直に自己表現できるようにするためのコミュニケーションスキルのこと．

ストレスチェック制度 (QB保-382) (RB看-社75, 76) (衛323) (公みえ369)

□① ストレスチェック制度は,『労働安全衛生法』に基づき, 労働者に対して行う**心理的な負担の程度を把握するための検査（ストレスチェック）**や, 検査結果に基づく**医師による面接指導**の実施などを事業者に義務づける制度である (66条の10). 108P12 107P45

□② 労働者**50人以上**の事業場では, 毎年1回, 医師や保健師などによる**ストレスチェック**を行わなければならない (『労働安全衛生規則』52条の9). 102A13

➡労働者数50人未満の事業場については, 当面は**努力義務**である.

□③ 常時50人以上の労働者を使用する事業者は, 検査, 面接指導の実施状況などについて, **毎年1回定期的に, 労働基準監督署長へ報告**しなければならない (『労働安全衛生規則』52条の21).

□④ 労働者のメンタルヘルス不調の未然防止（**一次予防**）を目的としており, 事業場におけるメンタルヘルスケアの総合的な取り組みの一環として実施されることが望ましい. 101P47

□⑤ ストレスチェックの結果, **高ストレス者**に選定され, 医師による面接指導が必要と判断された労働者に対しては, 医師との面接につなげられるよう**面接の案内**（申出窓口や申出方法等）を通知する. 107P45

□⑥ 事業者は, ストレスチェックの結果を集団分析し, 職場環境の改善に活用し, 適切な措置を講ずるよう努めなければならない (『労働安全衛生規則』52条の14).

□⑦ 現在の仕事や職業生活に関することで, 強い不安, 悩み, ストレスとなっていると感じる事柄がある労働者の割合は**82.2%**である. その事柄の内容をみると, **仕事の量**が36.3%と最も高い [厚生労働省：令和4年労働安全衛生調査（実態調査）]. 108A26

ハラスメント対策 (QB保-383) (RB看-社73〜75)

□① ハラスメントとは, いじめ, 嫌がらせのことをいい, 職場におけるハラスメントには, セクシュアルハラスメント, パワーハラスメント, 妊娠・出産・育児休業等に関するハラスメントなどがある.

□② 職場におけるハラスメントについて,『**男女雇用機会均等法**』(p.203参照),『**育児・介護休業法**』(p.203参照),『**労働施策の総合的な推進並びに労働者の雇用の安定及び職業生活の充実等に関する法律（労働施策総合推進法）**』において, 相談を理由にする不利益な取扱いの禁止などが規定され, ハラスメント防止のために**事業主が講ずべき措置**が示されている. 106A37

□③　ハラスメント対策として，**管理職に対する研修の実施**，相談窓口の設置，相談体制や対処法の周知などの取り組みが行われている．

過重労働 (QB保-384)(RB看-社78)(衛323)(公みえ368)

□①　過重労働による心身への負荷は，脳・心臓疾患，うつ病などに関連することが知られており，労働者の健康を守るための対策が重要となる．

□②　労働者が過重な業務に従事し，それによって脳疾患や心臓疾患を発症して死亡することを過労死という．また，業務上精神障害を発症して自殺（未遂も含む）に至ることを過労自殺という．

□③　過労死などの労働災害により給付を受けるためには，『労働者災害補償保険法（労災保険法）』(p.202参照) に基づき，労働基準監督署に対して申請し，労働災害認定を受ける必要がある．

〔過重労働による健康障害防止のための総合対策〕

□①　「過重労働による健康障害防止のための総合対策」とは，過重労働による労働者の健康障害を防止することを目的として，事業者が講ずべき措置を定めたものである．

□②　過重労働による健康障害防止のための総合対策の主な内容は，以下のようである． 106P15

時間外・休日労働時間等の削減	●時間外労働を原則月45時間以下とするよう努める． ●過重労働の注意喚起　　　　　　　　　　等
年次有給休暇の取得促進	●年5日間の年次有給休暇の時季を指定，確実な取得 ●年次有給休暇の計画的付与制度の活用　　等
労働時間等の設定の改善	●労働者の生活時間や睡眠時間を確保するための勤務間インターバル*制度の導入に努める．
労働者の健康管理に係る措置の徹底	●健康管理体制の整備，健康診断の実施 ●長時間にわたる時間外・休日労働を行った労働者に対する面接指導 ●メンタルヘルス対策 (p.215参照)・ストレスチェック (p.216参照) の実施　　　等

＊前日の終業時刻と翌日の始業時刻の間に一定の休息時間を設けることで，労働者の生活時間や睡眠時間を確保することを勤務間インターバルという．

5章 産業保健

217

職場復帰支援（リワーク支援） (RB看-精17)

□① **職場復帰支援**とは，うつ病などの精神疾患により休職した人を対象として職場復帰支援を行うプログラムであり，**リワーク支援**ともいう. [107A11]

□② 休職は，労働者から主治医の診断書が提出された時点で始まり，復職支援は休職と同時に始まる.

□③ 保健師は，休職者本人から把握した状況や意向を産業医に伝え，休職者の上司や人事部などの会社側とも調整をするなどして休職者の復職を支援する.

□④ 休職者から職場復帰の意思が示された場合には，休職者に対して主治医による職場復帰が可能という判断が記された**診断書の提出**を求める [106P40] （厚生労働省：心の健康問題により休業した労働者の職場復帰支援の手引き）.

□⑤ 職場復帰は，休職前と同じ職場への復帰を原則とし，業務負担の軽減などの配慮を行う. なお，必要があれば，復帰時に配置転換や異動を検討する場合もある.

□⑥ 復職後も休職を繰り返す者がいる場合，再休職に至った労働者の再休職までの状況を，産業保健スタッフと人事部で話し合うことが重要である.

事業場における治療と仕事の両立支援 (衛324, 325)（公みえ352）

□① 「事業場における治療と仕事の両立支援のためのガイドライン」では，長期の治療が必要な疾病（がん，脳卒中 等）を抱える労働者に対して，事業場が適切な**就業上の措置**や**治療への配慮**を行えるよう具体的な方法を提示している. [108P52]

□② 両立支援は，労働者が事業者に申出・情報提供を行うことから始まる. 必要に応じて，産業医等が主治医に両立支援の検討に必要な事項を確認する.

□③ 事業者は，主治医や産業医の意見を勘案し，労働者と話し合ったうえで両立支援プランを作成する.

□④ 保健師は両立支援を進めるなかで，労働者の**具体的な仕事内容の確認**や**主治医との連絡調整**などを行う. [108P52] [108P53]

□⑤ 治療により休業した労働者が利用できる支援制度として，医療費の負担軽減を図る医療保険の**高額療養費制度** (p.333参照) や，世帯の税負担を軽減する**確定申告**による**医療費控除**などがある. [106P31]

高年齢労働者の健康管理 (衛325)

□① 高年齢労働者の就労がより一層進み，労働災害における高年齢労働者の占める割合の増加が見込まれていることから，厚生労働省は，高年齢労働者の安全と健康確保のためのガイドライン（エイジフリーガイドライン）を公表している．

□② 高年齢労働者の**身体機能の低下**などの特性を踏まえ，実際の労働災害やヒヤリハットの事例から**危険源を洗い出し**，労働災害の発生リスクについて**リスクアセスメント**を行い，安全衛生管理体制の確立につなげる． 109A47

□③ 職場環境の改善のため，**ハード面対策**（**中低音域の警告音の使用**，作業場の照度の確保 等）と**ソフト面対策**（勤務形態の工夫，作業管理 等）を行う（同ガイドライン）． 109A48

□④ 高年齢労働者の健康・体力の状況を客観的に把握し，各自に合った作業に従事させるとともに，高年齢労働者が自ら身体機能の維持・向上に取り組めるよう支援する．

□⑤ 管理監督者などに対して，高年齢労働者の特徴とそれに対する安全衛生対策が理解できるよう**研修・教育**を行う． 109A49

ワーク・ライフ・バランス (RB看-社78)(衛324)

□① ワーク・ライフ・バランス（WLB）とは，仕事と生活の調和のことである．

□② 平成19(2007)年12月にワーク・ライフ・バランス憲章が策定され，以下のような目指すべき社会が示された．

- 就労による経済的自立が可能な社会
- 健康で豊かな生活のための時間が確保できる社会
- 多様な働き方・生き方が選択できる社会

□③ 平成30(2018)年の働き方改革関連法などにより，長時間労働の是正や年次有給休暇取得促進などの施策が講じられ，ワーク・ライフ・バランスを実現するための取り組みが推進されている．

★統計数値は原則として『国民衛生の動向2023/2024』（厚生労働統計協会 編）の確定数の年度に準拠しています．

5章 産業保健

>> 産業保健の展開・連携

地域・職域連携推進事業 <small>(QB保-385)</small>

- □① 地域保健と職域保健の共通する保健サービス（健康教育，健康相談，健康情報 等）を共有し，より効果的で効率的な保健事業を展開するための事業である．

- □② 地域保健と職域保健が連携を図る場として，地域・職域連携推進協議会が設置されている．

- □③ 地域・職域連携推進協議会は，都道府県協議会と二次医療圏協議会がある．都道府県協議会は広域的な連携であり，二次医療圏協議会は地域特性に応じた連携である．

- □④ 地域・職域連携推進協議会において，労働者数50人未満の事業場の健康課題について地域産業保健センター <small>(p.204参照)</small> や商工会と連携を図る．<small>102P55</small>

健康経営・コラボヘルス <small>(QB保-386)</small>

- □① 健康経営とは，経営者が健康管理を経営的視点から考え，戦略的に従業員の健康づくりを実践することである．
  - ➡健康日本21（第三次）<small>(p.103～105参照)</small> では，健康経営の推進が目標に設定されている．

- □② 健康経営の取り組みにより，従業員の健康を保持増進することによって，生産性・創造性の向上といった経営面の効果が期待できる．また，健康経営は会社だけでなく，医療費の削減など社会全体にも利益をもたらすことが期待されている．

- □③ 健康経営を行うためには，事業主，健康保険組合，産業保健スタッフ（産業医，保健師）などが互いに連携することが重要である．

- □④ 特に，データヘルス計画 <small>(p.115参照)</small> を担う健康保険組合と健康経営を推進する事業主が適切に連携するコラボヘルスが重要である．

- □⑤ コラボヘルスとは，健康保険組合等の保険者と事業主が積極的に連携し，明確な役割分担と良好な職場環境のもと，従業員と家族の予防・健康づくりを効果的・効率的に実行することを指す <small>(厚生労働省：データヘルス・健康経営を推進するためのコラボヘルスガイドライン)</small>．<small>109A14</small>

6章 健康危機管理

1 健康危機管理

» 健康危機管理

健康危機管理の定義 (QB保-398)(衛29, 30)

□① 薬害エイズ問題や阪神・淡路大震災が契機となり，平成9(1997)年，厚生省健康危機管理基本指針［平成13(2001)年以降，**厚生労働省健康危機管理基本指針**］が策定され，健康危機管理について定義された.^{101A17}

□② **健康危機管理**とは，「医薬品，食中毒，感染症，飲料水その他何らかの原因により生じる国民の生命，健康の安全を脅かす事態に対して行われる健康被害の発生予防，拡大防止,治療等に関する業務であって,厚生労働省の所管に属するもの」である (同指針).

□③ 保健所における健康危機の対象分野には，感染症，災害有事・重大健康危機，食品安全，医療安全，精神保健医療，**児童虐待**などが含まれる^{110P13} (厚生労働省：地域保健対策検討会中間報告).

健康危機管理体制 (QB保-399～401)

□① 平成13(2001)年に，地域健康危機管理ガイドラインが策定され，保健所が行う健康危機管理の業務が提示された.

□② 地域健康危機管理ガイドラインで，保健所の健康危機管理業務は，以下の4つに整理された．これら4つは健康危機管理の一連の流れを示す.^{108P34}

❶健康危機発生の未然防止
➡監視業務，地域状況の把握，予想される健康被害の対策 等 ⎫
❷健康危機発生時に備えた準備　　　　　　　　　　　　　　　⎬ 平常時の備え
➡手引書の作成，人材の資質向上，関係機関との連携確保 等 ⎭

❸健康危機への対応
➡保健医療サービスの提供調整，情報収集，防疫活動 等 ⎫
❹健康危機による被害の回復　　　　　　　　　　　　　　　⎬ 健康危機発生時の対応
➡監視体制の改善，飲料水・食品等の安全確認，心のケア 等 ⎭

厚生労働省：地域における健康危機管理について～地域健康危機管理ガイドライン～より作成

□③ 健康危機管理体制の中心となる管理責任者は，地域の保健医療に精通しているという観点から**保健所長**が望ましい^{102A28 101A50} (厚生労働省：地域保健対策の推進に関する基本的な指針).

□④ 地域の健康危機管理体制を確保するため，保健所に保健所長の補佐をする統括保健師 (p.237参照) 等の総合的なマネジメントを担う保健師を配置することが，令和5（2023）年改正の「地域保健対策の推進に関する基本的な指針」(p.317,318参照) で明示された．

□⑤ 保健所は，地域の健康危機管理の拠点として，必要な情報の収集・分析，対応策の企画立案・実施，リスクコミュニケーション (p.224参照) を行い，平常時から健康危機に備えた準備を計画的に推進する．また，複合的な健康危機にも対応できるよう必要な体制強化の取り組みを推進する．(同指針)

□⑥ 法令に定められている保健所における健康危機管理の対応例は，以下のようである． 109A36 107A12 102P14 101A37

法令に規定された対策	平常時の備え	健康危機発生時の対応
感染症対策	予防計画の策定,感染症発生動向調査,予防接種 等	医師からの届出の受理，入院勧告，入院措置，就業制限 等
食品衛生対策	飲食店の営業届出の受理・許可 等	食中毒発生時の調査，営業許可の取り消し・停止 等
獣医衛生対策	食肉検査 等	と畜場等の設置許可の取り消し 等
生活衛生関係営業対策	旅館業，公衆浴場業等の開設許可 等	旅館業，公衆浴場業等の許可の取り消し 等
水道対策	水道事業者による定期の水質検査	臨時の水質検査，給水の緊急停止 等
医療対策	医療計画等による医療体制の確保 等	病院等の開設許可の取り消し 等
薬事対策，毒劇物対策	薬物監視 等	立入検査，登録許可の取り消し 等
廃棄物対策	廃棄物処理業，廃棄物処理施設の許可	廃棄物処理業・廃棄物処理施設の許可の取り消し 等

厚生労働省：地域における健康危機管理について～地域健康危機管理ガイドライン～より作成

□⑦ 保健所は，法令に基づく対応以外に，平常時の備えと健康危機発生時の具体的な業務として，以下のようなことを行う． 104A21

平常時の備え	健康危機発生時の対応
● 地域に特徴的な健康被害の発生のおそれの把握 ● 手引書の整備と実効性の確保 ● 非常時に備えた体制整備 ➡情報通信手段（無線等）の確保，関係機関との連携確保 等 ● 健康危機の情報収集・調査，研究の推進 ➡健康危機管理に必要な専門的知識の習得 等 ● 模擬的健康危機管理の体験 ➡訓練（シミュレーション）等	● 対応体制の確立 ➡保健所長による指揮命令，非常時体制への移行 等 ● 情報管理 ➡被害状況の確認，現場の調査，関係機関への情報提供 等 ● 被害者・家族，住民への対応 ➡医療の確保，被害の拡大防止，プライバシーの配慮 等

厚生労働省：地域における健康危機管理について～地域健康危機管理ガイドライン～より作成

6章 健康危機管理

□⑧ 保健所は，健康危機管理体制の整備にあたり，平常時から感染症のまん延等に備えた準備を計画的に進めるため，健康管理の手引書，『感染症法』の予防計画 (p.160参照)，『新型インフルエンザ等対策特別措置法』の都道府県行動計画・市町村行動計画 (p.166参照) などを踏まえて健康危機対処計画を策定する (同指針).

リスクマネジメント (QB保-401～403)

□① リスクマネジメントとは，健康危機の発生防止から，発生後の対応までを含めた一連の業務を指す.
→危機を未然に防ぐ対策をリスクマネジメント，危機が発生した事後の対応をクライシスマネジメントという場合もある.

□② リスクアセスメントとは，健康危機が発生した際に想定される被害の大きさを予測・評価し，被害を最小限に抑えるための対策を検討することである.

□③ リスクコミュニケーションとは，個人，集団，組織間でリスクやその管理手法について相互に意見交換することを指す. 交換のプロセスを通してリスクの受け止め方を共有しつつ，相互の信頼を深めることを目的としている.

□④ 保健所は，住民の健康危機管理に対する意識を高めるため，リスクコミュニケーションに努める (厚生労働省：地域保健対策の推進に関する基本的な指針).

□⑤ リスクコミュニケーションにおける注意点は，以下のようである.

- 地域住民，関係機関と相互に情報・意見交換を行う.
- 被害状況，医療提供情報などの情報収集を行い，関係機関と情報を共有する.
- 個人情報保護に配慮しつつ，被害拡大防止のための情報管理を行う.
- マスメディア対応等，情報開示窓口を一本化し，適切なタイミングで正しい情報を提供する.
- 住人の不安解消，風評による混乱回避のため，迅速かつ正確に情報を提供する.

□⑥ 事業継続計画（BCP：Business Continuity Plan）とは，自然災害，感染症のまん延，テロ等の事件，突発的な経営環境の変化など不測の事態が発生しても，事業者が重要な事業を中断させない，または中断しても可能な限り短い期間で復旧させるための方針，体制，手順などを示した計画である [内閣府：事業継続ガイドライン (令和5年3月)].

□⑦ 地方自治体はBCPに基づき，災害発生後（急性期）であっても，住民の生命・安全に重大な影響を及ぼす事業は優先的に行う.

224

2 災害と保健活動

≫ 災害の定義

災害の定義と分類 (QB保-404)(RB看-統15)(公みえ146, 147)

□①　災害とは，暴風，竜巻，豪雨，豪雪，洪水，崖崩れ，土石流，高潮，地震，津波，噴火，地滑り，その他の異常な自然現象，大規模な火事，爆発などにより生じる被害をいう(『災害対策基本法』2条).

▼ 災害の種類 103P31

自然災害	台風，集中豪雨，洪水，地震，津波，雷，火山噴火，豪雪，雪崩，干ばつ，森林火災，寒波 等
人為災害	化学物質事故，都市大火災，ビル・地下街災害，炭鉱事故，交通災害（航空機事故，列車事故，船舶事故 等），工場の爆発事故，マスギャザリング災害*1 等
特殊災害	放射性物質の放出事故，重油流出事故，有毒化学物質の飛散，CBRNE*2（シーバーン）災害，感染症の世界的流行，戦争 等

＊1：mass gathering（群衆）によって起こる災害．将棋倒しなどによって多くの死傷者が発生する等．
＊2：chemical（化学），biological（生物），radiological（放射性物質），nuclear（核），explosive（爆発物）の略．

□②　特殊災害には，人為災害が広域的に影響したもの（チェルノブイリ原子力発電所事故等），人為災害と自然災害が重なったもの（台風豪雨と森林伐採による水害等）が含まれる.

≫ 災害時における保健活動

災害の各時期における保健活動 (QB保-405, 406)(RB看-統16)(公みえ149)

□①　災害時，保健師は直接的支援，ニーズ集約，調整の支援活動を行う.

▼ 災害時に保健師が行う支援

直接的支援	●注意事項の周知等の全体への教育的かかわり，被災者一人ひとりに声をかけ，個々への健康管理を促す. ●避難所での被災者支援，被災者世帯の訪問，リスクコミュニケーション等を行う.
ニーズ集約	●直接的支援により，健康ニーズを把握し集約することで，対策につなげる. ●生活環境整備のための優先事項を検討する.
調整	●さまざまな立場で入ってくる支援者を必要な場所に配置する. ●効率的に動けるよう，ミーティングの企画や記録類の整備等を行う.

6章　健康危機管理

109A15 109P15 109P45 108A18 108P42 108P43 108P44 107A44 107A45 107A46 106A45 106A51 106P42 106P43 106P44 104A30 104P52 104P53
103A41 103A43 102A27 102P15 102P48 102P50 101A19 101A52

▼ 災害サイクルと保健活動

災害サイクル		被災状況	保健活動
平常時 （災害静穏期・準備期）		—	● 災害時地域応急体制の樹立 ● 避難行動要支援者のリスト化 ● 災害対策マニュアル作成 ● 生活用品・防災用品の備蓄 ● 避難所・災害時の連絡方法の確認 ● 住民の自助・共助の支援 ● 近隣ボランティアの育成 ● 防災訓練 ● 災害時対応のための研修 ● 関係機関との定期的な連絡会議
【災害発生】			
災害応急 対策期	超急性期 〜24時間	● 野外への避難 ● 通信・交通・ライフライン途絶 ● 避難所生活開始	● 救急対応（救護所の開設，必要な医療物品の準備） ● 地域の被害状況・ライフライン・衛生状態の把握 ● 住民の安否確認と身元確認 ● 避難行動要支援者の安否確認と移動 ● 避難所準備と周知 ● 救護所や避難所の巡回健康相談と衛生管理および環境整備 ● 職員の健康管理（急性期）
	急性期 〜2, 3日		
	亜急性期 〜2, 3週間	● 避難所生活の継続 ● 水や食料の不足 ● 衛生環境悪化	● 巡回健康相談 ● 食中毒や感染症等の二次的な健康障害の予防活動 ● 生活用品の確保 ● エコノミークラス症候群（深部静脈血栓症・肺塞栓症）の合併症対策 ● こころのケア対策の実施 ● 派遣保健師配置やボランティアの活用 ● 職員の健康管理 ● 通常業務の調整
災害復旧・復興期 〜災害前の状態に 戻るまで		● 慢性疾患の増悪 ● 疲労による体調不良 ● 仮設住宅等への転居 ● 新しい環境での孤立化	● 巡回健康相談 ● 廃用症候群・閉じこもり・孤立の予防・対策 ● 心的外傷後ストレス障害（PTSD）への対応 ● 新たなコミュニティづくりの支援 ● 職員の健康管理 ● 通常業務の再開
【平常時（災害静穏期・準備期）】			

□② 国は，災害時に避難所等において保健活動を行う保健師等を確保できるよう，保健師等を被災市区町村へ応援派遣する調整を行う（厚生労働省：地域保健対策の推進に関する基本的な指針）.

□③ 都道府県は，管内市町村に対して応援派遣される保健師等（応援職員）の受け入れ体制の整備に必要な支援を行い，応援職員に対する継続的な研修・訓練を計画的に実施する（同指針）.

要配慮者と避難行動要支援者 （QB保-407, 408）（RB看-統18）

□① 要配慮者とは，「高齢者，障害者，乳幼児その他の特に配慮を要する者」である（『災害対策基本法』8条2項15号）.

▼ 避難時に支援が必要となる具体的な対象者

- 単身高齢者
- 寝たきり高齢者
- 認知症患者
- 視覚・聴覚障害者（児）
- 肢体不自由者（児）
- 難病患者
- 精神障害者
- 知的障害者（児）
- 妊婦・乳幼児
- 結核患者
- 医療機器の使用者
- 外国人

□② 避難行動要支援者とは，「要配慮者のうち，災害が発生し，又は災害が発生するおそれがある場合に自ら避難することが困難な者であって，その円滑かつ迅速な避難の確保を図るため特に支援を要するもの」である（同法49条の10）. 105P9

□③ 避難行動要支援者を選定するための情報として優先度が高いのは，疾患名，医療機器の使用の有無などである．特に医療依存度の高い者については，日ごろからケアを担っている訪問看護ステーションなどと連携を図り，避難行動要支援者を選定する. 107P26

□④ 市町村に避難行動要支援者名簿の作成が義務づけられている（同法49条の10）.

□⑤ 市町村は，避難行動要支援者（同意が得られた者）の避難支援等を実施するための個別避難計画を作成するよう努めなければならない（同法49条の14）.

〔福祉避難所〕

□① 福祉避難所とは，避難所生活において何らかの特別な配慮を必要とする**要配慮者**のための施設である (同令20条の6第5号).
106A24 106A50

□② 老人福祉施設や特別支援学校などを利用するが，不足する場合は公的な宿泊施設などに福祉避難所として機能するための物資・器材，人材を整備し活用する.

ボランティアに対する対応 (QB保-411)

□① 保健師は，平常時から要配慮者に対する対策として，近隣ボランティアの育成に努めることが重要である. これは，地域づくりにもつながる活動である.

□② 災害時には日々のボランティア活動の記録を残してもらい，ボランティアによる支援活動が円滑に行われるよう情報共有や活動の調整を行う.

こころのケア (QB保-409) (RB看-統19, 20) (衛119) (公みえ149)

□① 被災後は，災害の体験による心理的なストレス反応だけでなく，生活環境の変化によるストレスも加わり，被災者の精神的負担が大きい. そのため，被災者のこころのケアが重要となる.

□② 初期の対応として，災害直後の心身の不調（不安，不眠，怒り 等）は，異常事態に対する正常なストレス反応であることを説明する. 保健師はこころのケアチームと連携し，相談などに対応する.

□③ 子どもは身体的・精神的影響を受けやすい. 正常なストレス反応（親から離れない，睡眠中大声で泣く 等）に対しては，大人の側から語りかけ，**スキンシップの時間を増**やし，**遊び**を通して感情表出を促す機会を設ける.

□④ ストレス反応が1か月以上持続する場合には，**心的外傷後ストレス障害（PTSD：post-traumatic stress disorder）**の可能性があるため，早期に専門的な治療を受けられるよう支援する.

□⑤ 被災後，仮設住宅などに入居すると，新たな地域への不適応やこれまでの生活を失った喪失感，今後の生活への不安などから，閉じこもりやアルコール依存の問題が生じることがある. 保健師は仮設住宅の巡回訪問や見守り体制の構築を行う.

□⑥　被災地の精神医療や精神保健活動の支援を担う専門的なチームとして，災害派遣精神医療チーム（DPAT）がいる．都道府県・指定都市によって組織され，班員は精神科医師，看護師，業務調整員で構成される．

➡**こころのケアチーム**：DPAT発足前の災害派遣精神医療チームの呼称．現在でも被災自治体の判断で，DPATの班員要件を満たさない精神保健支援チームの名称として使用されることがある．

□⑦　保健師などの支援者は，被災者支援の過程で心身に大きなストレスがかかる．支援者同士がお互いの体験を語り合い共有することで，ストレスや孤独感などを癒し合うことが重要である．[107A46]

水害時の対応 （QB保-410）

□①　水害では下水の氾濫や腐敗物の漂着，カビの発生などにより衛生状態が悪化し，感染症や食中毒が発生しやすい状態になる．

□②　水害後，清掃をする際には，室内を乾燥させるため，できる限りドアと窓を開放する．また，ゴーグルやマスクを着用して身体を保護するとともに，けがを防ぐため，ゴム手袋やゴム長靴を着用する．

□③　浸水した衣類は，80℃のお湯に10分以上漬けた後，洗濯し乾燥させる．[105P10]

□④　消毒薬は，以下のような適切な方法で使用するよう指導する．

- 消毒には希釈した次亜塩素酸ナトリウム（家庭用塩素系漂白剤）や塩化ベンザルコニウム（逆性石けん）を使用する．
- 消毒薬は泥や汚れを取り除いた後で使用する．
- 消毒薬は布に含ませるか，薬液に漬ける方法で使用する．
- 消毒薬を吸い込むと健康障害につながるため，噴霧して使用しない．
- 作り置きした消毒薬では十分な効果が得られないため，使用時に希釈する．

日本環境感染学会：一般家屋における洪水・浸水など水害時の衛生対策と消毒方法〈暫定版ガイダンス〉より作成

6章　健康危機管理

放射線災害時の対応 <small>（電離放射線の健康影響：p.213参照）（QB保-410, 411）</small>

□① 放射性物質や放射線の異常な放出が発生した場合，周辺住民などの被ばくを低減するために，避難指示区域への立ち入り制限，屋内退避，汚染された可能性のある飲食物の摂取制限などの措置がとられる．

□② 放射線の人体影響として，被ばく後，数週以内に症状が現れる**早期障害**と，数か月以降に症状が現れる**晩発障害**がある．<small>109P12 107A36</small>

分　類		症　状	影　響
身体的影響	早期障害 （直後～数週）	皮膚の紅斑，皮膚潰瘍，脱毛，白血球減少，不妊*等	確定的影響
	晩発障害 （数か月以降）	白内障，胎児の障害（奇形），不妊*	
		白血病，悪性リンパ腫，がん，加齢現象	確率的影響
遺伝的影響		染色体異常（突然変異）等	

＊不妊の分類は，早期障害または晩発障害で，専門家によって意見が分かれている．

□③ 放射線の影響が生じるメカニズムの違いにより，人体への影響を**確定的影響**（組織反応）と**確率的影響**に分ける場合もある<small>109P12</small>〔環境省：放射線による健康影響等に関する統一的な基礎資料（令和4年版）〕．

- **確定的影響**：臓器や組織を構成する細胞が多数死んだり，変性したりすることで起こる影響<small>（同資料）</small>．しきい線量*（閾値）が設定され，しきい線量以下なら影響が生じないとされている．
- **確率的影響**：がんや遺伝性影響といった，細胞の遺伝子が変異することで起こる影響<small>（同資料）</small>．しきい線量はなく，線量に依存して影響があると仮定されている．

＊同じ線量を多数の人が被ばくしたとき，全体の1%の人に症状が現れる線量（同資料）

□④ 胎児は放射線の感受性が高く，奇形・発達遅滞などのおそれがあるため，周産期の被ばくには特に注意が必要である．

□⑤ 空気中に放射性物質が放出された場合，**マスク**を着用するなどして，呼吸などによる内部被ばくを予防する．<small>103A35</small>

□⑥ 呼吸や飲食物の摂取による内部被ばくに対し，**安定ヨウ素剤**を予防的に内服することにより，甲状腺被ばくを低減することができる．

▼ 放射性物質・放射線に対する主な防護措置

❶避難・一時移転　　❷屋内退避　　　　　　❸安定ヨウ素剤の配布・服用
❹原子力災害医療　　❺避難退域時検査・簡易除染　❻甲状腺被ばく線量モニタリング
❼飲食物の摂取制限　❽緊急事態応急対策従事者の防護措置

原子力規制委員会：原子力災害対策指針

災害拠点病院 (QB保-412)(RB看-統17)(衛181)(公みえ146)

- □① 災害拠点病院とは，災害発生時に広域災害医療に対応し，医療救護活動の中核を担う病院で，都道府県によって指定される．災害派遣医療チーム（DMAT）の派遣機能をもつ [107A23]．

- □② 災害拠点病院には，基幹災害拠点病院と地域災害拠点病院がある．原則として基幹災害拠点病院は都道府県ごとに1か所，地域災害拠点病院は二次医療圏ごとに1か所整備する [102A15]．

災害派遣医療チーム（DMAT） (QB保-413)(RB看-統17, 18)(衛181, 182)(公みえ146, 147)

- □① 災害派遣医療チーム（DMAT：Disaster Medical Assistance Team）とは，災害発生直後の急性期（おおむね48時間以内）に活動が開始できる機動性をもつ，専門的な研修・訓練を受けた医療チームである（日本DMAT活動要領）．

- □② 医師，看護師，業務調整員で構成される．

- □③ 活動は平常時に都道府県と医療機関などの間で締結された協定に基づくこと，派遣は原則として被災都道府県からの要請に基づくことが定められている（同要領）．

  - ▼ 日本DMATの特徴 [105A16]

    - 被災都道府県の派遣要請に基づく．
    - 災害の急性期（おおむね48時間以内）に活動できる機動性をもつ．
    - 広域医療搬送，病院支援，地域医療搬送，現場活動等が主な活動である．

    日本DMAT活動要領より作成

- □④ 令和4（2022）年2月に「日本DMAT活動要領」が改正され，新興感染症のまん延時におけるDMATの活動が示された．

- □⑤ 新興感染症のまん延時には，感染症専門家とともに都道府県の患者受け入れ調整部門等での入院調整や，クラスターが発生した介護施設などの感染制御や業務継続の支援を行う（同要領）．

- □⑥ 広域災害・救急医療情報システム（EMIS：Emergency Medical Information System）は，災害時に，DMATの活動状況や医療機関の稼働状況などの災害医療にかかわる情報を集約・提供するシステムである．

6章　健康危機管理

災害時健康危機管理支援チーム（DHEAT） (QB保-414)(RB看-統20)
(衛30)

□① 災害時健康危機管理支援チーム（DHEAT：Disaster Health Emergency Assistance Team）とは，災害が発生した際に，被災都道府県の保健医療福祉調整本部や保健所の指揮調整（マネジメント）機能等を支援するため，被災都道府県からの要請に基づいて派遣されるチームである（厚生労働省：災害時健康危機管理支援チーム活動要領）．

□② DHEATは，専門的な研修・訓練を受けた都道府県などの職員のなかから，医師，保健師，その他の専門職（薬剤師，獣医師，管理栄養士 等），業務調整員で構成される（同要領）．

□③ DHEATは，現地のニーズに合わせて，1班を5名程度で構成する．1班あたりの活動期間は1週間以上を標準とする（同要領）．

□④ 主な業務は，災害発生時の健康危機管理に必要な情報収集・分析や全体調整などが円滑に実施されるよう支援することである（同要領）．

□⑤ DHEATの保健師は，被災市町村の保健活動の評価や外部からの派遣保健師の受け入れ調整^{108A34}などを行う．

補足事項

- 平成7（1995）年の阪神・淡路大震災を契機に，災害拠点病院，広域災害・救急医療情報システム（EMIS）の整備，災害派遣医療チーム（DMAT）の養成などが行われた．災害時健康危機管理支援チーム（DHEAT）は，平成23（2011）年の東日本大震災を契機に整備が始まった．
- 令和6（2024）年度より，DMATやDPAT等について，従来の災害対応に加え，感染症等にも対応する医療チームとして，国が養成・登録するなどの仕組みが法律上に位置づけられた（『医療法』30条の12の2～9）．

★（令○条）は施行令の○条，（則○条）は施行規則の○条を示しています．条文番号は令和6年4月施行のものを適用しています．

災害救助法 (昭和22年制定, 令和4年6月最終改正)(QB保-415)

□① 災害が発生または発生するおそれがある場合, 国が地方自治体, 日本赤十字社など と国民の協力のもと, 応急的に必要な救助を行い, 被災者または被害を受けるおそれ のある者の保護と社会の秩序の保全を図ることを目的とする (1条).

□② 災害時の具体的な救助の種類を, 以下のように定めている [107P25] [102A37] (4条, 同令2条).

❶避難所および応急仮設住宅の供与
❷炊き出しその他による食品の給与および飲料水の供給
❸被服, 寝具その他生活必需品の給与または貸与
❹医療および助産
❺被災者の救出
❻被災した住宅の応急修理
❼生業に必要な資金, 器具または資料の給与または貸与
❽学用品の給与
❾埋葬
❿その他, 政令で定めるもの

災害対策基本法 (昭和36年制定, 令和5年6月最終改正)(QB保-416, 417)(RB看-統18)

□① 防災に関する組織, 防災計画, 災害予防, 災害応急対策, 災害復旧および防災に関 する財政金融措置, その他必要な災害対策の基本を定めている.

□② 防災計画 (防災基本計画, 防災業務計画, 地域防災計画), 避難行動要支援者名簿, 個別避難計画, 被災者台帳の作成について明記されている (2条, 34〜45条, 49条の10, 14, 90条 の3).

□③ 都道府県は, 地域防災計画を作成・実施し, 市町村などの業務を助け, 総合調整を 行う責務を有する [104P31] (4, 40条).

6章 健康危機管理

□④ 市町村は，基礎的な地方自治体として**地域防災計画**を作成・実施する責務を有する．この責務を遂行するため，**自主防災組織の充実**や**地域住民の自発的な防災活動の促進**を図り，市町村が有するすべての機能を発揮できるよう努めなければならない．(5, 42条) ^{110A28}

▼ 『災害対策基本法』における市町村の主な役割

- 市町村地域防災計画の作成 (42条)
- 指定緊急避難場所・指定避難所の指定 (49条の4, 7)
- 避難行動要支援者名簿の作成 (49条の10) ● 個別避難計画の作成 (49条の14)
- 避難指示 (60条) ● 罹災証明書の交付 (90条の2)
- 被災者台帳の作成 (90条の3) 等

□⑤ 都道府県，市町村の**地域防災計画**の作成は義務である (40, 42条)．地域防災計画は，**防災のための調査研究**，教育・訓練，情報収集や伝達，災害警報などについて定めている． ^{104P31 103A25} ^{104P31}

□⑥ 住民の責務として，**生活必需物資の備蓄**，防災訓練・自発的な防災活動への参加，過去の災害から得られた教訓の伝承などの努力義務が定められている (7条3項)． ^{105P30}

被災者生活再建支援法 (平成10年制定，令和4年6月最終改正)

□① 都道府県が搬出した基金を活用して，被災者の**生活再建支援金**を支給するための措置について定めている (1条)．平成7 (1995) 年に発生した**阪神・淡路大震災**が契機となり，制定された．

□② 被災者生活再建支援金の実施主体は**都道府県**である (3条)．

災害弔慰金の支給等に関する法律 (昭和48年制定，令和3年5月最終改正)

□① ❶災害により死亡した者の遺族に支給する**災害弔慰金**，❷災害により精神・身体に著しい障害を受けた者に支給する**災害障害見舞金**，❸災害により被害を受けた世帯の世帯主に貸し付ける**災害援護資金**について規定している (1条)．

7章 公衆衛生看護管理論

1 公衆衛生看護管理

» 公衆衛生看護管理の目的と特徴

公衆衛生看護管理の定義

□① 公衆衛生看護管理とは「保健師が地域で生活するすべての人々を対象とし，関係者と協働して行う地域保健活動の目的を達成するために行う地区（地域）管理機能を中核とし，これを円滑に遂行するために行うすべての管理機能の総称」である（井伊久美子他：新版 保健師業務要覧 第4版 2021年版. 日本看護協会出版会，2021, p.90）.

公衆衛生看護管理の管理機能 (QB保-428〜430)

□① 保健師に求められる看護管理機能として，以下の10の機能がある.

110A17 110A36 110P14 109A26 109P17 108A20 107A38 107P16 106P33 105A37 105P12 104P17 101A20

看護管理機能	主な内容
事例管理	地区の個別事例に対する支援である. 対象を多職種で支援する際には，関係者やサービスの総合調整を行い，サービスの質と量を評価する. さらに個別支援を集団支援へと広げ，必要に応じて施策化する.
地区管理	地区活動をもとに地域診断を行い，地区活動計画の立案・実施・評価を行う. これらの過程を通して，地域の健康課題や不足する社会資源について把握し，住民や関係機関と協働しながら，地域の支援者の発掘や，地域の課題解決に向けた施策化につなげる.
事業・業務管理	地方自治体の上位計画や組織目標に基づく，事業計画策定や進行管理を行い，評価結果を次年度の計画等へ反映させる.
組織運営管理	組織理念・目標や地域の課題を共有して組織としての方針を決定し，業務の効率化を高めながら組織体制を機能させる.
予算編成	予算の仕組みを把握し，事業企画に伴う予算編成を行う.
予算管理	新たな政策や人材確保等のための予算獲得および適切な執行と評価を行い，予算面から公衆衛生看護活動を担保する.
人材育成	保健師の育成過程に応じて，中・長期的な研修計画および生涯学習企画と実施を行い，実践報告を評価する.
人事管理	組織の目標を達成するため，組織に必要な保健師人員数を確保し，職員を計画的に適材適所へ配置するとともに，人事評価を行う.
情報管理	地域の実態を把握するための情報収集・分析や正確な情報伝達のための体制整備，マスコミ対応，個人情報への配慮を行う.
健康危機管理	危機発生を予測し，住民と協働する健康危機管理の体制づくり全般を行う.

□②　新任期から担う管理機能には，**事例管理**，**地区管理**，**事業・業務管理**，**予算編成**，**健康危機管理**が含まれる. _{106A15　102A16}

□③　管理職などの立場にある保健師が担う管理機能には，組織運営管理，予算管理，人事管理が含まれる.

統括保健師 _{(QB保-430, 431)(衛26)}

□①　**統括保健師**（統括的な役割を担う保健師）は，保健師の保健活動を**組織横断的**に総合調整および推進し，人材育成や技術面での指導および調整を行う _(厚生労働省：地域における保健師の保健活動に関する指針). _{109P18　105A17}

　➡都道府県, 保健所設置市, 特別区, 市町村の本庁の保健衛生部門などに配置される _(同指針).

□②　統括保健師は，地域ケアシステムの構築や施策化，災害時の対応においてリーダーシップを発揮することが期待される.

　➡リーダーシップ：目標達成に向けて，メンバーの意欲を高め，主体的・積極的な活動を促すとともに，集団・組織を統率すること.

□③　災害時には，組織横断的な連携による情報収集，情報分析・判断，**保健師の人員配置調整**などの役割を担う. _{108P16}

2 情報管理

≫ 情報管理

個人情報保護法 _{(平成15年制定, 令和5年11月最終改正)(RB看-統7, 8)(公みえ70)}

□①　『個人情報の保護に関する法律（個人情報保護法）』は，デジタル社会の進展に伴い，個人情報の利用が著しく拡大していることを踏まえ，個人の権利・利益を保護することを目的としている _(1条).

□②　個人情報とは，**生存する個人**に関する情報で，氏名，生年月日などにより特定の個人を識別できるものである _(2条1項).

□③　事業者および行政機関等に対し，情報の適切な取り扱いを義務づける法律であり，保健師などの個人に対して直接，守秘義務を課すものではない.

□④　事業者は本人から開示請求があったときは，原則として遅滞なく当該保有個人データを開示しなければならない _(33条2項).

□⑤　個人情報の情報提供について，以下のような場合には，**本人の同意を得る必要はない** ^{106A16} （27条）．

- 法令に基づく場合（例：『児童虐待防止法』による虐待通告，『感染症法』に基づく発生届 等）
- 人の生命，身体，財産の保護のために必要がある場合であって，本人の同意を得ることが困難であるとき
- 公衆衛生の向上，児童の健全な育成の推進のために特に必要がある場合であって，本人の同意を得ることが困難であるとき
- 国や地方自治体の委託を受けた事業者が法令の定める事務の遂行に支障を及ぼすおそれがある場合　　　　　　　　　　　　　　　　　　　　　　　　等

補足事項

- 令和3（2021）年の『個人情報保護法』の改正に伴い，これまで国の行政機関，独立行政法人等，地方自治体，地方独立行政法人についてそれぞれ分かれていた規律を，『個人情報保護法』に統合し，全体の所管を個人情報保護委員会に一元化することとなった．

公衆衛生看護活動に関する地域情報管理 （QB保-432, 433）

□①　保健師が公衆衛生看護活動で作成した記録は個人情報保護の対象となるため，情報保管，開示，持ち出し，データ化などの取り扱いには十分に注意する．

□②　保健師が作成した記録は保健師個人が管理するのではなく，すべての職員が必要時に取り出せる体制をとる．
　➡保健師の記録は公文書のため，情報公開における開示請求の対象となる．

□③　原則として，法令などで届出，通報，提出が定められているもの（**虐待通告，感染症発生届，住所変更による結核登録票の送受** 等）については，本人の同意がなくても個人の情報を提供しなくてはならない． ^{101A32}

★mediLinkアプリのQRコードリーダーで各ページのQRコードを読み込むと，無料で解説動画を観られます．なお，動画を観るにはmediLink会員登録と，書籍付属のシリアルナンバーを登録する必要があります．詳しくは本書冒頭の青い袋とじをチェック！

3 人材育成

保健師の人材育成 (QB保-433, 434)

109A17 108P14 104A24

□① 新人保健師を対象とした，職場における人材育成方法について，以下が挙げられる．

- 新人保健師が自らの強みと弱みを認識し，到達目標を設定する．
- 新人保健師が自己の経験を振り返ることができるよう，指導者との面接の機会を設ける．
- プリセプターシップは，新人保健師のリアリティショックの軽減につながる．
- 人材育成計画は，職場の管理職が短期的・長期的な見通しをもって策定する．
  ➡新人保健師を直接指導する保健師が策定するものではない．
- 新人保健師であっても，学会や研究会への積極的な参加を促す．
  ➡学会や研究会は，新しい人的交流のなかで知識や経験を学ぶよい機会である．
- 所属部署以外とも協働した教育体制をとる．

□② 人材育成では，能力の成長過程を段階別に整理したキャリアラダーを活用し，各段階で着実に実践能力を獲得することが重要である．

□③ キャリアラダーを活用して獲得した能力を積み上げる過程の順序や道筋をキャリアパスとして示すことで，効果的に人材育成を推進できる．

□④ 保健師の現任教育の方法には，自己啓発，職場内研修（OJT：on the job training），職場外研修（Off-JT：off the job training），ジョブローテーションがある．
  ➡ジョブローテーション：定期的・計画的に行う部署や職場の人事異動のことで，職員の能力開発が期待できる．

職場内研修（OJT） (QB保-435)

□① 職場内研修（OJT：on the job training）は，職場内で日常の仕事を通して行う研修をいう．上司の指導や事例検討会が含まれる．

106A46

□② OJTには，以下のような特徴が挙げられる．

- 業務に還元しやすい．
- 個人のレベルや業務内容に応じて実施することが可能である．
- 地域の健康課題について把握する能力を高めることができる．
- 新人保健師の現任教育において中心的に行われる．

7章 管理論

〔事例検討会〕

□① 事例検討会（ケースカンファレンス）は，日常の保健師活動を「事例」として取り上げ「検討」を加えることにより，保健師の**対人支援能力**，**アセスメント能力**，**ケアマネジメント能力**を総合的に向上しようとする人材育成の場である．109P49

□② 新任保健師が担当する対応困難な事例は，**所属する部署内で検討を行う**．先輩保健師などと事例を検討することで，新人保健師が**実践力**を身に付ける機会となる．109P49

□③ 事例検討会を多職種で実施することは，最終目標の共有と職種ごとの役割の明確化につながる．

▼ 事例検討会（ケースカンファレンス）

現在進行型	現在，遭遇している問題の解決を図る． 例：妻が夫の認知症を受け入れられず，外部の支援を拒んでいる． どうすれば介入できるか？
振り返り型	振り返りにより内省・熟考を図り，ケアの質を高める． 例：妻が認知症の夫の介護に疲れきってしまった．最終的には第三者の介入につなげたが，もっと早期に支援できなかったか？

〔その他の職場内研修〕

□① ディベートは，あるテーマについて異なる立場に分かれて議論する教育技法であり，説得力，説明力の向上が期待できる．

□② ロールプレイ（役割演技）は，ある立場の人になったと仮定して，ある問題について考え，それを表現する教育技法であり，**合意形成**や**他者受容**などの能力の向上が期待できる．103P19

職場外研修（Off-JT）

□① 職場外研修（Off-JT：off the job training）とは，新人研修，中堅者研修，管理者研修など職場を離れて，日常の業務外で行う研修のことである．

□② 最先端の知識や技術の体系的な学習が可能である．

8章 疫 学

1 疫学の概念

≫ 疫学の概念

疫学の定義 (QB保-440)(RB看-社26)(公みえ10)

□① 疫学とは，人間集団を対象とし，その集団における疾病などの健康事象（イベント）の分布や頻度，また，それらに影響を与える要因を調査・研究する学問である．

□② さらに，これらの結果は集団の健康増進や疾病予防に応用される．

□③ 疫学における調査方法の例は，以下のようである．

❶ 因果関係を調べる
疾病の原因を調べ，予防の方法を探る．
❷ 経過を観察する
疾病がどのように発生し，治療（または観察）により，どのような経過をたどるのかを調べる．
❸ 特定集団の健康状態を記述する
性・年齢別の有病率や死亡率等の指標を用いて，集団の健康状態を評価する．
❹ 介入の効果をみる
健康増進活動や医療等の介入がどのような影響を及ぼしたかを評価する．

曝露／危険因子／予防因子 (RB看-社26)(公みえ10)

□① 曝露（ばくろ）とは，疾病が発生する前に，ある特定の要因にさらされることをいう．要因には，環境要因（生活習慣，家族構成，教育，居住地域，労働環境，環境汚染 等）や宿主要因（性別，年齢，性格，体質，既往歴 等）がある．

□② 疾病の発生確率を高くする曝露のことを危険因子という．

□③ 疾病の発生確率を低くする曝露のことを予防因子という．

因果関係 (QB保-441〜443)(RB看-社26)(公みえ11)

□① 因果関係とは, 2つの事象 (A・B) があるとき, Aが原因となり, Bが引き起こされる関係 (AがBより先に起きている場合) のことをいう.[101P17]

□② 医学分野では, 要因と疾病の因果関係を完全に証明することは難しい. そのため, 要因と疾病との関連が認められた場合に, **因果関係を判定するための基本的な視点**として, 次の項目がある.[110P23]

関連の時間性	要因が結果より先に存在する (時間的に先行する) こと. 因果関係を論ずるうえでの必須の条件である.	若 → 40年後 / たばこを吸った後に肺癌になる
関連の一致性	要因と結果との関係について, 異なる対象, 場所, 時間においても同じ結果が反復して普遍的に得られること	日本でも アメリカでも / たばこと肺癌の関連が証明されている
関連の特異性	特定の要因と結果との間に1要因:1結果の特異的な関連が存在すること	インフルエンザウイルス が インフルエンザ を引き起こす
関連の整合性	認められた要因と結果の関係が, 既知の知見や生物学的研究で得られた事実と矛盾しないこと	長年の研究において たばこ を吸う人に 肺癌 のリスクが高いことが証明されている
関連の強固性	ある要因と結果との間に強い関連があること. 関連の強さを示す指標として相対危険度 (リスク比) やオッズ比等がある.	強 肺癌 弱 / たばこと肺癌の関連は強いが, 飲酒と肺癌の関連は弱い

□③ 関連の一致性は因果推論を強める.

➡ **因果推論**:ある疾病の原因と疑われているもの (病原体, 化学物質 等) が本当にその疾病を引き起こすのかどうかを判定すること.

□④ 因果関係が認められる場合には, **相関** (p.286参照) がみられる.

➡ ただし, 統計学的に有意な相関が認められても, 因果関係の証明にはならない.

8章 疫学

必要条件と十分条件 (QB保-443, 444)

□① 必要条件とは，特定の疾病が起こるためには，必ず特定の要因に曝露しているという意味である．

➡例：インフルエンザの発生には，必ずインフルエンザウイルス感染（曝露）が必要という関係が成り立つ．そのため，インフルエンザウイルス感染は，発生の必要条件といえる．

□② 十分条件とは，特定の要因に曝露すると，必ず特定の疾病が起こるという意味である．疾病と要因は1対1の関係にあり，ほとんどの疾病は十分条件を成立させることは難しい．

□③ 必要条件と十分条件が成り立つ場合を，必要十分条件という．

★（QB保-○○）は『クエスチョン・バンク 保健師国家試験問題解説2025（QB保健師）』の参照ページです．RBを読んだあとQBで国試を解くと，知識がしっかり定着します．

2 疾病頻度の指標

≫ 割合／率／比

割合／率／比 （公みえ12）

□① 疾病の発生頻度を表す指標に割合，率，比がある．

指　標	説　明	例
割　合 (proportion)	●分子が分母に含まれているもの ●分子と分母は同じ次元のため，単位は相殺される．	老年人口割合
率 (rate)	●特定の期間に，定義された集団内である事象が発生する頻度 ●分母は通常，人-時（person-time：観察集団の人数と観察時間を組み合わせた大きさ）が用いられる．	罹患率（1年あたりの新たな患者の発生率）
比 (ratio)	●1つの量をほかの量で割って得られる値 ●2つの率の比を率比(rate ratio)という．	出生性比，オッズ比，罹患率比，相対危険度

□② 割合の分子は分母の一部分であるため，その値は0から1の間をとる．比は，分子と分母の間に「全体と部分」の関係がないため，その値は0から∞（無限大）となる．

□③ 観察期間を考慮して比較するときは率，一時点で比較するときは割合を用いる．

□④ 複数の集団におけるイベントの発生状況を比較する場合には，発生数そのものではなく割合や率で比較しなければならない．比は各集団の割合同士や率同士を比較する場合に用いる．

8章

疫学

≫ **疾病頻度の指標**

有病率 (QB保-445, 446)(RB看-社27)(公みえ13)

□① 有病率とは，ある一時点において，観察集団のなかで疾病を有している人の**割合で**ある.
[107A29]

$$有病率 = \frac{ある一時点における有病者数}{ある一時点における観察集団の人数}$$

□② 有病率は，罹患率や母集団に影響される.
➡**有病率が高くなる要因の例**：罹患率の上昇，平均有病期間の延長，観察集団からの
[102P19]
健康な人の流出.
➡**有病率が低くなる要因の例**：重症化による死亡者の増加，有病期間や発症から死亡
までの期間の短縮.

□③ 有病率は，**横断研究** (p.260参照) で算出することができる.

□④ 3歳児有病率，年間有病率，生涯有病率などのように，ある期間における有病数を
観察することもある. これを**期間有病率**という.

罹患率 (QB保-446, 447)(RB看-社27)(公みえ13)

□① 罹患率とは，**一定の観察期間**において，観察集団のなかでどれだけ**新たな疾病が発**
生したかを示す指標である. 分母は，同一期間内における対象者の観察期間の総和（**観**
[103A27]
察人年）となる.
[107P35]

$$罹患率 = \frac{一定期間内に新たに発生した患者数}{危険曝露人口*一人ひとりの観察期間（健康な状態でいる期間）の総和（人年）}$$

＊疾病に罹患し得るリスクをもった集団

□② 観察人年の計算には**人年法**を用いる. 人年法では，対象者ごとに疾病発生の有無と
[107P35]
発生までの時間を用いて計算する. 脱落者や途中参加者も，疾病発生の有無や追跡期
間の情報を用いることで，罹患率を計算する際の対象者に含めることができる.

> 例：2人を4年間観察し，別の3人を5年間観察した場合
> （2×4）＋（3×5）＝23人年

※便宜上1人1年間の観察を1単位（=1人年）として分母を設定する場合がある.

□③　平均有病期間が一定の場合，有病率と罹患率の間には次のような関係が成り立つ．

$$有病率 \fallingdotseq 罹患率 \times 平均有病期間$$

□④　疾病を発生した時点の特定が困難な場合に，罹患率の代わりに累積罹患率を用いることがある．

▼　有病率と罹患率

	有病率	罹患率
定　義	ある一時点において，観察集団のなかで疾病を有している人の割合	一定の観察期間において，観察集団のなかで新たに疾病を有した人の率
観察方法	ある一時点	一定期間
利　点	●一時点の調査で把握できるため，罹患率と比べ容易に実施できる．	●疾病・異常の発生率を示す． ➡因果関係を調べる際に用いることができる．
欠　点	●有病期間が短い疾病には適さない． ●疾病の発生状況を直接示さない．	●期間を通しての観察が必要となるので，調査に労力を伴う．

累積罹患率 (QB保-447)(公みえ13)

□①　累積罹患率とは，一定の観察期間において，観察集団のなかで新たに疾病を有した人の割合（その疾病に罹患していない人の新たな罹患）[109A37] [104P44] である．観察開始時点での人数が分母になる．[110A29] [109A37]

$$累積罹患率 = \frac{一定期間内に新たに発生した患者数}{観察開始時点での危険曝露人口^* の人数}$$

＊疾病に罹患し得るリスクをもった集団

□②　観察期間が長くなるほど，累積罹患率は1に近づく．

死亡率 (QB保-448, 449)(公みえ14)

□①　死亡率とは，一定の観察期間において，観察集団のなかで死亡した人の率である．

$$死亡率 = \frac{一定期間内での死亡者数}{一定期間内で死亡のリスクをもつ人数}$$

□②　観察期間が人によって異なる場合，分母は人年法 (p.246参照) によって，一人ひとりの観察期間（健康である期間，健康でない期間ともに含めた期間）の総和を用いる．[107P35]

致命率 (QB保-449〜452)(公みえ14)

□① 致命率(致死率)とは,罹患した後の累積死亡割合である.特定の観察期間において,対象とする疾病に罹患した人のうち,その疾病が原因で死亡した人の割合のことであり,死亡率とは異なる. [108A40]

$$
致命率 = \frac{ある疾病による死亡者数(特定の期間)}{ある疾病の罹患者数(同上の期間)}
$$

▼ 死亡率と致命率

死亡率	致命率
一定の観察期間において,観察集団のなかで死亡した人の率	特定の観察期間において,対象とする疾病に罹患した人のうち,その疾病が原因で死亡した人の割合

▼ 疾病頻度の指標

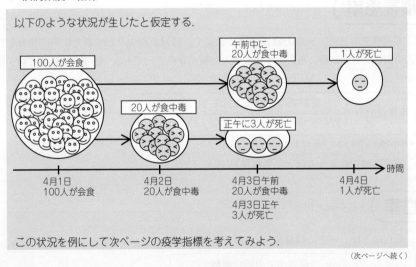

以下のような状況が生じたと仮定する.

100人が会食 → 20人が食中毒 → 午前中に20人が食中毒 → 1人が死亡
→ 20人が食中毒 → 正午に3人が死亡

4月1日 100人が会食
4月2日 20人が食中毒
4月3日午前 20人が食中毒
4月3日正午 3人が死亡
4月4日 1人が死亡

この状況を例にして次ページの疫学指標を考えてみよう.

(次ページへ続く)

定 義 と 例

有病率

$$有病率 = \frac{ある一時点における有病者数}{ある一時点における観察集団の人数}$$

【4月3日 午前の時点の有病率】

4月3日の午前の時点で
食中毒になっている40人

会食した100人

=40/100
=0.40(40%)

【4月3日 夜の時点の有病率】
罹患者のうち3名が死亡したので，有病者数とその時点で観察される全体の人数が変わる.

4月3日の午前の時点で ― 3日正午に
食中毒になっている40人   死亡した3人

会食した100人 ― 3日正午に
死亡した3人

=37/97
=0.38(38%)
※同じ日でも，調査時点によって有病率が異なる.

罹患率

$$罹患率 = \frac{一定期間内に新たに発生した患者数}{危険曝露人口*一人ひとりの観察期間(健康な状態でいる期間)の総和(人年)}$$

【4月1〜4日の期間の罹患率】

4月1〜4日の期間に
食中毒になった40人

食中毒になっていない60人 ×健康な期間4日間＋
2日に食中毒になった20人 ×健康な期間1日間＋
3日に食中毒になった20人 ×健康な期間2日間

=40/300
=0.13(300人日あたり13%)
※分母には人年法を使うことが多い.

累積罹患率

$$累積罹患率 = \frac{一定期間内に新たに発生した患者数}{観察開始時点での危険曝露人口*の人数}$$

【4月1〜4日の期間の累積罹患率】

4月1〜4日の期間に食中毒になった40人

観察開始時点=4月1日にいた100人

=40/100
=0.4(40%)

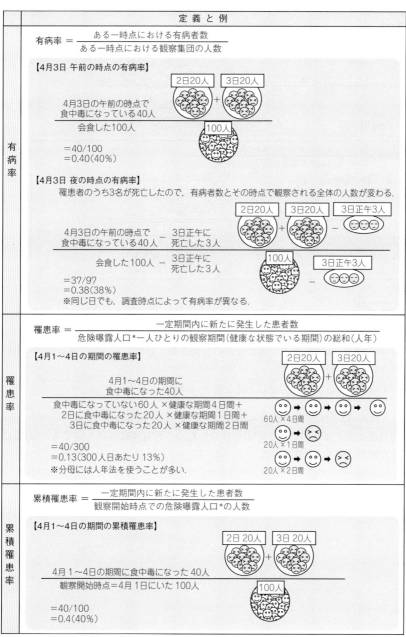

＊疾病に罹患し得るリスクをもった集団

（次ページへ続く）

8章　疫学

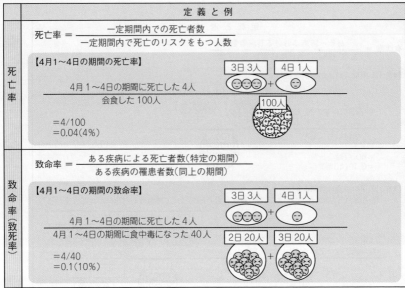

定 義 と 例

死亡率 ＝ <u>一定期間内での死亡者数</u> ／ 一定期間内で死亡のリスクをもつ人数

【4月1～4日の期間の死亡率】

<u>4月1～4日の期間に死亡した4人</u> ／ 会食した100人

3日3人　4日1人

100人

＝4/100
＝0.04（4%）

死亡率

致命率 ＝ <u>ある疾病による死亡者数（特定の期間）</u> ／ ある疾病の罹患者数（同上の期間）

【4月1～4日の期間の致命率】

<u>4月1～4日の期間に死亡した4人</u> ／ 4月1～4日の期間に食中毒になった40人

3日3人　4日1人

2日20人　3日20人

＝4/40
＝0.1（10%）

致命率（致死率）

相対頻度 (QB保-453, 454)（公みえ50）

□① 相対頻度は，疾病の罹患や死亡などの**全発生数**を分母に用いて，ある疾病や年齢区分での発生が占める割合を示す． 109A28 107A40 104A31
　➡例：死因別死亡割合，50歳以上死亡割合（PMI） 109A28

□② 相対頻度は，分母に使用する**人口データが得られない場合**に用いることがある． 104A31
　➡開発途上国では人口データが得られないため，相対頻度のひとつである50歳以上死亡割合（PMI）を算出する．

3 曝露効果の指標

>> **相対危険**

相対危険度（リスク比） (QB保-454〜457)（RB看-社27）（公みえ15, 16）

□① 相対危険度（リスク比）とは，疾病要因に対する**曝露群**と**非曝露群のイベント発生リスクの比**である．「曝露因子がある場合とない場合を比較してイベントを発生するリスクが何倍か」を示している．^{108A51 105A27 103P46}

➡ **イベント**：罹患，死亡などが用いられる．

$$
相対危険度（リスク比）＝\frac{曝露群の発生率}{非曝露群の発生率}
$$

□② 発生リスクは，罹患率，死亡率，累積罹患率などの疫学指標を用いて，それぞれの相対危険度（リスク比）を求める．^{104P44}

➡ 例：罹患率を用いると**罹患率比**，死亡率を用いると**死亡率比**，累積罹患率を用いると**累積罹患率比**^{108A51} 等．

□③ 曝露因子とイベント発生の関連の強さを示すため，因果関係を検討する際の指標として用いられる．

8章 疫学

オッズ比 (QB保-458〜460)(RB看-社27)(公みえ15, 18)

□① 症例対照研究で，症例群と対照群のそれぞれにおける「曝露を受けた割合」と「曝露を受けない割合」の比をオッズという.

□② オッズ比とは，症例群のオッズと対照群のオッズの比である. ^109P53 107P53 105A46 103P35

$$
オッズ比 = \frac{症例群のオッズ}{対照群のオッズ}
$$

□③ オッズ比＝1は，症例群のオッズと対照群のオッズが同じことを示す.
→ 症例群も対照群も過去の曝露状況に差がない（＝曝露因子と疾病発生に関係はない）.

□④ オッズ比＞1は，症例群のオッズが対照群のオッズよりも大きいことを示す. ^108P23
→ 症例群のほうが対照群に比べて，疾病要因に曝露した割合が高い（＝曝露因子は疾病発生の危険因子である）.

□⑤ オッズ比＜1は，症例群のオッズが対照群のオッズよりも小さいことを示す.
→ 症例群のほうが対照群に比べて，疾病要因に曝露した割合が低い（＝曝露因子は疾病発生のリスクを軽減する予防因子である）.

〔信頼区間〕

□① 信頼区間とは，オッズ比などの推定値の統計学的な精度をみるために，幅をもたせて推定した区間を指す.
→ 例：オッズ比2.0（1.5 〜 2.7）とある場合，2.0はオッズ比，カッコ内はオッズ比の95％信頼区間を指す.

□② 信頼区間が統計学的に有意かどうかを解釈する場合，比の指標（オッズ比など）であれば1を，差の指標（寄与危険度など）であれば0を含んでいるかどうかが，検定の結果と対応する.

▼ 信頼区間の統計学的解釈 ^108P23

	比の指標	差の指標
統計学的に有意 (p≦0.05)	信頼区間が1を含まない	信頼区間が0を含まない
統計学的に有意でない (p＞0.05)	信頼区間が1を含む	信頼区間が0を含む

□③ 比の場合，信頼区間に1が含まれるということは，「群間に差異がない」という帰無仮説 (p.287〜289参照) を棄却できない（統計学的に有意ではない）ことを意味する. 差が0の場合も，同様と考える.

寄与危険度（リスク差） (QB保-461 ~ 463)（公みえ15, 16)

□① 寄与危険度（リスク差）とは，疾病要因に対する**曝露群と非曝露群の疾病発生リス**クの差で，「曝露因子がある場合とない場合の危険度の差」を示している. [105P44] [103P45] [101P19]

> 寄与危険度（リスク差）＝曝露群の発生率－非曝露群の発生率

□② 曝露因子を取り除くと曝露群の発生率（罹患率，死亡率 等）がどれだけ下がるかを示している.

寄与危険割合 (QB保-463 ~ 465)（公みえ15, 16)

□① 寄与危険割合とは，曝露群で罹患した者のうち，何％が本当にその曝露によるものかを示したものである. [109A40] [104A40]

$$寄与危険割合 = \frac{曝露群の発生率 - 非曝露群の発生率}{曝露群の発生率} \times 100（\%）$$

□② 非曝露群でも罹患する場合があるため，その発生率を除いたものの割合をみる.

□③ 曝露因子を取り除くと，曝露群に発生している疾病のうち，どの程度の割合を減らすことができるかを示している.

□④ 寄与危険割合は〔（相対危険度－1）÷相対危険度〕で算出できる (p.254参照).

8章 疫学

人口（集団）寄与危険／人口（集団）寄与危険割合

(QB保-465～467)(公みえ15, 17)

□① 人口（集団）寄与危険とは，人口集団（曝露群＋非曝露群）の疾病発生率のうち，曝露による増加分を示す．

$$人口（集団）寄与危険＝人口集団の発生率－非曝露群の発生率$$

□② 人口（集団）寄与危険割合とは，人口集団の疾病発生率のうち，曝露による増加分が占める割合を示す． [105P13]

$$人口（集団）寄与危険割合＝\frac{人口集団の発生率－非曝露群の発生率}{人口集団の発生率}×100（\%）$$

[109A40] [109P53] [106P47] [105A46] [103P35] [103P45] [103P46]

▼ 曝露効果の指標

指　標	算出できる研究	意　味	計算式
相対危険度（リスク比）	コホート研究（p.261参照）	「曝露因子があると何倍危険か」	$\dfrac{a}{a+b}÷\dfrac{c}{c+d}=\dfrac{a×(c+d)}{c×(a+b)}$
寄与危険度（リスク差）		「曝露因子があるとどれだけ危険度が増すか」	$\dfrac{a}{a+b}-\dfrac{c}{c+d}$
寄与危険割合		「曝露群で罹患した者のうち何％がその曝露によるものか」	$\dfrac{\dfrac{a}{a+b}-\dfrac{c}{c+d}}{\dfrac{a}{a+b}-\dfrac{a}{a+b}}=\dfrac{\dfrac{a}{a+b}}{\dfrac{c}{c+d}}-1 \over \dfrac{\dfrac{a}{a+b}}{\dfrac{c}{c+d}}$ $=\left(1-\dfrac{1}{相対危険度}\right)×100（\%）$
オッズ比	症例対照研究（p.262参照）	「症例群と対照群の事象の起こりやすさの比較」まれな疾病の場合，相対危険度（リスク比）に近似する．	$\dfrac{a}{c}÷\dfrac{b}{d}=\dfrac{a×d}{b×c}$

疾病のクロス表（コホート研究）:

		疾病あり	疾病なし
曝露	あり	a	b
	なし	c	d

疾病のクロス表（症例対照研究）:

		疾病あり	疾病なし
曝露	あり	a	b
	なし	c	d

▼ 相対危険度（リスク比）／寄与危険度（リスク差）

〔例題〕

喫煙群と非喫煙群，各10万人について疾病A，BおよびCの罹患率調査を行い，次の表の結果を得た．正しいのはどれか．

	罹患数	
	喫煙群	非喫煙群
疾病A	75	10
疾病B	3,000	1,000
疾病C	6,000	5,000

（単位：人）

〔1〕疾病Aの相対危険度（リスク比）は65である．
〔2〕疾病Bの寄与危険度（リスク差）は3.0である．
〔3〕喫煙が発病に最も強く作用しているのは疾病Cである．
〔4〕禁煙により罹患率の減少が最も期待されるのは疾病Bである．

〔解説〕

〔単位：人（10万対）〕

	罹患数		相対危険度 曝露群での疾病発生率 / 非曝露群での疾病発生率	寄与危険度 曝露群での疾病発生率 − 非曝露群での疾病発生率
	喫煙群	非喫煙群		
A	75	10	75 ÷ 10 = 7.5	75 − 10 = 65
B	3,000	1,000	3,000 ÷ 1,000 = 3.0	3,000 − 1,000 = 2,000
C	6,000	5,000	6,000 ÷ 5,000 = 1.2	6,000 − 5,000 = 1,000

※各群の発生率の分母はすべて10万であるため，計算式では省略している．

× 〔1〕疾病Aの相対危険度は7.5である．65は寄与危険度である．
× 〔2〕疾病Bの寄与危険度は2,000（10万対）である．3.0は相対危険度である．
× 〔3〕曝露が疾病に作用する大きさを示すのが相対危険度である．よって疾病Aとなる．
○ 〔4〕曝露を除くことにより，どれだけの人がその疾病を予防できるかを示すのが寄与危険度である．よって疾病Bとなり，正解である．

〔正解：4〕

8章 疫学

▼ オッズ比

〔例題〕

　症例対照研究で500人の肺癌患者と500人の対照群を選んで調査を行ったところ, 肺癌患者480人と対照群300人に喫煙歴があった. 肺癌発生に関するオッズ比はどれか.

　〔1〕10　　〔2〕16　　〔3〕24　　〔4〕180

〔解説〕

＜症例対照研究におけるオッズ比の求め方＞

		症例群	対照群	合　計
要　因	あり	a	b	a＋b
	なし	c	d	c＋d
合　計		a＋c	b＋d	a＋b＋c＋d

$$オッズ比 = \frac{a}{c} \div \frac{b}{d} = \frac{a \times d}{b \times c}$$

例題より, 症例対照研究の表を書いてみる.

		肺癌患者	対照者	合　計
喫煙歴	あり	480	300	780
	なし	20	200	220
合　計		500	500	1,000

$$オッズ比 = \frac{480 \times 200}{300 \times 20} = 16$$

〔正解：2〕

4 疫学調査法

≫ 医学研究の倫理指針

人を対象とする生命科学・医学系研究に関する倫理指針

(QB保-468)(公みえ71)

□① 人を対象とする研究を行う際には，研究対象者への**倫理的配慮**が求められる. [101A23]

□② 特に介入研究では，研究のために何らかの介入を研究対象者に加えることになるため，より一層の倫理的配慮が必要となる.

□③ 人を対象とする生命科学・医学系研究が人間の尊厳および人権を尊重し，適正な推進が図られることを目的として，人を対象とする生命科学・医学系研究に関する倫理指針が令和3（2021）年に制定された.

□④ 人を対象とする生命科学・医学系研究に関する倫理指針は，「ヒトゲノム・遺伝子解析研究に関する倫理指針」と「人を対象とする医学系研究に関する倫理指針」が統合されたものである.

□⑤ 研究対象者へのインフォームド・コンセントや個人情報の保護，倫理審査委員会による審査などについて明文化されている.

≫ 対象集団の選定

母集団と標本 (QB保-469)(公みえ34)

□① 研究・調査の対象となる集団の特性について推論するための集団を母集団といい，母集団から選ばれた一部の人や物を標本（サンプル）という.

□② 母集団すべてを調査する方法を悉皆調査（全数調査）という.
　➡例：国勢調査 等.

□③ 母集団のなかから標本を抽出して調査する方法を標本調査という.
　➡例：国民生活基礎調査，国民健康・栄養調査 等.

8章 疫学

□④　標本は，母集団の性質を反映し，母集団を代表している必要がある．

▼　母集団と標本

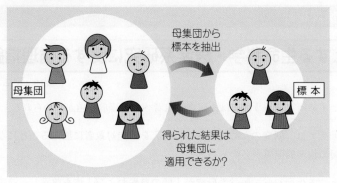

□⑤　母集団から標本を抽出する方法として無作為抽出があり，以下のような方法が挙げられる．
^{110A48}

名　称	抽出方法
単純無作為抽出法	●母集団の各構成員に一連の番号を割りあて，乱数表等を用いて等しい確率でランダム（無作為）に抽出する方法
系統抽出法	●母集団から最初の標本を無作為に抽出し，あとは一定の間隔で抽出する方法 例：最初に7番の人を選び，その後，17番，27番，37番…，と10人ごとに抽出する等
層化無作為抽出法	●母集団の構成員を属性（性別，年齢，職業，居住地 等）によって，いくつかの層に分け，それぞれの層から一定の抽出率で抽出する方法
多段抽出法	●母集団から複数の段階で無作為抽出を行い，最終的に個人を標本として得る方法 例：A県の調査で，まず市町村を抽出し（第1段階），各市町村から地域を抽出し（第2段階），そこから個人を抽出する（第3段階）．
クラスター抽出法	●母集団から繰り返し無作為抽出を行い，最終的に特定の集団（クラスター）を標本として得る方法 例：特定の地区，特定の学校 等

□⑥　無作為抽出は，調査者の主観が影響しにくい．
^{109P52　105A44}

疫学研究のデザイン （QB保-470, 471）（公みえ19）

□① 疫学研究は，研究対象を観察する観察研究と，介入を行う介入研究に大別される．

□② 観察研究は，曝露，疾病の頻度や分布を記述する記述疫学と，因果関係などを検証する分析疫学に分けられる．
103P34 102A17

▼ 疫学研究のデザイン
109P51 103P34

観察研究	記述疫学	疾病の頻度や分布を記述し，仮説を設定する．
	横断研究 （断面研究）	一時点における曝露と疾病の関連を調べる．
	生態学的研究 （地域相関研究）	集団単位のデータを用い，集団間で曝露と疾病頻度を比較する．
	分析疫学	記述疫学等で立てられた仮説を検証する．
	コホート研究	集団を曝露群と非曝露群に分けて長期にわたり追跡し，疾病の発生状況を比較する．
	症例対照研究	症例群（患者群）と対照群（非患者群）を設定し，過去にさかのぼって曝露状況を比較する．
介入研究	臨床試験	対象者に介入を行うことで治療の効果等を評価する．
	ランダム化比較試験 （RCT）	対象者を介入群と対照群にランダム（無作為）に分けて比較する．
	地域介入研究	地域住民を対象に介入の効果を評価する．

※横断研究・生態学的研究は，記述疫学・分析疫学の両方で利用される．

□③ 疫学研究には3段階あり，第1段階を記述疫学，第2段階を分析疫学，第3段階を実験疫学（介入研究）として，「現状の記述」→「仮説の検証」→「因果関係の検証」という流れとしてとらえることができる．
103P47

▼ 疫学研究の3段階
106A8

段　階	特　徴	研究例
第1段階 記述疫学	● 疾病頻度を様々な視点（時間，場所 等）から記述する．仮説を設定するための探索的な検討が行われる． ● 因果関係を証明することは難しい．	● 横断研究
第2段階 分析疫学	● 仮説の検討において，曝露要因と疾病の関連を検討する． ● 記述疫学と比べて，時間の順序（曝露→疾病発生）を考慮したデータ収集を行うが，バイアスの制御が困難であり，因果関係を強く結論づけることは難しい．	● コホート研究 ● 症例対照研究
第3段階 実験疫学	● 仮説を検証するために，要因の有無が疾病発生に関係があるのか（因果関係があるか）を，対象者に介入し実験することで検証する．	● 介入研究

8章 疫学

>> 観察研究

横断研究 （公みえ20）

□① 横断研究（断面研究）とは，一時点における曝露と疾病の関連について調査する方
110A47 109P51
法である．

□② 曝露と疾病発生の時間的順序（関連の時間性）は考慮されていない．そのため，関
連が観察されたとしても因果関係まではわからない．

▼ （例）ある一時点における観察集団の食塩摂取量と収縮期血圧

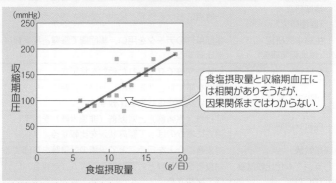

医療情報科学研究所 編：公衆衛生がみえる 2024-2025．第6版，メディックメディア，2024，p.20 より作成

生態学的研究 （QB保-472）（公みえ20）

□① 生態学的研究（地域相関研究）とは，個人ではなく，国や県などの集団を単位として，
異なる集団間における曝露と疾病頻度を比較・観察する（2つの変数の相関関係を探索
109A30 103A28
する）方法である．

□② 疾病の危険因子を模索する．

▼ （例）喫煙率と食道癌の罹患率

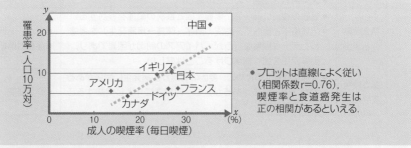

医療情報科学研究所 編：公衆衛生がみえる 2024-2025．第6版，メディックメディア，2024，p.20 より作成

コホート研究 (QB保-473)(公みえ21)

□① コホート研究とは，対象集団を**曝露群**と**非曝露群**に分け，両群での疾病の発生状況を将来に向かって追跡し比較する方法である．曝露と疾病発生の関連を明らかにする． _{108A50 104P42} _{103P34}

□② 前向き研究である．
　➡調査開始時点を起点とし，未来に向かって（前向き）集団を観察する．

□③ 頻度（罹患率）の高い疾病の研究に適している．

□④ 原因不明の疾病の発生要因の研究に適している．

□⑤ 1つの要因に対して，複数の疾病を研究の対象としやすい．

□⑥ 相対危険度（リスク比）(p.251参照)，寄与危険度（リスク差）(p.253参照)を直接計算することができる．

□⑦ 曝露情報の信頼性・妥当性 (p.266参照) が高い．

□⑧ 長期間の観察が必要で，費用・労力が大きい．

□⑨ 研究参加者の死亡または転居により，追跡不能となる場合がある．

補足事項

● コホート研究は，後ろ向き研究として行われることもある．コホート研究として曝露と疾病の記録を適切に得られる場合，過去にさかのぼって研究開始時点とする後ろ向きコホート研究が可能となる．

8章 疫学

症例対照研究 (QB保-474～476)(公みえ21)

□① 症例対照研究とは，対象集団を**症例群**と**対照群**（すでに疾病に罹患している群と，していない群）に分け，両群の**過去の曝露状況**を比較する方法である．曝露と疾病の関連を明らかにする．
^{107P51 103P34}

□② **後ろ向き研究**である．

□③ 発生頻度の**低い疾病**（**まれな疾病**）の調査に適している．^{105A28}

□④ 相対危険度（リスク比）(p.251参照)，寄与危険度（リスク差）(p.253参照) を求めることはできないが，まれな疾病の場合，相対危険度（リスク比）の近似値として**オッズ比** (p.252参照) を用いることができる．^{108A28}

□⑤ 曝露情報の**信頼性・妥当性** (p.266参照) は低い．
　➡患者の過去の記憶やカルテに頼るため，**情報バイアス** (p.265参照) が生じやすい．

□⑥ **前向き研究**と比べ，調査にかかる時間が短く，データ収集に要する費用・労力が小さい．

▼ 時間軸でみるコホート研究と症例対照研究

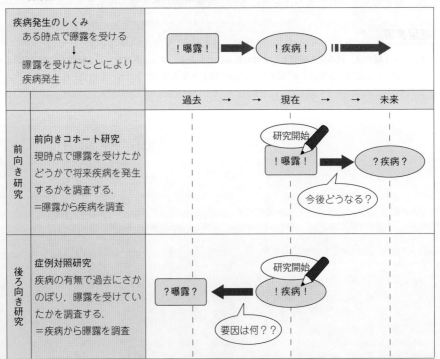

▼ コホート研究と症例対照研究の比較

コホート研究	名　称	症例対照研究
●疾病の発生や死亡の有無について追跡調査する	調査の方法	●過去の曝露状況を調べる
長期間になることが多い	追跡期間	な　し
費用・労力が大きい	コスト	費用・労力が小さい
●現時点で起こっていることであり妥当性が高い	曝露情報の妥当性	●記憶に頼るので妥当性が低い（想起バイアスの影響を受けやすい）
●診断方法が変化しうるため統一しないと正確性が低い	診断の正確性	●抽出の段階で診断方法を統一できるので正確性が高い
適していない	まれな疾患	適している
計算できる	罹患率 (p.246, 247参照)	計算できない
直接計算できる	相対危険度 (p.251参照)	オッズ比 (p.252参照) で近似する（まれな疾患の場合）
直接計算できる	寄与危険度 (p.253参照)	計算できない

≫ 介入研究

介入研究 (QB保-477)(公みえ22)

□① **介入研究**とは，研究者が意図的に一部の対象者に何らかの働きかけ（介入）を実施して，**介入群**（介入を受けた人たち）と**対照群**（介入を受けなかった人たち，非介入群）を比較し，その影響を検討する研究である.〔106P45〕〔101P50〕

　➡例：集団を2群に分け，一方には健康教育とパンフレットの配布，もう一方にはパンフレットの配布のみを行い，その前後の意識調査の結果を比較する 等.

□② 介入を開始してから観察を行うため，介入と結果の**時間的関係**が明確である.〔101A38〕

□③ 対象者を介入群と対照群に分ける方法として**ランダム化**（無作為化）があり，ランダム化を行った介入研究を**ランダム化比較試験**（無作為化比較試験，**RCT**）という.

8章

疫学

システマティックレビュー (QB保-478)(公みえ33)

□① システマティックレビューとは，同じテーマの研究論文のデータを網羅的に収集し，一定の基準で選択・評価を行い，複数の研究論文のエビデンスを統合する方法である.

□② 個々のエビデンスごとに，その研究の信頼性，妥当性，適用性を客観的に検証し統合することで，バイアスや偶然による影響を排除し，より信頼性の高い結果を導くことができる.

〔メタアナリシス〕

□① メタアナリシスとは，同じ目的で行われた複数の研究結果を統計学的に統合して分析する方法である.

□② 研究デザインのなかでは，ランダム化比較試験（RCT）の結果が強いエビデンスとなる. RCTのメタアナリシスが最もエビデンスレベルが高い.

➡ 「エビデンスレベルが高い」とは，研究によって得られた結果を解釈するときに科学的根拠が強いことを意味する.

▼ エビデンスの強さの7段階

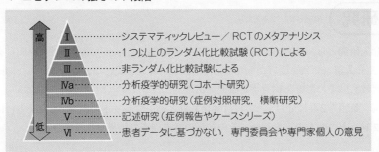

高 I	システマティックレビュー／RCTのメタアナリシス
II	1つ以上のランダム化比較試験（RCT）による
III	非ランダム化比較試験による
IVa	分析疫学的研究（コホート研究）
IVb	分析疫学的研究（症例対照研究，横断研究）
V	記述研究（症例報告やケースシリーズ）
低 VI	患者データに基づかない，専門委員会や専門家個人の意見

参考：福井次夫 他 編：Minds 診療ガイドライン作成の手引き2007，医学書院，2007

偶然誤差と系統誤差 （QB保-479, 480）（公みえ24）

□① 疫学における誤差とは，推定したい真値と実際の観測値とのずれをいう．

□② 偶然に生じる誤差を偶然誤差（ランダムエラー），特定の要因が影響して，ある方向へ偏って生じる誤差を系統誤差（バイアス）と呼ぶ．

□③ 系統誤差の例として，以下が挙げられる． 105P20　104P19　101P52

選択バイアス 対象者を選択する時点やその過程で，集められた対象者に偏りが生じること	自己選択 バイアス	対象者自身の意識や健康状態によって，研究に参加するかどうかに偏りが生じること	母が乳癌だったから私も危ないかも・・・
情報バイアス 疾病やその発生要因に関連する情報が正しく把握されていないこと	思い出し バイアス	対象者の属性によって，過去のことを思い出す正確さに偏りが生じること	あのときは・・・えーっと・・・こうだった！／昔のことなんて忘れちゃったな〜
	面接者 バイアス	対象者の属性によって，面接者による情報の聞き取り方に偏りが生じること	ファストフードを週に何回食べますか？／どのような食生活ですか？
	測定 バイアス	測定装置や測定する施設，測定者などにより測定結果に違いが生じること	高／低

8章　疫学

信頼性と妥当性　(QB保-481)(公みえ25)

□①　信頼性とは,「繰り返し検査を行っても同じ結果が得られるか」という結果の再現性・反復性を示す.同じ標本について反復した測定値がほぼ一定であるときは,信頼性が高くなる.

□②　妥当性とは,「測定したいものを正確に測定できているか」を指す.[102P29]

□③　偶然誤差が小さいほど信頼性が高くなり,系統誤差が小さいほど妥当性が高くなる.

交絡とその制御法　(QB保-482〜491)(公みえ14, 23, 25, 49)

□①　曝露因子と疾病の双方に関係があるために,両者に見かけ上の因果関係をもたらす要因のことを交絡因子という.

▼　交絡因子の例

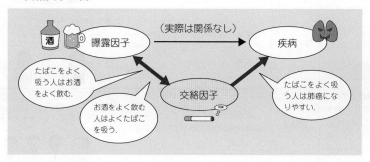

□②　因果関係を推論するには交絡を制御することが重要となる.交絡の制御方法には,ランダム化,限定,マッチング,層化(層別化),標準化などがある.

〔ランダム化(無作為化,無作為割付,ランダム割付)〕

□①　ランダム化とは,偏りを避けるために,研究の対象を介入群と対照群にランダム(無作為)に割り付けることで,確率的に均等に割り振ることである.[106P46]

□②　介入研究における交絡因子を制御する方法であり,既知の交絡因子だけでなく未知の交絡因子の制御もできる.

□③　調査の計画段階で用いられる.

〔盲検法（ブラインド，マスキング）〕

□①　盲検法（ブラインド，マスキング）は，研究者や研究対象者に対してその人が介入群・対照群のどちらに割り付けられたかをわからないようにする方法である．

□②　研究者や研究対象者自身が介入群かどうかを知っていることにより，評価にバイアスが生じることがある．盲検法を用いることで，バイアスが生じにくくなる．

□③　特に，研究者にも研究対象者にもどちらの群に属しているかわからなくすることを二重盲検といい，よりバイアスを取り除くことが期待される．

□④　調査の計画段階で用いられる．

〔限定〕

□①　限定（制限）とは，研究対象者をある特定の特徴を有した集団に限定することである．
　➡例：喫煙者のみを研究対象とする　等．

□②　調査の計画段階で用いられる．

〔マッチング〕

□①　マッチングとは，ある症例群に対して対照群を選定する際に，交絡因子として考えられる性別や年齢，居住地域などを症例と一致させることをいう．^{107P52　102P52}
　➡例：交絡因子が性別である場合，曝露群・非曝露群でそれぞれ男女の人数分布が同じになるようにする　等．

□②　調査の計画段階で用いられる．

□③　症例対照研究で，交絡因子を制御するときに用いる方法である．症例が少数の場合^{105A29}に用いることが多い．

〔層化（層別化）〕

□①　層化とは，性別や年齢などの交絡因子となり得る因子について，男女別，年齢階層別^{104P43}などのいくつかの層に分けて解析を行う方法である．

□②　調査後の解析段階における制御法のひとつである．^{110P16}

〔標準化〕

□① 標準化とは，2つ以上の集団において観察されるイベント（死亡や罹患）の発生頻度を比較する場合に，基準集団を定め，性別や年齢などの主な交絡因子の影響を排除した指標を計算する方法である．

□② 調査後の解析段階で用いられる．

〔年齢の標準化（年齢調整死亡率）〕

□① 年齢調整死亡率は，年齢という交絡因子の影響を排除し，年齢構成の異なる集団間の死亡率を比較する際に用いられる．

▼ 高齢化率の異なる2県の比較の例

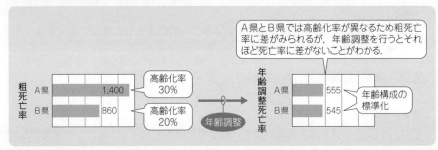

医療情報科学研究所 編：公衆衛生がみえる 2024-2025．第6版，メディックメディア，2024，p.14 より作成

□② 年齢調整死亡率には直接法と間接法がある．

➡**直接法**：観察集団の人口規模が大きい場合に適用される．国際比較や都道府県比較などに用いられる．

➡**間接法**：市町村等の年齢階級別死亡率がわからない小規模な集団に適用される．

□③　年齢調整死亡率（直接法）では，観察集団の年齢別死亡率が基準集団の人口構成と同じ分布を有すると仮定した場合の死亡率を求める.

□④　年齢調整死亡率（間接法）では，標準化死亡比（SMR）を用いる.

108A52　106P28　104P32　103P20　102A38
▼ 年齢調整死亡率の計算式

計算式	
直接法	年齢調整死亡率（直接法） $= \dfrac{（観察集団の年齢階級別死亡率 \times 基準集団^{*1}の年齢階級別人口）の各年齢階級の合計}{基準集団の人口の総和} \times 100,000^{*2}$ （または $\times 1,000^{*2}$）
間接法	年齢調整死亡率（間接法） $= 基準集団の死亡率 \times \dfrac{SMR}{100} \times 100,000$（または $\times 1,000$） 標準化死亡比（SMR） $= \dfrac{観察集団の総死亡数}{（基準集団の年齢階級別死亡率 \times 観察集団の年齢階級別人口）の各年齢階級の合計} \times 100$

*1：年齢構成が観察集団とあまり変わらず，社会的要因（戦争等）による大きな影響を受けていない安定した集団．日本国内の比較では平成27年の国勢調査をもとに補正した人口である「平成27年モデル人口」を全国および都道府県間の比較に用い，国際間の比較ではWHO等が定める「世界人口」を用いている.
*2：死因別に観察する場合，通常は人口10万対（×100,000）とする．なお，人口千対の場合は×1,000となる.

□⑤　観察集団が基準集団と同じ死亡率であると仮定したときに観察されるであろう死亡数（期待死亡数）と，観察集団の実際の死亡数との比を，標準化死亡比（SMR）という.

▼ 標準化死亡比（SMR）の解釈

SMR＝100……観察集団と基準集団の死亡水準が同じことを示す.
SMR＞100……観察集団の死亡水準が基準集団の死亡水準より高いことを示す.
SMR＜100……観察集団の死亡水準が基準集団の死亡水準より低いことを示す.

5 スクリーニング

» スクリーニングの目的と要件

スクリーニングの定義 (QB保-499)(公みえ26, 27)

□① スクリーニングとは，有効性が高く，簡便，迅速な検査を用い，疾病の自覚症状のない集団から疾病の罹患が疑われる者をふるい分けることである．

□② 健常者の健康診断や疾病の早期発見（二次予防）の手段として行われる．

□③ スクリーニング検査で陽性と判定された場合，確定診断のための精密検査を行う．

□④ 身体検査，生理機能検査，エックス線検査では，精度管理が重要である．
➡例：成人の腹囲測定結果の精度を高めるため，測定手順書をつくり，測定方法を標準化する．

□⑤ スクリーニング検査の要件として，以下が挙げられる． 106A27 104A37

- 罹患率が高い，または，発見・治療が遅れると重篤化する疾病であること
- 疾病の自然史が判明していること（疾病の経過が判明していること）
- 最初の徴候が現れてから顕在化するまでの期間が，ある程度長いこと
- スクリーニング陽性者に対して，精密検査で確定診断できる疾病であること
- 簡便で低侵襲，信頼性の高い，比較的安価な検査方法が存在すること
- 敏感度・特異度が高いこと
- 被検者に肉体的・精神的負担を与えないこと
- 疾病に対する治療法が確立されていること

□⑥ 日本で実施される主なスクリーニング検査として，以下が挙げられる．

- 新生児マススクリーニング
- 乳幼児健康診査
- 健康診査
- がん検診　　　　　　　　等

敏感度（感度）／特異度 (QB保-500 ～ 504)(公みえ27, 28)

□① 検査の有効性（妥当性）を測る指標として，敏感度（感度）と特異度が用いられる．

□② 敏感度とは，疾病を有する者のうち，検査で正しく陽性となる割合をいう．

□③ 特異度とは，疾病を有さない者のうち，検査で正しく陰性となる割合をいう．

□④ 敏感度の高い検査は，疾病でないことを示す除外診断に有効であり，特異度の高い検査は，疾病であることを示す確定診断に有効である．

□⑤ 検査の敏感度・特異度は，その検査の陽性反応的中度に影響を与える．

〔カットオフ値〕

□① 検査結果において，陽性と陰性を分ける判定基準の値をカットオフ値という．

□② 疾病の罹患（重症度）と検査値は完全には相関していない．カットオフ値をいずれに設定しても敏感度100％（偽陰性率0％）かつ特異度100％（偽陽性率0％）にすることはできず，敏感度，特異度はトレードオフの関係をとる．[101P20]

➡ トレードオフ：一方を上げればもう一方が下がる関係のこと．

〔ROC曲線〕

□① 敏感度と特異度の相関関係を，縦軸を敏感度，横軸を偽陽性率（100－特異度）としてグラフで表したものをROC曲線（receiver operating characteristic curve）という．

▼ ROC曲線 [101P20]

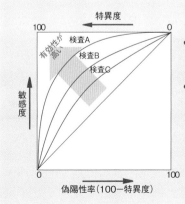

● 敏感度と特異度は，一方を上げれば一方が下がるという関係（トレードオフの関係）にある．

● 図の場合，ROC曲線が左上方にくる検査Aのほうが，検査B・Cより敏感度，特異度，いずれも優れていることになり，より有効性の高いテストであるといえる．

□② ROC曲線は，スクリーニング検査の有用性や，複数の検査法を比較した場合，どちらが優れているかを評価することができる．

陽性反応的中度／陰性反応的中度 (QB保-504〜506)(公みえ29)

□① 陽性反応的中度とは，**検査陽性者**のうち，実際に疾病を**有する者**の割合を指す．[108P24]

□② 陰性反応的中度とは，検査陰性者のうち，実際に疾病を有さない者の割合を指す．

□③ 的中度は，敏感度・特異度・有病率により決定されるため，対象集団の特性（有病率）の影響を受ける．

□④ 疾病の有病率が上昇するほど，疾病を有する者が多くなり，陽性反応的中度は**上昇**[106P16]する．

〔例題〕
ある集団に対してスクリーニング検査と確定診断検査を同時に実施したところ，次の結果を得た．

(単位：人)

		確定診断検査による判定		
		疾病あり	疾病なし	合　計
スクリーニング結果	陽　性	40	60	100
	陰　性	10	890	900
	合　計	50	950	1,000

このスクリーニング検査の敏感度はどれか．
　〔1〕40%　　〔2〕80%　　〔3〕94%　　〔4〕99%

- -

次ページのとおり，評価指標を計算すると，以下のようになる．

〔解答〕　敏感度 $= \dfrac{a}{a+c} \times 100 = \dfrac{40}{40+10} \times 100 = 80\%$　…………〔2〕

特異度 $= \dfrac{d}{b+d} \times 100 = \dfrac{890}{60+890} \times 100 = $ 約94%　…………〔3〕

陽性反応的中度 $= \dfrac{a}{a+b} \times 100 = \dfrac{40}{40+60} \times 100 = 40\%$　…………〔1〕

陰性反応的中度 $= \dfrac{d}{c+d} \times 100 = \dfrac{890}{10+890} \times 100 = $ 約99%　…………〔4〕

〔正解：2〕

▼ スクリーニング検査の評価の指標

スクリーニング検査の評価の際には，次のような表をつくる．

		疾病		合計
		あり	なし	
検査結果	陽性	a（真陽性：当該疾病があり，かつスクリーニング陽性）	b（偽陽性：当該疾病はないが，スクリーニング陽性＝取り込み）	a＋b（検査陽性）
	陰性	c（偽陰性：当該疾病はあるが，スクリーニング陰性＝見逃し）	d（真陰性：当該疾病がなく，かつスクリーニング陰性）	c＋d（検査陰性）
合計		a＋c（当該疾病あり）	b＋d（当該疾病なし）	a＋b＋c＋d（対象総数）

スクリーニング検査の評価指標は，以下のとおりである．

		疾病		合計
		あり	なし	
検査結果	陽性	a	b	a＋b
	陰性	c	d	c＋d
合計		a＋c	b＋d	a＋b＋c＋d

陽性反応的中度
$$=\frac{a}{a+b}\times100\ (\%)$$
検査陽性者のうち，実際に疾病を有する者の割合

陰性反応的中度
$$=\frac{d}{c+d}\times100\ (\%)$$
検査陰性者のうち，実際に疾病を有さない者の割合

有病率
$$=\frac{a+c}{a+b+c+d}\times100\ (\%)$$
全被検者のうち，疾病を有する者の割合

敏感度（感度）
$$=\frac{a}{a+c}\times100\ (\%)$$
疾病を有する者を正しく疾病ありと判定する割合．値が大きいほど有効な検査であるといえる．

特異度
$$=\frac{d}{b+d}\times100\ (\%)$$
疾病を有さない者を正しく疾病なしと判定する割合．値が大きいほど有効な検査であるといえる．

偽陰性率
$$=\frac{c}{a+c}\times100\ (\%)$$
＝100－敏感度
疾病を有する者を誤って疾病なしと判定する割合．値が小さいほど正確な検査であり，大きいと本当は疾病を有する者を見逃す危険性が高い．

偽陽性率
$$=\frac{b}{b+d}\times100\ (\%)$$
＝100－特異度
疾病を有さない者を誤って疾病ありと判定する割合．値が小さいほど正確な検査であり，大きいと二次検診の負担が増大する．

※敏感度や特異度は有病率の影響を受けないが，的中度は有病率の影響を受ける．
➡敏感度，特異度がともに高い検査でも有病率の低い集団では陽性反応的中度は低くなる．

8章　疫学

273

6 主な疾患の疫学

» 主な疾患の疫学

悪性新生物の疫学

(厚生労働省：令和4年人口動態統計)
(QB保-507〜510)(RB看-社11)(衛56, 57)(公みえ56〜58)

□① 悪性新生物による死亡数は約38.6万人で，前年より4,292人増加した．全死因の死亡総数の24.6%を占め，日本人の死因の第1位である．

▼ 性・部位別にみた悪性新生物の死因順位（死亡数）

	第1位	第2位	第3位	第4位	第5位
総数	肺 (76,663)	大腸 (53,088)	胃 (40,711)	膵 (39,468)	肝 (23,620)
男性	肺 (53,750)	大腸 (28,099)	胃 (26,455)	膵 (19,608)	肝 (15,717)
女性	大腸 (24,989)	肺 (22,913)	膵 (19,860)	乳房 (15,912)	胃 (14,256)

▼ 性・部位別にみた悪性新生物の死因順位［年齢調整死亡率（人口10万対）］ [107A24]

	第1位	第2位	第3位	第4位	第5位
男性	肺 (92.0)	大腸 (48.6)	胃 (45.6)	膵 (33.4)	肝 (27.1)
女性	大腸 (29.3)	肺 (27.2)	膵 (24.1)	乳房 (21.9)	胃 (16.5)

※「肺」は気管, 気管支及び肺を，「肝」は肝及び肝内胆管を，「大腸」は結腸と直腸S状結腸移行部及び直腸を示す．
※年齢調整死亡率の基準人口は「平成27年モデル人口」である．

〔部位別年齢調整死亡率〕

□① 大腸の悪性新生物は，男性・女性ともに大きく上昇していたが，近年はほぼ横ばいである．

□② 胃の悪性新生物は，男性・女性ともに低下している．

□③ 肺の悪性新生物は，男性・女性ともに大きく上昇していたが，近年はゆるやかな低下傾向である．

□④ 食道の悪性新生物は，男性はゆるやかな低下傾向，女性は近年横ばいである．

□⑤ 肝臓の悪性新生物は，男性・女性ともに低下傾向である．

〔女性特有の悪性新生物〕

□①　乳房の悪性新生物の年齢調整死亡率は，昭和40（1965）年以降，上昇傾向である．

□②　子宮の悪性新生物の年齢調整死亡率は，早期発見・早期治療などによって昭和30（1955）年以降は大幅に低下している．近年はほぼ横ばいである．

□③　女性の乳房の悪性新生物の年齢調整死亡率は，子宮の悪性新生物の約2倍である．

〔悪性新生物の危険因子〕

109A27　107A24　106A18　105P14　101A22

□①　悪性新生物の危険因子は，以下のようである．

種　類	主な危険因子
喉頭癌	喫煙，飲酒
食道癌	喫煙，飲酒，熱い飲食物，胃食道逆流症，バレット食道
胃　癌	塩辛い食品，喫煙，ヘリコバクター・ピロリ感染
大腸癌	遺伝，肥満，飲酒，肉食，喫煙
肝　癌	B型・C型肝炎ウイルスの持続感染，肝硬変，喫煙，アフラトキシン（食事に混入するカビ毒），飲酒，肥満，糖尿病
膵　癌	喫煙，肥満
肺　癌	喫煙，飲料水中のヒ素，石綿（アスベスト），大気汚染（排気ガス）
乳　癌	未経産，高年齢初産，早発月経，高年齢閉経，遺伝，飲酒，喫煙，肥満
子宮頸癌	ヒトパピローマウイルス（HPV）感染，喫煙
子宮体癌	高年齢閉経，未経産，肥満，エストロゲン補充療法
膀胱癌	喫煙，芳香族アミン類への曝露
皮膚癌	紫外線，放射線への曝露，コールタール
成人T細胞白血病	ヒトT細胞白血病ウイルス1型（HTLV-1）感染
甲状腺癌	放射線への曝露，ヨウ素欠乏または過剰

国立がん研究センターがん対策情報センター：がん情報サービスサイトより作成

8章　疫学

糖尿病の疫学　(糖尿病：p.110参照)(QB保-510)(衛81, 82, 390, 394〜397)(公みえ192)

□① 糖尿病が強く疑われる者は**約1,000万人**，糖尿病の可能性を否定できない者は**約1,000万人**と推計されている (厚生労働省：平成28年国民健康・栄養調査).

□② 糖尿病が強く疑われる者のうち，現在糖尿病の治療を受けている者は**76.9%**である (厚生労働省：令和元年国民健康・栄養調査).

□③ 糖尿病の総患者数は，男性約339万人，女性約241万人であり，**男性の方が多い** (厚生労働省：令和2年患者調査).

□④ 糖尿病の受療率は，入院では**90歳以上**，外来では**75〜79歳**が最も高くなっている (同調査).

□⑤ 新規人工透析導入患者の原因疾患の第1位は，**糖尿病性腎症**である [日本透析医学会：わが国の慢性透析療法の現況（2021年12月31日現在）].

精神疾患の疫学　(QB保-511, 512)(RB看-社12, 13, 22)(衛60, 61, 115, 212, 213)(公みえ61, 263)

□① 精神疾患の患者数は，入院患者より**外来患者**のほうが多い (内閣府：令和5年版障害者白書).

□② 精神疾患で患者数が最も多いのは，入院では「**統合失調症，統合失調症型障害および妄想性障害**」，外来では「**気分（感情）障害（躁うつ病を含む）**」である (厚生労働省：令和2年患者調査).
➡ なお，精神疾患の総患者数では**気分障害**が最も多い (同調査).

□③ 高齢化に伴い，アルツハイマー病の患者数は**増加傾向**にある (同調査).

□④ 精神病床の平均在院日数は**275.1日**である (厚生労働省：令和3年病院報告).
➡ 一般病床16.1日，療養病床（病院）131.1日と比較すると，**著しく長い**.

□⑤ 精神病床の病床利用率は**83.6%**である (同調査).
➡ 一般病床の病床利用率69.8%と比較すると**高い**.

□⑥ 精神障害による入院は，**医療保護入院**が49.8%と最も多く，次いで**任意入院**（本人の同意に基づく入院）が49.1%，**措置入院**が0.6%となっている [国立精神・神経医療研究センター：精神保健福祉資料（令和3年度630調査）].

〔自殺の動向〕

□① 自殺者数は，平成10(1998) 年以降，毎年3万人を超えていたが，平成24(2012) 年からは3万人を下回っている．令和4(2022) 年の自殺者数は，2万1,881人である (警察庁：令和4年中における自殺の状況).

□② 自殺者数は，男性1万4,746人，女性7,135人であり，男性の自殺者数は女性の約2倍である (同調査).
106P29

□③ 年齢階級別自殺者数は，40歳代と50歳代で多くなっている (同調査).

□④ 自殺の原因・動機は，健康問題が最も多い (同調査).

補足事項

● 自殺についての統計は警察庁の「自殺の状況」と厚生労働省の「人口動態統計」がある．調査対象，調査時点，心中事件に関する死亡原因のとり方，事務手続き上などにより差異がある．

結核の疫学
(厚生労働省：2021年結核登録者情報調査)(結核：p.171 ～ 175参照)
(QB保-513)(RB看-I39)(衛133, 134)(公みえ298, 299)

□① 戦後，罹患率・死亡率ともに激減したが，その後，平成9(1997) 年には新規発生結核患者数が38年ぶりに増加に転じ，平成11(1999) 年に厚生省（現 厚生労働省）が結核緊急事態宣言を発表，平成12(2000) 年以降は再び減少傾向を保っている．

□② 罹患率は，先進諸国のなかではまだ高い状況にある．

□③ 都道府県別の罹患率は，地域差が大きい．

□④ 令和3(2021) 年に新たに結核患者として登録された者の数（新登録結核患者数）は1万1,519人であり，減少傾向である．
➡新登録結核患者のうち，70歳以上の高齢者は63.5％を占める．

□⑤ 菌喀痰塗抹陽性肺結核の患者数は4,127人で，新登録結核患者全体の35.8％である．

□⑥ 外国出生の新登録結核患者数は1,313人である．特に20 ～ 29歳では同年代の新登録結核患者の72.6％を外国出生の者が占める．

HIV感染症・エイズの疫学

（国連合同エイズ計画：ファクトシート2022）
（厚生労働省エイズ動向委員会：令和3年エイズ発生動向年報）（HIV感染症／エイズ：p.176, 177参照）（QB保-513, 514）
（RB看-H29～33）（衛138）（公みえ302, 303）

☐① 世界のHIV感染者は3,840万人と推定される.
　➡現在も世界的にまん延がみられており, 特にアフリカ地域における感染者数が多い.

☐② 日本の年間新規報告数は, HIV感染者742人, エイズ患者315人である.

☐③ 国内における新規HIV感染は, 性的接触による感染が全体の83.8%を占める（同性間の性的接触71.6%, 異性間の性的接触12.3%）. 静注薬物使用や母子感染はいずれも1%未満である.

☐④ 新規HIV感染において, 日本国籍男性は**同性間の性的接触**（71.4%）, 日本国籍女性は**異性間の性的接触**（81.2%）による感染が最も多い.[108A12]

☐⑤ HIV感染者の推定感染地域は, 海外での感染よりも国内での感染が多い.

☐⑥ HIV感染者の報告地別分布では, 東京都を含む関東甲信越ブロックでの報告が最も多い.

性感染症の疫学

（厚生労働省：2021年感染症発生動向調査）（性感染症：p.177参照）（QB保-514）
（RB看-H23～25）（衛140）

☐① **梅毒**（全数把握対象疾患）の感染者数は, 平成25（2013）年に1,000人を超え, 令和3（2021）年には7,978人となり, **増加傾向**である.[106A6]

☐② 定点把握対象疾患の性感染症の動向は, 以下のようである.[106A6]

> ● 性器クラミジア感染症：3万3人⬆
> ● 性器ヘルペスウイルス感染症：8,981人➡
> ● 淋菌感染症：1万399人➡
> ● 尖圭コンジローマ：5,602人➡

※➡（矢印）の向きは過去10年間の動向を示す.

★統計数値は原則として『国民衛生の動向2023/2024』（厚生労働統計協会 編）の確定数の年度に準拠しています.

9章　保健統計

1 統計解析の基礎

≫ 統計学の定義

統計学

□① 疫学では研究対象集団の結果を通じて，推論したい集団全体の結論を導くことが多いが，その手段として統計学的手法が用いられる.

□② 統計学は，得られた集団の特性を把握することを目的とした記述統計学と，それらの指標から集団全体について推測することを目的とした推測統計学に大別される.

≫ データの分類と種類

測定と尺度

□① ある特定の尺度に基づいて測定した値をデータという. 尺度は量的データと質的データに大別され，さらに比尺度，間隔尺度，順序尺度，名義尺度に分類される.

▼ データ区分（尺度の種類）

量的データ	比尺度	原点（0）からの等間隔目盛づけができるもの 例：年齢，身長，血圧	140cm 10歳 血圧 110/65mmHg
	間隔尺度	等間隔の目盛づけができるもの 例：気温	25°
*質的データ	順序尺度	順序づけができるもの 例：成績，順位	学年 順位 3 位
	名義尺度	順序づけができないもの， 定量的（数値・数量）に表せないもの 例：性別，血液型	A B AB O

＊カテゴリーデータともいう.

» データの表現

図表の作成 (QB保-516 〜 518)

☐① データの特性・傾向などを視覚的に理解しやすいよう図示したものをグラフという.

☐② 統計グラフの種類として,以下が挙げられる. ^{109P34 106P18 104A25 103A29 102P21}

グラフの種類	特　徴
円グラフ（パイグラフ，パイ図）	分類されたデータの内訳の**構成割合**を示すもの. 各項目の割合を視覚的にとらえやすい.
棒グラフ	データをいくつかの項目に分類し,各項目の量を棒状図形の長さで比較するもの. 時系列の変化や各項目の差がわかりやすい.
ヒストグラム	データをいくつかの階級に分類し,その階級の面積が,階級内の頻度に比例する長方形で示される. 単なる棒グラフと異なり,階級間に空白がない.
帯グラフ A B (%)	分類されたデータの内訳の**構成割合**を示すもの. 特に,複数の群について比較したり,時系列での推移を表したりするために用いる.
折れ線グラフ	縦軸に数値の量,横軸に時間等の変数をとり,時間的経過等による量の変化の様子を表すもの.
散布図 Y X	2変数間の関連をみるために,2つの変数の測定した値（データ値）をそのままの形でX-Y軸上に**プロット**するものである. 2変数の関連の**方向性**や強さ,**相関**などを把握するのに使われ,**はずれ値**の存在を調べることができる.

9章　保健統計

281

R.B. for Public Health Nurse 2025

» 主な確率分布

正規分布 (QB保-518〜521)(公みえ35)

□① 標本のデータが連続量であるとき，データの分布はしばしば正規分布に従う．

□② 正規分布のグラフは，左右対称である．

□③ 正規分布は，釣鐘状で単峰性（一峰性）の分布である．

□④ 正規分布では，中央値，最頻値，平均値がほぼ一致する．

□⑤ 正規分布は，平均値と分散が決まれば一意に定まる．

□⑥ 正規分布では，平均値±1標準偏差（SD）の範囲に対象集団の68.2％が含まれる．
平均値±2標準偏差（SD）の範囲には対象集団の95.4％が含まれる．

➡ SD：Standard Deviation

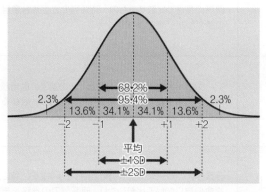

□⑦ 母集団から標本抽出を繰り返し行うと，標本平均（標本の平均）は母平均（母集団
の平均）を中心とした正規分布を示す．

二項分布 (QB保-522)

□① 二項分布は，考えられる結果がただ2つの互いに排反的な事象で，それらが毎回あ
る一定の確率で起きる事象の確率分布をいう．

➡ 例：コインを50回投げて表が出る回数が従う分布，血液型がA型の人が20％いる
集団から無作為に抽出した100人の中でA型の人数が従う分布，集団から無作為に
抽出した1,000人の中で高血圧者数が従う分布 等．[108A22]

≫ 代表値と散布度

代表値 (QB保-522, 523)(公みえ34)

□① 分布を代表する値のことを**代表値**という．代表値には**平均値**，**中央値**，**最頻値**など
がある． ^{108A36}

▼ 代表値（分布を要約する指標）^{108A36 101P21}

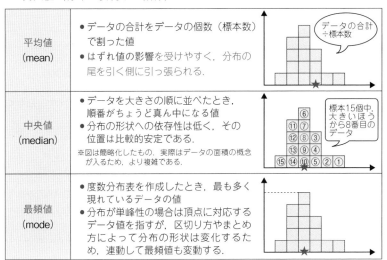

平均値 (mean)	● データの合計をデータの個数（標本数）で割った値 ● はずれ値の影響を受けやすく，分布の尾を引く側に引っ張られる．	
中央値 (median)	● データを大きさの順に並べたとき，順番がちょうど真ん中になる値 ● 分布の形状への依存性は低く，その位置は比較的安定である． ※図は簡略化したもの．実際はデータの面積の概念が入るため，より複雑である．	
最頻値 (mode)	● 度数分布表を作成したとき，最も多く現れているデータの値 ● 分布が単峰性の場合は頂点に対応するデータ値を指すが，区切り方やまとめ方によって分布の形状は変化するため，連動して最頻値も変動する．	

□② 平均値は，はずれ値に大きく影響される．^{101P21} 中央値・最頻値は，はずれ値の影響を受
けにくい．

□③ 代表値の利用例は，以下のようである．

- 数値データで分布に対称性がある場合 ――――――― 平均値
- 順序データまたは数値データで分布が歪んでいる場合 ―― 中央値
- 二峰性の分布の場合 ――――――――――――――― 主に最頻値

9
章

保
健
統
計

分散と標準偏差 （QB保-524, 525）（公みえ35）

□① データのばらつき（散布度）を示すものには，範囲，分散，標準偏差，四分位範囲 _{106A19 105A30} などがある．

□② 範囲は，データの最小値と最大値の差を指す．

➡例：全国47都道府県の健康寿命の格差を評価するときは，最も低い都道府県（最小値）と最も高い都道府県（最大値）の差（範囲）を用いることができる．^{106A19}

□③ 分散，標準偏差は，以下のようにまとめられる．^{110A37 104P33}

分　散	● データのばらつき具合を示す． ● 個々のデータ値 x と平均値 μ の差（＝偏差）を2乗したものを合計し，データの個数 n で割ったもの． ● 偏差の数値をそのまま合計すると必ず0になり，ばらつき具合がわからなくなるため，偏差を2乗して0になるのを防いでいる． ● 値が大きいほどばらつきが大きいことを示す． $$分散 = \frac{\{(データ値)-(平均値)\}^2 の合計}{データの個数} = \frac{\Sigma(x-\mu)^2}{n}$$
標準 偏差 （SD*）	● 平均値を中心に観測値（得られた値）がどれくらいばらついているかを示す． ● 分散の平方根をとったもの（分散では単位が2乗になってしまうため）で，最もよく用いられる． ● 標準正規分布の標準偏差は1であり，平均値±2標準偏差の範囲に95.4％のデータが含まれる． ● 値が大きいほどデータがばらついていることを示す． ● 平均値から極端に離れた値（はずれ値）の影響を受けやすい． ● 平均値と同じ単位になる． $$標準偏差(SD) = \sqrt{分散} = \sqrt{\frac{\Sigma(x-\mu)^2}{n}}$$

＊SD：Standard Deviation

四分位数とパーセンタイル (QB保-525, 526)

□① 四分位数は，順番に並べたデータ全体を4つに等分する点を指す．最初の区切りとなる点を第1四分位数，次を第2四分位数（中央値と同じ値），その次を第3四分位数 [110A40] という．

▼ 四分位数

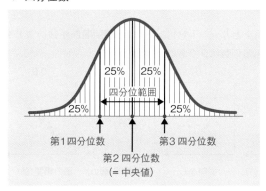

□② 第1四分位数と第3四分位数の差を四分位範囲という．また，四分位範囲を半分にした値を四分位偏差という．

□③ パーセンタイルとは，データを小さい順に並べ，全体を100パーセント（％）としたときに，小さいほうから何％目にあたる値であるかを示す単位である．母子健康手帳にある発育曲線 (p.82参照) などに用いられる．

>> 関連の指標

相　関 (QB保-526, 527)

□① 相関とは，２つの変数の線型関係を示すものである.[109P34]

□② 相関係数とは，２つの変数の相関の度合いを数値化したものである.[109A30 108P26 104A38]

□③ 相関係数は－１から１の間をとり，－１や１に近いほど相関関係が強いことを示す.
相関がまったくないときの相関係数は０である.

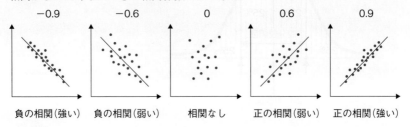

−0.9	−0.6	0	0.6	0.9
負の相関（強い）	負の相関（弱い）	相関なし	正の相関（弱い）	正の相関（強い）

回　帰 (QB保-528)

□① 回帰とは，２つ以上の変数の関係を示すもので，x（独立変数）を用いてy（従属変数）
を予測する.[104A38]
　➡例：BMI（独立変数）に応じて血圧（従属変数）がどのように変化するか予測する.

□② 回帰式は，単回帰分析では$y = ax + b$，重回帰分析では$y = a_1x_1 + a_2x_2\cdots + b$で表
される回帰分析の結果を数式で表したものである.
　➡**単回帰分析**：１つの独立変数（x）を用いて従属変数（y）を予測すること.
　➡**重回帰分析**：複数の独立変数（x_1, x_2…）を用いて従属変数（y）を予測すること.

□③ 単回帰分析や重回帰分析で，独立変数（x）にかかる係数aを回帰係数と呼ぶ.
　➡変数は任意の値で，係数はデータから推定される値である.

クロス集計

□① クロス集計は，質的データ同士の関連を分析する方法である.

□② 縦と横に変数を配置してできるセルに頻度や割合を示した**クロス集計表**が用いられる.[108A37]

□③ 疫学研究では２×２のクロス表がよく用いられ，四分表と呼ばれる.

点推定／区間推定 <small>(公みえ35)</small>

☐① 推定とは, 抽出した標本の結果から母集団の性質を推測することをいう.

☐② **点推定**とは, 標本の値（平均値, 割合 等）をもって母集団の値を推定することである.
<small>101A24</small>

☐③ 区間推定とは, 母集団の代表値が含まれる範囲（信頼区間）を示すことで真値を推定することである.

☐④ 区間推定では95％信頼区間がよく用いられ, これは100回中95回, この区間に真の値が含まれることを意味する.

検 定 <small>(QB保-528〜531)(公みえ36, 37)</small>

☐① 検定とは, 標本から得られた情報をもとに, 母集団に対する仮説を検証することを指す.

☐② 理論などにより予想される仮説（作業仮説）は, 調査・実験を行ってデータを収集し証明する. 統計学的検定では, この作業仮説を対立仮説という. これに対して, 作業仮説を否定する仮説を帰無仮説という.

☐③ 帰無仮説は, 統計学的検定を行う際, 比較する2つの変数間には「差がない」とする仮説のことである. 「差がある」という結果は, 偶然生じた可能性があるが, そのことを直接証明することは難しい. そこで「差がない」という帰無仮説を立て, これを否定できるか統計的に判定する.
<small>106A28</small>

☐④ 帰無仮説が真である（比較する2つの変数間に差がない）とした場合に, 得られたデータが帰無仮説と矛盾する程度を示す確率をp値という.

☐⑤ 有意水準（危険率）とは, 帰無仮説の棄却域（帰無仮説を棄却できる区域）だと考える境界線のことであり, 通常0.05（5％）を用いることが多い.

☐⑥ p値≦有意水準（有意差が認められた）の場合, 「帰無仮説は統計学的有意に棄却された」, すなわち「有意な関連がみられた」といえる.

☐⑦ p値＞有意水準（有意差が認められない）の場合, 帰無仮説を棄却できないが, 帰無仮説が正しいと示されるわけではない.

▼ 検定の手順

ある作業仮説に対して対立仮説，帰無仮説を立て，その帰無仮説「比較する2つの変数AとBの間には差がない」が成り立っていると仮定する．そのもとで得られるデータの不自然さを確率により評価し，帰無仮説を「棄却する／棄却できない」を検証する．

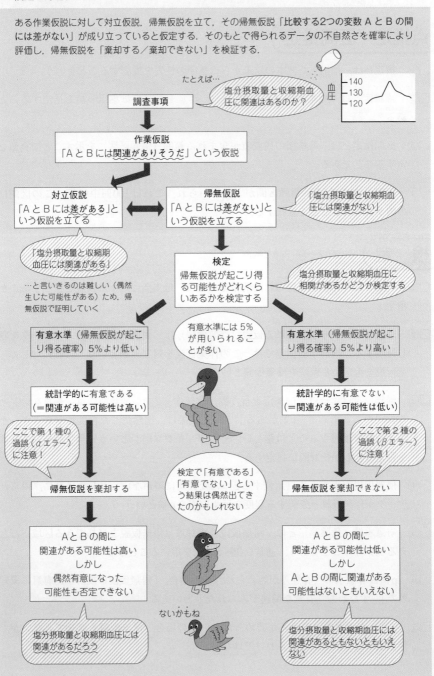

〔第1種の過誤と第2種の過誤〕

□① 第1種の過誤（αエラー）とは，帰無仮説が正しいにもかかわらず，誤ってそれを棄却してしまうことにより，本来関連がない2つの事象を，関連があるかもしれないと判断してしまうことである．

□② 第1種の過誤の確率は，検定の有意水準でもある．

□③ 第2種の過誤（βエラー）とは，帰無仮説が誤っているにもかかわらず，それを棄却しないことにより，本来関連がある2つの事象を，関連がないかもしれないと判断してしまうことである．

代表的な検定 （QB保-532～534）（公みえ37）

110A18　109A29　108A37　107A7　106P27　105P15　103A36　102A39
□① 代表的な統計の検定として，以下が挙げられる．

パラメトリック検定	2群間	t検定	●2群間の数量データの平均値の差を検定する．以下の2種がある． ❶対応のない t 検定 独立した2群間から得られたデータを比較する場合に用いる． ❷対応のある t 検定 同一集団から得られたデータを比較する場合に用いる．
	2群間以上	分散分析 （F検定）	●2群間以上の数量データのばらつきが等しいかどうか（等分散）を検定する． ●3群間以上の平均値の差の検定等で用いられる．ただし，どの群の平均値に差がみられるのかは直接比較できない．
ノンパラメトリック検定	2群間	マンホイットニーのU検定 （U検定）	●数量で順序をもつデータを対象とする．2群をひとまとめにして順位をつけ，群ごとの順位の和を用いて比較する． ●対応のない2群間の差を検定する．
	2群間以上	χ^2検定 （カイ2乗検定）	●2つの変数カテゴリー（または質的データ）同士の観察された頻度に，理論値との差（割合の差）があるかどうかを検討する．

□② パラメトリック検定とは，母集団の分布について特定の分布（正規分布など）を仮定して行う検定方法である．

□③ ノンパラメトリック検定とは，母集団の分布について特定の分布を仮定しないで行う検定方法である．

〔多変量解析〕

□① 多変量解析とは，多くの対象者について複数個の変量の測定値が与えられている場合，各変量間の関係を合理的に分析する手法の総称である．

➡結果に影響を及ぼすと思われる多くの基礎的背景（性別，年齢，がんのステージ 等）を同時に補正することができる．

□② 調査後の解析段階で用いられる．

□③ 多変量解析の種類には，重回帰分析 (p.286参照)，因子分析，クラスター分析，多重ロジスティック回帰分析などがある．

2 人口統計

≫ 人口静態統計

総人口
［総務省統計局：人口推計（令和4年10月1日現在）］
(RB看-社2)(衛40, 41, 47, 48)(公みえ38, 40)

□① 日本の総人口は，1億2,494万7千人である．

➡平成20（2008）年をピークに人口は減少傾向にある．

□② 日本の総人口は世界第11位である．

人口構成
［総務省統計局：人口推計（令和4年10月1日現在）］
(QB保-538 〜 540)(RB看-社2, 3)(衛40, 41)(公みえ42)

□① 年齢3区分別人口構成は，以下のようである．

❶年少人口（0 〜 14歳）	1,450万人（11.6%）	↓
❷生産年齢人口（15 〜 64歳）	7,421万人（59.4%）	↓
❸老年人口（65歳以上）	3,624万人（29.0%）	↑

※➡（矢印）の向きは過去10年の動向を示す．

▼ 年齢3区分別人口構成の指標

指　標	計算式
年少人口指数 19.5↓	生産年齢人口100人が何人の年少人口を支えているかを示す. $$年少人口指数＝\frac{年少人口}{生産年齢人口}×100$$
老年人口指数 48.8↑	生産年齢人口100人が何人の老年人口を支えているかを示す. $$老年人口指数＝\frac{老年人口}{生産年齢人口}×100$$
従属人口指数 68.4↑	生産年齢人口100人が何人の従属人口（年少人口＋老年人口）を支えているかを示す. $$従属人口指数＝\frac{年少人口＋老年人口}{生産年齢人口}×100$$
老年化指数 249.9↑↑	年少人口100人あたりの老年人口の人数を示す. 社会の高齢化を表す指標である. $$老年化指数＝\frac{老年人口}{年少人口}×100$$

※➡（矢印）の向きは，過去10年の動向を示す.

□②　総人口に占める老年人口の割合を高齢化率という. 国連により，高齢化率によって高齢化社会，高齢社会，超高齢社会が定義されている.

名　称	高齢化社会	高齢社会	超高齢社会
高齢化率*	7〜14%	14〜21%	21%以上

＊65歳以上の人口／総人口

□③　高齢化が急速に進む日本では，昭和45（1970）年に高齢化社会へ，平成6（1994）年に高齢社会へ，平成19（2007）年に超高齢社会へ突入している.

将来推計人口

［国立社会保障・人口問題研究所：日本の将来推計人口「出生中位（死亡中位）推計」（令和5年推計）］（QB保-541）（RB看-社3）（衛42, 43）（公みえ40, 42）

□①　令和5（2023）年の将来推計人口によると，総人口は，今後長期にわたって減少過程に入り，令和38（2056）年には1億人を下回ると推計されている.

□②　人口の年齢構成は高齢化し，老年人口の割合は令和52（2070）年には38.7%に達すると予測される. 一方，年少人口の割合は9.2%まで低下すると予測される.

R.B. for Public Health Nurse 2025

世帯構造 （厚生労働省：令和4年国民生活基礎調査）
（QB保-542, 543）（RB看-社4, 5）（衛43, 44）（公みえ38）

□① 世帯総数は，5,431万世帯である.

➡平均世帯人員は2.25人であり，年々減少する傾向にある.[104P28]

□② 世帯構造別にみた世帯数の割合の推移は，以下のようである.

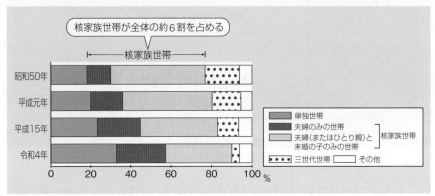

厚生省：昭和50年厚生行政基礎調査
厚生労働省：令和4年国民生活基礎調査

▼ 世帯構造別の世帯類型順位[107P1]

順　位	全世帯 5,431万世帯	65歳以上の者のいる世帯 2,747万4千世帯
第1位	単独世帯 1,785万2千世帯（32.9％）	夫婦のみの世帯 882万1千世帯（32.1％）
第2位	夫婦と未婚の子のみの世帯 1,402万2千世帯（25.8％）	単独世帯 873万世帯（31.8％）
第3位	夫婦のみの世帯 1,333万世帯（24.5％）	親と未婚の子のみの世帯 551万4千世帯（20.1％）

□③ 全世帯（5,431万世帯）のうち，65歳以上の者のいる世帯（2,747万4千世帯）は
50.6％を占める.

★統計数値は原則として『国民衛生の動向2023/2024』（厚生労働統計協会 編）の確定数の年度に
準拠しています.

292

≫ 人口動態統計

出 生 （厚生労働省：令和4年人口動態統計）
（QB保-544 ～ 546）（RB看-社6 ～ 8）（衛49 ～ 53）（公みえ44 ～ 47）

□① 出生数は**77万759人**で，平成28（2016）年から100万人を下回り，年々**減少**している．
 101P2

□② 出生率（人口千対）は**6.3**である．
 108P36 107A33 106A29

$$出生率 = \frac{出生数}{人口} \times 1,000$$

□③ 出生児の母の平均年齢は32.2歳である．
 ➡第1子：30.9歳，第2子：32.9歳，第3子：34.1歳

□④ 母の年齢別出生率が最も高いのは，**30 ～ 34歳**である．
 107A33

□⑤ 出生順位別構成割合は，第1子が46.1％で最も多く，次いで第2子が36.5％である．

〔合計特殊出生率〕

□① 合計特殊出生率（粗再生産率）とは，**15 ～ 49歳**の女性の**年齢別出生率**を合計したもので，1人の女性が一生の間に生む**平均子ども数**である．
 110A19

□② 令和4（2022）年の合計特殊出生率は**1.26**である．

□③ 都道府県別では，合計特殊出生率が最も高いのは沖縄県（1.70）で，最も低いのは東京都（1.04）である．

〔総再生産率〕（国立社会保障・人口問題研究所：人口統計資料集2023年改訂版）

□① 総再生産率とは，15 ～ 49歳の女性が，それぞれの年齢別出生率に従って子どもを生むと仮定した場合，1人の女性が生むであろう平均女児数である．

□② 総再生産率は，出生力を表しており，人口動態，人口構成の変化を推測する指標としてきわめて重要である．令和3（2021）年の総再生産率は0.64である．

9章 保健統計

〔純再生産率〕(国立社会保障・人口問題研究所：人口統計資料集2023年改訂版)

□① 純再生産率は，総再生産率に15〜49歳の女性の死亡率を考慮して算出したものである．つまり，生まれた女児が母と同じ年齢を過ぎるまでの死亡率を考慮に入れたときの平均女児数である．

□② 純再生産率が1.0を下回ると，将来人口が減少する．令和3 (2021) 年の純再生産率は0.63である．

▼ 出生数と合計特殊出生率の推移

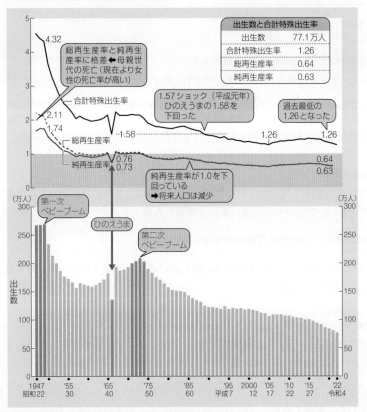

厚生労働省：令和4年人口動態統計
国立社会保障・人口問題研究所：2023年改訂版人口統計資料集

死　亡

（厚生労働省：令和4年人口動態統計）（QB保-546 ～ 549）（RB看-社8 ～ 10）
（衛53 ～ 56）（公みえ48, 50, 54 ～ 61）

□①　死亡数，死因順位は以下のようである．

死因順位	死　因	死亡数（人）	死亡率*	割合（%）
	全死因	156万9,050	1,285.8	100.0
第1位	悪性新生物	38万5,797	316.1	24.6
第2位	心疾患	23万2,964	190.9	14.8
第3位	老　衰	17万9,529	147.1	11.4
第4位	脳血管疾患	10万7,481	88.1	6.9
第5位	肺　炎	7万4,013	60.7	4.7

＊人口10万対

□②　主要死因別にみた死亡率の推移は，以下のようである．

108A29　104A32　101P26

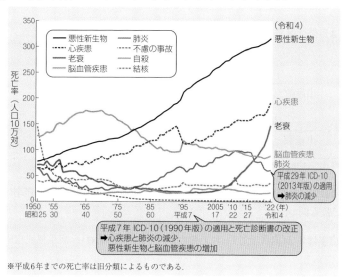

※平成6年までの死亡率は旧分類によるものである．

厚生労働省：令和4年人口動態統計

□③　死因統計の死因分類は，世界保健機関（WHO）が定めたICD-10（疾病及び関連保健問題の国際統計分類第10回改訂分類）に準拠した「疾病，傷害及び死因の統計分類」に基づいて行われている．

□④　人口動態統計では，平成29（2017）年よりICD-10（2013年版）に準拠した分類が死因統計に適用されている．この影響により，肺炎の死亡数が減少したとみられる．

□⑤　日本の死因第4位である脳血管疾患において，脳梗塞の死亡率（48.6）は，脳内出血の死亡率（27.4）より高い．

109A1

□⑥　年齢階級別死因の第1位は，以下のようである．

年　齢	死　因
0 〜 4歳	先天奇形，変形及び染色体異常
5 〜 9歳	悪性新生物
10 〜 39歳	自　殺
40 〜 89歳	悪性新生物
90歳以上	老　衰

□⑦　15 〜 24歳の死因の上位を占めているのは，**自殺**と**不慮の事故**である．

死産／周産期死亡／乳児死亡

（厚生労働省：令和4年人口動態統計）（QB保-549, 550）
（RB看-社20, 21）（衛63 〜 67）（公みえ222 〜 228）

□①　死産とは，妊娠満12週（第4月）以後の死児の出産をいう．

□②　死産率には自然死産率と人工死産率があり，統計指標は出産（出生＋死産）千対で
表される．

$$自然死産率＝\frac{自然死産数}{出産数（出生数＋死産数）}×1,000 \quad 9.4（出産千対）⬇$$

$$人工死産率＝\frac{人工死産数}{出産数（出生数＋死産数）}×1,000 \quad 9.9（出産千対）⬇$$

※ ➡（矢印）の向きは，過去10年の動向を示す．

□③　母の年齢階級別にみた自然死産率は25 〜 29歳が7.3で最も低く，人工死産率は30 〜
34歳が5.4で最も低い．

□④　周産期死亡率は3.3（出産千対），乳児死亡率は1.8（出生千対），新生児死亡率は0.8
（出生千対）である．

□⑤　日本の妊産婦死亡率は，戦後まもなくは**高率**であったが，その後に大きく**低下**して
おり，令和4（2022）年は**4.2**（出産10万対）である．

婚姻／離婚　(厚生労働省：令和4年人口動態統計)
(QB保-551)(RB看-社13)(衛67～69)(公みえ51)

□① 近年の婚姻件数は横ばい～減少傾向で推移しており，令和4（2022）年の平均初婚年齢は男性が31.1歳，女性が29.7歳となっている.

➡平成12（2000）年に比べて男性は2.3歳，女性は2.7歳高くなっている.

□② 離婚の87.6％が協議離婚である.

□③ 親権を行う子（親が離婚した未成年の子）がいる夫婦の離婚は，離婚件数全体の52.8％である.

➡親権を行う子とは，令和4（2022）年3月までは20歳未満の未婚の子，令和4（2022）年4月以降は18歳未満の子をいう.

》 生命表

平均余命／平均寿命　(厚生労働省：令和4年簡易生命表)
(RB看-社14)(衛72,73)(公みえ53)

□① 平均余命とは，ある年齢の人が平均してあと何年生きられるかという期待値のことをいう.

□② 平均寿命とは，0歳の平均余命を指す.

➡平均寿命は地域比較（特に国際比較）を行う場合の優れた健康指標となる.

□③ 日本人男性の平均寿命は81.05年であり，平成25（2013）年に初めて80年を超えた.

□④ 日本人女性の平均寿命は87.09年である.

□⑤ 65歳まで生存する者の割合は男性89.6％，女性94.4％であり，75歳まで生存する者の割合は男性75.3％，女性87.9％である.

9章　保健統計

3 保健統計調査

主な保健統計調査 (QB保-552～554) (公みえ39)

109A11 109A38 104P34

□① 日本における主な保健統計調査として，以下が挙げられる．

名称	調査方法	実施周期	法的根拠	調査項目
人口静態調査 （国勢調査）	悉皆調査*1	5年ごと	統計法	常住人口*2，個人調査，世帯調査
人口動態調査	悉皆調査	毎年 （毎月集計）	統計法	人口動態5事象 （出生，死亡，死産，婚姻，離婚）
国民生活 基礎調査	標本調査*3	毎年 （3年ごとに 大規模調査）	統計法	**毎年**：世帯票，所得票 **大規模調査年**：毎年の調査に加え，健康票， 介護票，貯蓄票
患者調査	標本調査	3年ごと	統計法	医療機関を客体にした，患者の性別，出生 年月日，住所，疾患名，入院・外来の種別， 受療の状況 等
医療施設調査	悉皆調査	動態調査*4 →毎月 静態調査*5 →3年ごと	統計法	開設者，診療科目，設備概況，従事者数 　　　　　　　　　　　　　　　　等
学校保健 統計調査	標本調査	毎年	統計法	学校の定期健康診断の結果に基づく発育状 態（身長，体重），健康状態（主な疾病・ 異常の被患率 等）
社会生活 基本調査	標本調査	5年ごと	統計法	生活時間の配分，生活行動（学習・研究活 動，ボランティア活動，スポーツ，趣味・ 娯楽，旅行・行楽）等
国民健康・ 栄養調査	標本調査	毎年	健康 増進法	身体状況（身長，体重，血液検査 等）， 栄養摂取状況（食事状況，食物摂取状況 等）， 生活習慣（食生活，飲酒，喫煙 等）
食中毒 統計調査	悉皆調査	毎月	食品 衛生法	食中毒の患者ならびに食中毒死者の発生状 況

＊1：調査対象者全員を調査すること．
＊2：調査日時の午前0時に，調査地域内の住居に3か月以上住んでいる人口．
＊3：調査対象である母集団から対象者を抽出して調査すること．
＊4：『医療法』に基づく開設・廃止・変更等の届出を受理または処分した医療施設を対象に行われる．
＊5：調査時点で開設しているすべての医療施設を対象に行われる．

人口静態調査（国勢調査） (QB保-554)(衛40)(公みえ39, 40)

- □①　人口静態統計は，**国勢調査**によって得られる．国勢調査とは，総務省統計局が主体 [110P35]
となって全国民に対して一斉に行う人口や世帯に関する調査である．

- □②　**5年に1回**実施される**悉皆調査（全数調査）** である． [104P34]
　➡10年ごとの大規模調査と，その中間年の5年目に実施される簡易調査がある．

- □③　調査項目は，性別，年齢，世帯構成，国籍，就業状態，住居の種類などである．

- □④　**世帯単位**で調査票の配布・回収が行われる．平成27（2015）年からインターネット [110P35]
による回答も導入している．

- □⑤　調査対象は，調査時に**日本に常住している者**であり，調査対象には国内に常在する
外国人も含まれる．

人口動態調査 (QB保-554, 555)(衛49)(公みえ39, 44)

- □①　人口動態調査は，**出生，死亡，死産，婚姻，離婚**の5つの人口動態事象に関する調査
である． [105P32] [102P34]

- □②　**毎年**実施される悉皆調査である．

- □③　人口動態調査は，**戸籍**などの届出をもとに行われており，調査対象には日本在住の
外国人，海外在住の日本人も含まれる．

9章

保健統計

★青字は過去10年の国試に出題された内容です．文末には国試番号を付けています．例えば，
「109P30」は第109回保健師国家試験の午後30番の問題です．AはAM＝午前，PはPM＝午
後です．

R.B. for Public Health Nurse 2025

国民生活基礎調査
（厚生労働省：令和4年国民生活基礎調査）
（RB看-社14, 15）（衛75〜77）（公みえ62, 63）

□①　国民生活基礎調査は，無作為に抽出された世帯・世帯員を対象に，**保健，医療，福祉，年金，所得**など，国民生活の基礎的事項を調査している。[106A30]

□②　3年に1回すべての分野に関して大規模な標本調査を行い，中間年の2年は小規模・簡易調査（世帯票・所得票のみ）を行う。

□③　国民生活基礎調査からは，有訴者率や通院者率が算出される。

〔有訴者率〕

□①　有訴者率とは，世帯員（入院者を除く）で，自覚症状のある者の人口千人に対する割合をいう。

□②　有訴者率（人口千対）は276.5，65歳以上では418.2である。

□③　有訴者率は，男女とも腰痛が最も高く，65歳以上でも同じ結果である。

□④　高齢者は病気やけがなどで日常的に自覚症状を訴えることが多く，有訴者，通院者ともに高い割合を占める。

▼ 有訴者率・通院者率

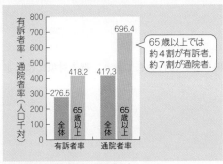

厚生労働省：令和4年国民生活基礎調査

〔通院者率〕

□① 通院者率とは，病院，診療所，施術所（あんま，はり，きゅう，柔道整復師）に通院・通所している者の人口千人に対する割合をいう．

□② 通院者率（人口千対）は417.3で，65歳以上では696.4である．

□③ 年齢階級別にみた通院者率で最も高いのは，80歳以上である．

□④ 通院者の傷病では，男女とも高血圧症が最も多い．

患者調査

(厚生労働省：令和2年患者調査)
(QB保-555 ～ 557)(RB看-社15, 16)(衛77 ～ 80)(公みえ62, 64, 65)

□① 患者調査は，3年に1回実施され，無作為に抽出された医療施設を対象に，入院や外来患者の傷病の状況などを調査している．

□② 調査は10月中の3日間のうち医療施設ごとに定めた1日で行う．
　　➡ 退院患者に関する調査は，9月中の1か月で行う．

□③ 患者調査からは，受療率（人口10万対），推計患者数，退院患者の平均在院日数が得られる．
103P26

□④ 推計患者数とは，調査日当日に，病院，一般診療所，歯科診療所で受療した患者の推計数のことである．
107A16

□⑤ 推計患者数は入院患者が121万人，外来患者が714万人で，そのうち65歳以上が入院患者の74.7％，外来患者の50.7％を占めている．
105A22

□⑥ 退院患者の平均在院日数は，調査対象期間中（9月1日～30日）に退院した患者の在院日数の平均をいう．

〔受療率〕

- □①　受療率とは，調査日に医療施設で受療した患者数（推計）を人口10万対で表した数をいう.

$$受療率 = \frac{調査日（3日間のうち医療施設ごとに指定した1日間）に医療施設で受療した患者数（推計）}{推計人口} \times 100,000$$

- □②　受療率は，集団の傷病量を表す指標や健康診査事業の評価項目となる.

- □③　入院受療率は960，外来受療率は5,658である（人口10万対）.

- □④　入院受療率は，平成2（1990）年まで上昇し，その後，低下傾向にある.

- □⑤　年齢階級別の入院受療率では，男女とも90歳以上が最も高い.

- □⑥　年齢階級別の外来受療率では，男性は80〜84歳，女性は75〜79歳が最も高い.

- □⑦　傷病分類別の入院受療率は，精神及び行動の障害が最も高い.[108P28]

- □⑧　傷病分類別の外来受療率は，消化器系の疾患（歯の疾患が多数）が最も高い.

医療施設調査　（厚生労働省：令和3年医療施設調査・病院報告）（QB保-557）（RB看-社16）（衛209, 210）（公みえ127）

- □①　医療施設調査は，全国の病院・診療所の分布および整備の実態を明らかにするとともに，診療機能を把握する悉皆調査である.

- □②　3年に1回実施される医療施設静態調査と，毎月都道府県から施設の開設・廃止などの状況を把握する医療施設動態調査の2つから構成される.

〔病院数〕

- □①　病院は8,205施設（一般病院7,152施設，精神科病院1,053施設），一般診療所は10万4,292施設，歯科診療所は6万7,899施設である.[108A35]

- □②　近年，病院数は減少傾向にある. 一般診療所数は，有床診療所は減少傾向だが，無床診療所は増加傾向にある.

学校保健統計調査

（文部科学省：令和4年度学校保健統計調査）（QB保-558, 559）
（RB看-社22）（衛367, 368, 418 ～ 420）（公みえ348, 349）

- □① 学校保健統計調査は，児童生徒の発育や健康の状態を明らかにすることを目的として，『学校保健安全法』による定期健康診断 (p.192参照) の結果に基づき行われる.[109A11]

- □② 毎年実施される標本調査である.

- □③ 調査対象は，文部科学大臣に指定された幼稚園から高等学校に在籍する幼児，児童生徒（満5 ～ 17歳）である.

- □④ 調査項目は，発育状態（身長，体重），健康状態（主な疾病・異常の被患率等）である.[102A24]

- □⑤ 児童生徒における肥満傾向児と痩身傾向児の出現率が報告される.
  - ➡性別，年齢別，身長別標準体重から肥満度を算出し，肥満度が20％以上の者を肥満傾向児，－20％以下の者を痩身傾向児としている.

- □⑥ 学校種別にみた疾病・異常の順位と被患率は，以下のようである.[110P22] [108P29]

	幼稚園	小学校	中学校	高等学校
第1位	裸眼視力1.0未満 （25.0％）	裸眼視力1.0未満 （37.9％）	裸眼視力1.0未満 （61.2％）	裸眼視力1.0未満 （71.6％）
第2位	う歯 （24.9％）	う歯 （37.0％）	う歯 （28.2％）	う歯 （38.3％）
第3位	歯列・咬合 （4.3％）	鼻・副鼻腔疾患 （11.4％）	鼻・副鼻腔疾患 （10.7％）	鼻・副鼻腔疾患 （8.5％）

- □⑦ う歯（むし歯）の者の割合は，幼稚園，小学校，中学校，高等学校で減少傾向にあり，令和3（2021）年度より令和4（2022）年度のほうが割合は減少している.[108P29] [105P31]

- □⑧ ぜん息の者の割合は，平成22（2010）～ 25（2013）年度にピークを迎えたあとは，幼稚園，小学校，中学校，高等学校で，おおむね減少傾向にある. 令和4（2022）年度のぜん息の者の割合は，幼稚園1.1％，小学校2.9％，中学校2.2％，高等学校1.7％である.[105P31]

社会生活基本調査

- □① 社会生活基本調査は，生活時間の配分や余暇時間における主な活動の状況など，国民の社会生活の実態に関する調査である.

- □② 総務省が5年に1回実施する標本調査である.[109A38]

≫ その他の統計調査

地域保健・健康増進事業報告

（厚生労働省：令和3年度地域保健・健康増進事業報告）
（QB保-560）（衛24, 25）

- □① 　地域保健・健康増進事業報告は，地域住民の健康の保持・増進を目的として実施される保健施策について，実施主体である**保健所・市町村**ごとに把握することで，国および地方自治体の地域保健施策を効率的・効果的に推進するための基礎資料を得ることを目的としている。[110P26]

- □② 　保健所と市町村が行う**地域保健事業**（母子保健，健康増進，歯科保健，精神保健福祉，職員の設置状況 等），市町村が行う**健康増進事業**（p.107参照）の実施状況を調査する。
  - ➡調査項目：**乳幼児健康診査の受診率**[105A39]，**エイズに関する相談件数**，**禁煙指導の人数**，**精神保健福祉相談の人数** 等。

- □③ 　令和3（2021）年度の1歳6か月児健康診査の受診率は95.2％，3歳児健康診査は94.6％である。

国民健康・栄養調査

（厚生労働省：令和元年国民健康・栄養調査）
（QB保-561, 562）（RB看-社17, 18）（衛88, 90, 91, 94, 95）（公みえ181）

- □① 　国民健康・栄養調査は，国民の身体の状況，栄養素等摂取量および生活習慣の状況を明らかにし，国民の健康増進の総合的な推進を図るための基礎資料を得ることを目的とした調査である。

- □② 　『**健康増進法**』（p.106参照）に基づいて，**毎年**実施される**標本調査**である[109A38]（10条）。

- □③ 　調査対象は，**無作為に抽出された世帯と世帯員**である。

- □④ 　一時点における**横断的な調査**である。

- □⑤ 　国民健康・栄養調査の調査項目は，以下のようである。[107P20 105A45 104P34 103P32]

  ❶**身体状況調査票**
  　身長，体重，腹囲，血圧，血液検査，問診（服薬状況，運動習慣 等）
  ❷**栄養摂取状況調査票**
  　世帯状況，食物摂取状況（野菜摂取量，食塩摂取量 等），
  　食事状況（欠食，外食 等），1日の身体活動量（歩数）
  ❸**生活習慣調査票**
  　食生活，身体活動，休養（睡眠），飲酒，喫煙，歯の健康等に関する
  　生活習慣全般

厚生労働省：令和元年国民健康・栄養調査報告書より作成

〔国民健康・栄養調査の結果（20歳以上）〕

□① 肥満の割合は，男性33.0％，女性22.3％であり，男性では40歳代が39.7％，女性では60歳代が28.1％で最も高い.

□② やせ（低体重）の割合は，男性3.9％，女性11.5％であり，成人女性では20歳代が20.7％と高い.

□③ 食塩摂取量の平均値は10.1g/日で，減少傾向にある.

□④ 朝食欠食率は，男性40歳代（28.5％），女性30歳代（22.4％）が最も高い.

□⑤ 現在習慣的に喫煙している者の割合は，男性27.1％，女性7.6％（男女計16.7％）で，減少傾向にある. _{108P25}

□⑥ 1日の歩数の平均値は，男性6,793歩，女性5,832歩で，男女とも7,000歩を下回っている _{109P19} （同調査）.

≫ 医療経済統計

国民医療費
(厚生労働省：令和2年度国民医療費)
(QB保-563〜565)(RB看-社34)(衛227〜230)(公みえ168〜171)

□① 国民医療費は，当該年度の医療機関等における保険診療の対象となり得る傷病の治療に要した費用を推計したものである.

□② 医科診療や歯科診療にかかる診療費，薬局調剤医療費，入院時食事・生活医療費，訪問看護医療費などが含まれる.
　➡ 『介護保険法』による訪問看護などのサービス費は含まれない.

□③ 医療費の3要素は，❶1人あたりの件数（受診率），❷1件あたりの受診日数，❸1日あたりの医療費である.
　➡1人あたりの医療費＝❶×❷×❸

□④ 令和2（2020）年度の国民医療費は，以下のようである. _{108P27}

●総額	42兆9,665億円⬆
●人口1人あたり	34万600円⬆
●国内総生産（GDP）に対する比率	8.02％⬆

※➡（矢印）の向きは，過去10年の動向を示す.

9章 保健統計

〔国民医療費の内訳（制度区分別・財源別・診療種類別）〕

□① 国民医療費の内訳（制度区分別・財源別・診療種類別）は，以下のようである．

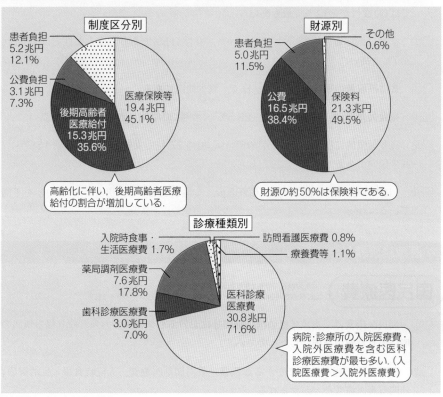

厚生労働省：令和2年度国民医療費

〔国民医療費の内訳（年齢階級別）〕

□① 年齢階級別では，65歳以上が全体の61.5%を占めている．

□② 1人あたりの医療費は，65歳未満18万3,500円，65歳以上73万3,700円で，そのうち75歳以上は90万2,000円となっている．

□③ 65歳未満の1人あたりの医療費に対して，65歳以上は約4倍で，そのうち75歳以上は約5倍となっている．

〔国民医療費の内訳（傷病分類別）〕

□① 傷病分類別の医科診療医療費では，循環器系の疾患（19.5%）が最も多く，次いで新生物（15.2%），筋骨格系及び結合組織の疾患（8.1%）となっている. ^{108P21 107A31}

□② 65歳以上の高齢者に限った場合でも，循環器系の疾患が最も多くなっている.

▼ 傷病分類別－医科診療医療費の構成割合

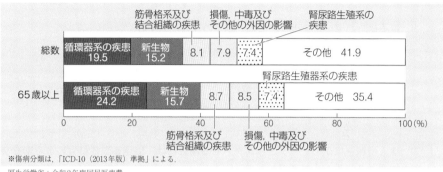

※傷病分類は，「ICD-10（2013年版）準拠」による.

厚生労働省：令和2年度国民医療費

≫ 疾病の定義と分類

国際疾病分類（ICD） (QB保-566)（衛421〜423）（公みえ54）

□① 「疾病及び関連保健問題の国際統計分類（ICD：International Statistical Classification of Diseases and Related Health Problems）」は，すべての疾病や傷害を網羅した国際統計分類で，世界保健機関（WHO）が作成・改訂を行っている. 異なる時点，異なる地域における死因や疾病構造の比較を行うことを目的としている. ^{107A17}

□② ICDは，医学の進歩や社会の変化に伴いほぼ10年に1回改訂されており，日本では平成7（1995）年1月よりICD-10に準拠した「疾病，傷害及び死因統計分類」が適用されている. 最新版はICD-11で，日本での適用に向け準備中である. ^{102P22}

□③ 日本では，人口動態統計のほか，患者調査などに利用されている. ^{105P21}

★表紙を開いたピンク色のページに「確認しておきたい主な統計数値」と「主な計画のまとめ」を収録しています. 活用してね！

9章 保健統計

4 情報処理

≫ 情報処理の基礎

情報処理の基礎 (QB保-567)

□① データの電子化とは，データをコンピューターで扱える形式にすることをいう.

□② 電子化したデータを扱う際には，以下の点に注意する.

- データへのアクセスには，パスワードを設定する.
- 重要なデータを保存する場合は，バックアップをとる.
- 個人情報が含まれるデータを保存したディスクやパソコンを持ち歩かない.
- 必要時，匿名化（氏名の削除や番号・記号への置き換え）を行う.

□③ 個人情報をほかのデータとリンクさせる場合には，倫理審査委員会による審査などの所定の手続きをとる必要がある.

□④ データベースとは，特定のテーマに沿ってデータを集めて整理し，容易に検索・抽出などの再利用ができるようにしたものをいう.

□⑤ データベースを作成するには，記録の形式を標準化する必要がある.

□⑥ レコードリンケージとは，個人が同定できる情報を手がかりとして，1つの記録からだけでは得ることができない情報を得るために，2つ以上の記録を連結（照合）することである.

➡例：がん患者の追跡調査を行うため，がん検診受診者の名簿とがん登録データを照合する 等.

保健医療分野のICT化

- □① 健康・医療・介護分野のICTプラットフォーム（ICT基盤）の整備に向け，データヘルス改革が推進されている.

- □② 情報を集約するデータベースには，レセプト情報・特定健診等情報データベース（NDB），介護保険総合データベース（介護保険総合DB）などがある.

- □③ 健康・医療・介護の総合的な保健医療データプラットフォームの構築を目指し，NDBや介護保険総合DBなどのデータを連結可能とする法律が整備されている.

活用可能なデータベース （QB保-568〜570）

- □① レセプト情報・特定健診等情報データベース（NDB）は，『高齢者医療確保法』に基づき，**レセプト情報**と**特定健康診査・特定保健指導の情報**が集約されており，**医療費適正化計画** (p.118参照) の作成などに活用される (16条). [109P28 105P27]
  - ▼ NDBに含まれる主な情報 [108A30]

	主な内容
レセプト[*1]情報	医科（病院・診療所）・歯科・調剤・DPC[*2]のレセプト情報
特定健康診査・特定保健指導の情報	●受診者情報（生年月日，男女区分 等） ●健診結果（身長，体重，腹囲，血圧，血液検査 等） ●問診結果（服薬歴，喫煙歴 等） ●保健指導レベル（積極的支援，動機づけ支援） ●支援形態（個別支援，グループ支援 等） ●保健指導の中間評価 ●保健指導の終了時評価

*1：診療（調剤）報酬明細書のこと.
*2：急性期入院医療の領域で利用する診断群分類で，この診断群分類をもとに1日あたりの包括評価が行われ，医療費の算定が行われる.

- □② NDBのレセプト情報からは**入院外来別医療費**，特定健康診査・特定保健指導の情報からは**都道府県別BMI分布**などを集計することができる. [105P27]

- □③ 介護保険総合データベース（介護保険総合DB）は，介護保険レセプト情報と要介護認定の情報が集約されており，介護保険事業の適切な運営などに活用される.

- □④ 国民健康保険データベース（国保データベース，KDB）は，国民健康保険加入者ならびに後期高齢者医療制度対象者のレセプト情報，特定健康診査・特定保健指導の情報，介護保険レセプト情報，要介護認定の情報が集約されており，**市町村**や**後期高齢者医療広域連合**の保健事業実施計画（データヘルス計画）の作成などに活用される. [109P39 107A18]

>> 文献検索

一次資料／二次資料

□① 文献は，一次資料と二次資料に大別される．

一次資料	専門誌や学協会誌に掲載されている論文や記事等で，オリジナルの内容をもつ資料
二次資料	内容を要約した抄録誌，論文題目や著者名等が掲載された索引誌で，一次資料にアクセスするために編集された内容をもつ資料

文献検索方法 (QB保-570)

□① 見つけた文献で使われているキーワードを再検索することによって，さらに詳細な文献検索を行うことができる．

□② 該当文献が多い場合，原著論文に限定して再検索することによって，結果のエビデンスの精度を高めることができる．

□③ 公表された著作物は，引用の目的上正当な範囲内ならば，引用して利用することができる（『著作権法』32条）．
　➡出典を明示すれば，著者の許可を得ずに文章の一部を引用することが可能である．

10章 保健医療福祉行政論

1 保健医療福祉行政・財政

≫ 保健医療福祉行政の仕組み・財政

行政の仕組み

□① 行政は国, 都道府県, 市町村などが担う.

□② 『日本国憲法』の8章 (92〜95条) に地方自治が規定され, さらに『地方自治法』において地方自治体 (都道府県, 市町村 等) の具体的な組織・運営が定められている.

地方分権 (QB保-572)

□① 従来の中央省庁主導の中央集権型の全国画一的な行政から, 地方分権型の行政に転換し, 地域の実情や住民のニーズに合わせた地方自治体の自主的な行政運営を可能にするため, 平成12 (2000) 年に『地方分権の推進を図るための関係法律の整備等に関する法律 (地方分権一括法)』が施行された. [105P4]

□② 『地方分権一括法』の施行により, それまで国の指導・監督のもと行われていた機関委任事務は廃止され, 法定受託事務 (生活保護等) と自治事務 (介護保険サービス等) に再編された.

国の財政 (地方自治体の財政:p.61参照) (QB保-573) (衛15, 16)

□① 財政とは, 国や地方自治体の歳入・歳出に関する経済活動のことである.

□② 歳入とは, 一会計年度における一切の収入をいい, 歳出とは, 一会計年度における一切の支出をいう (『財政法』2条4項).

□③ 国は, 毎年4月から翌年3月までの会計年度における歳入と歳出の見積もりを予算としてまとめる. [102P35]

□④ 国の予算は, 一般会計と特別会計に分けられる (同法13条).

□⑤ 予算は, 各省庁の概算要求により, 財務省が作成した予算の原案に基づいて, 内閣が予算を作成し, 国会の議決を経て成立する.

□⑥ 令和5 (2023) 年度の厚生労働省の予算は約33.2兆円であり, 国の一般会計総額の29.0%を占めている.

2 保健医療福祉行政の分野と制度

≫ 社会保障の理念と仕組み

社会保障の概要
（国立社会保障・人口問題研究所：令和2年度社会保障費用統計）
（QB保-574, 575）（RB看-社28, 29）（衛16, 17）（公みえ152〜154）

□①　社会保障とは，個人の責任や努力のみでは対応できないリスクに対し，国民が相互に連携して支え合うことにより安心した生活を保障することや，国が必要な生活保障を行うことをいう．

□②　社会保障は，❶生活の安定・向上機能（医療保険等），❷所得再分配機能（生活保護等），❸経済安定機能（雇用保険等）をもつ．これらの機能を社会的セーフティネットという．

□③　社会保障は，『日本国憲法』25条 (p.2参照) に基づいて，❶社会保険，❷公的扶助（具体的には生活保護），❸公衆衛生，❹社会福祉の4つの柱で構成されている．

社会保険	各自が保険料を出して各種のリスクに関し保障をする相互扶助の制度（共助）．国，地方自治体または法律に基づく特別な法人によって運営され，原則として強制加入	医療保険，年金保険，労働者災害補償保険，雇用保険，介護保険
公的扶助	生活に困窮するすべての国民に対して，国が最低限度の生活を保障し自立を助けようとする制度（公助）	生活保護
公衆衛生	国民が健康に生活できるための様々な事項についての予防，衛生のための制度（人に関するものを狭義の公衆衛生，物や生活環境に関するものを環境衛生と，さらに分けることもある）	保健サービス，医療供給，環境衛生，労働衛生，学校保健
社会福祉	社会生活を送るうえでハンディキャップを有する国民や，社会において弱い立場にある国民に対して，国，地方自治体等が援助する制度（公助）	障害者，高齢者，児童，母子等に対する福祉

※社会保障には上記以外の分類もある．

〔社会保障給付の現状〕

□①　令和2(2020) 年度の社会保障給付費は132兆2,211億円であり，毎年増加している．

□②　社会保障給付費を部門別にみると，年金給付が42.1％と最も多く，次いで，医療給付が32.3％，福祉その他の給付が25.6％である．

　　➡福祉その他の給付には，社会福祉サービスや介護対策にかかる費用，雇用保険の失業給付等が含まれる．[106P34]

□③　国民1人あたりの社会保障給付費は104万8,200円である．[106P34]

10章　保健医療福祉行政論

313

社会保障制度改革 (QB保-575, 576)(RB看-社29, 30)(衛17, 18)

□① 少子高齢化による社会保障給付費の急増に対応するため，消費税率の引き上げによる増収分のすべてを社会保障に活用して安定財源を確保する社会保障・税一体改革が行われた．

□② 高齢者3経費（基礎年金，高齢者医療，介護）から社会保障4経費（年金，医療，介護，子育て支援）に消費税が充てられることとなり，全世代対応型の社会保障への転換が図られた．

□③ 社会保障・税一体改革は，団塊の世代が75歳以上になる令和7(2025)年を目安に改革が進められてきたが，さらに今後は，団塊ジュニア世代が高齢者となり，高齢者人口がピークを迎え，生産年齢人口（現役世代）が急減する令和22(2040)年頃を見据えた社会保障・働き方改革が推進されている．

□④ 令和22(2040)年に向けた社会保障・働き方改革として，社会の活力の維持向上，医療・福祉サービスの人員確保などの課題に対応するため，以下のような取り組みが進められている．

> ❶多様な就労・社会参加の環境整備（就職氷河期世代活躍支援，70歳までの就業機会確保 等）
> ❷健康寿命の延伸（健康寿命延伸プラン等）
> ❸医療・福祉サービスの改革による生産性の向上（医療・福祉サービス改革プラン等）
> ❹給付と負担の見直し等による社会保障制度の持続可能性の確保

自助／互助／共助／公助 (QB保-576)(RB看-在6)(公みえ152)

□① 現代の日本の社会保障は，自助を原則として互助，共助で補い，それでも対応できないときに公助とする．

▼ 自助／互助／共助／公助 108A25 107A2 105P24 102P3

自 助	国民一人ひとりが自らの責任と努力によって生活を営むこと． 自らの健康管理（セルフケア），民間サービスの購入等が該当する．
互 助	インフォーマルな相互扶助のこと．自治会，ボランティア等が該当する．
共 助	制度化された相互扶助のこと．年金，医療保険，介護保険，雇用保険等の社会保険制度が該当する．
公 助	自助，互助，共助で対応できない場合に，所得や生活水準・家庭状況等の受給要件を定めたうえで，公費により必要な社会保障を行うこと． 公的扶助（生活保護）や社会福祉が該当する．

社会保険制度　(QB保-577)(RB看-社30)(公みえ155)

□①　社会保険とは，傷病，障害，老齢，死亡，失業などの生活困難をもたらすリスクに備えて，被保険者が保険料を出し合い，個人では負担できない損失を集団で平均化し，事故が生じた場合に，必要な給付を行う仕組みである．社会保険には，以下の5つがある．

種　類	被保険者	窓　口	備　考
医療保険	すべての国民	各保険者	●皆保険制＝強制加入である．
年金保険 （国民年金）	原則，20歳以上 60歳未満	日本年金機構	●皆年金制＝強制加入である．
労災保険	労働者*1	労働基準監督署	●自営業者は対象とならない． ●保険料は事業主が全額負担
雇用保険	原則として適用事業に 雇用される労働者*2	公共職業安定所 （ハローワーク）	●保険料は事業主と労働者が負担
介護保険	第1号 （65歳以上） 第2号 （40～64歳）	市町村	●第2号は40～64歳で，かつ医療保険に加入している者

＊1：労災保険では「被保険者」という概念がない．本表では，保険給付の対象者という意味で，被保険者の欄に「労働者」と記載している．
＊2：雇用保険は，雇用される労働者のすべてに適用されるわけではなく，労働時間等により適用除外が設けられている．

公的年金制度　(QB保-578)(RB看-社31)(衛245, 246)(公みえ156)

□①　公的年金制度は国民皆年金制であり，原則20歳以上60歳未満の者を対象とする国民年金（基礎年金）と，雇用されている者を対象とする厚生年金保険がある．

□②　国民年金制度の被保険者は以下のようである．

第1号被保険者	20歳以上60歳未満の者で，第2号，第3号被保険者に該当しない者． 自営業者，農業，学生，無職者 等
第2号被保険者	厚生年金保険に加入する会社員，公務員等の被用者
第3号被保険者	第2号被保険者に扶養されている20歳以上60歳未満の配偶者

□③　年金給付は，老齢年金，障害年金，遺族年金がある．
^{109P21}

老齢年金	一定の年齢（通常は65歳以上）の者に支給
障害年金	法に定める障害等級に該当する者に支給*
遺族年金	被保険者が死亡したとき，被保険者に生計を維持されていた者（配偶者，子等）に支給

＊20歳になる前に初診日がある場合の障害者は，保険料を納付していなくても障害基礎年金が支給される（所得による受給制限あり）．

10章　保健医療福祉行政論

≫ 公衆衛生行政の分野

公衆衛生行政の概要
(公衆衛生と公衆衛生看護の定義：p.2参照)
(QB保-579)(衛22〜24)

□① 公衆衛生行政は，『日本国憲法』25条に基づき，すべての国民の健康の保持増進を図るため，国や地方自治体によって行われる公的な活動である．

□② 公衆衛生行政は，❶一般衛生行政，❷労働衛生行政，❸環境保健行政，❹学校保健行政の4分野からなる．
_{109P20}

□③ 公衆衛生行政には，人材，法律による制度，予算が必要である．

≫ 地域保健の体系

地域保健法
(昭和22年制定，令和5年6月最終改正)(QB保-580〜583)
(RB看-社52〜54)(衛21, 22)(公みえ172〜175)

□① 『地域保健法』は，少子高齢化，疾病構造の変化，需要の多様化を背景とし，地域住民の立場を重視した地域保健を実現するために，平成6(1994) 年，旧『保健所法』を改正して制定された．

□② 平成6(1994) 年に『地域保健法』が制定され，住民にとって身近な保健サービスの実施主体が都道府県から市町村に変更され，平成9(1997) 年に施行された．

★（衛○○）は『国民衛生の動向2023/2024』（厚生労働統計協会 編）の参照ページです．

▼ 『地域保健法』の概要 ^{109A19　105P33　103A15　103P23}

項目と内容
第1条　目的 地域保健対策の総合的な推進の確保，地域住民の健康の保持・増進
第3条　市町村の役割 市町村は，地域保健対策が円滑に実施できるように，必要な施設の整備，人材の確保および資質の向上等に努めなければならない．
第4条　地域保健対策の推進に関する基本的な指針 厚生労働大臣→基本指針を定めなければならない．
第5条　保健所の設置
第6条　保健所の業務（義務）(p.319参照)
第7条　保健所の業務（任意）(p.319参照)
第10条　保健所の職員 保健所に所長，所要の職員を置く．
第13条　保健所の名称独占 この法律による保健所でなければ，名称中に保健所を示すような文字を用いてはならない．
第18条　市町村保健センターの設置（任意）と業務（p.320参照）
第21条　人材確保 保健所を設置する地方自治体の長→新型インフルエンザ等感染症等の発生等の健康危機が発生した場合，必要に応じて地域保健の専門的知識を有する者（IHEAT*要員）に対し，管轄区域内の地域保健対策業務への従事，助言を要請できる．
第24条　人材確保支援計画 都道府県は，人材の確保または資質の向上を支援する必要がある町村の申出に基づき，人材確保支援計画を定めることができる．
第26条　地域保健に関する調査・研究ならびに試験・検査に関する措置

＊Infectious disease Health Emergency Assistance Teamの略．関係学会・団体等を通じて募集した外部の専門職（医師，保健師，看護師 等）で，保健所の積極的疫学調査を中心とした業務を支援する人材バンクの名簿に登録された者．

□③　新型コロナウイルス感染症（COVID-19）の対応を踏まえ，令和4(2022)年12月に『地域保健法』の改正が行われた．健康危機発生時の保健所の人材確保や地域保健に関する調査・研究ならびに試験・検査にかかる措置の規定が新たに追加され，保健所や検査体制の強化が図られた．

〔**地域保健対策の推進に関する基本的な指針**〕（令和5年3月最終改正）

□①　『地域保健法』に規定される「地域保健対策の推進に関する基本的な指針（基本指針）」は，地域保健対策の円滑な実施と総合的な推進を図るため，**厚生労働大臣**が定めなければならない（4条1項）．^{103A15}

➡基本指針は，**健康危機管理への対処**を考慮して定めるものとする（4条3項）．^{109A25}

10章　保健医療福祉行政論

□② 基本指針では，地域保健対策の推進の基本的な方向として，❶地域における**地域保健対策の推進**，❷地域における**健康危機管理体制の確保**，❸**科学的根拠に基づいた地域保健の推進**，❹**国民健康づくり** (p.103 ～ 105参照) **の推進**，が掲げられている (同指針). ^(103A15 102A28)

□③ 地域における地域保健対策の推進として，以下のような内容が示されている (同指針). ^(101A33)

> ❶自助および共助の支援の推進
> ➡ソーシャルキャピタル (p.10参照) を活用した支援
> ❷住民の多様なニーズに対応したきめ細かなサービスの提供
> ❸地域の特性をいかした保健と福祉の健康なまちづくり
> ❹医療，介護，福祉等の関連施策との連携強化
> ❺快適で安心できる生活環境の確保

□④ 地域における健康危機管理体制の確保として，以下のような内容が示されている (同指針). ^(103A15 102A28)

> ❶健康危機管理体制の確保
> ➡健康危機管理体制の管理責任者は保健所長が望ましい.
> ➡都道府県，保健所設置市 (p.11参照)，特別区：健康危機管理の対応に関する手引書の作成
> ➡保健所・地方衛生研究所等：健康危機対処計画 (p.224参照) の策定
> ❷大規模災害への備え
> ❸広域的な感染症のまん延への備え
> ❹地域住民への情報提供，知識の普及等
> ➡リスクコミュニケーション (p.224参照) の実施

□⑤ 健康危機管理に備えた人材確保と資質の向上を目的として，大規模災害に備えたDHEAT (p.232参照) による支援，保健師等の応援派遣，広域的な感染症のまん延に備えたIHEAT要員 (p.318参照) による支援に関する内容が示されている (同指針).

□⑥ 国，都道府県，市町村は，地域の健康課題について住民の健康を阻害する要因を科学的に明らかにし，疫学的な手法を用いて調査研究を行い，**科学的根拠に基づく地域保健対策に関する計画を策定するよう努める** (同指針). ^(102A28)

□⑦ 新型コロナウイルス感染症への対応を踏まえ，令和4 (2022) 年と令和5 (2023) 年に基本指針が改正され，広域的な感染症のまん延に備えた体制構築，保健所の健康危機管理体制の強化などが追加された.

保健所 (QB保-583, 584)(RB看-社52～54)(衛23)(公みえ173～175)

□① 保健所は，地域における公衆衛生の向上と増進を図ることを目的とした，公衆衛生活動の中心機関である．

□② 保健所は，『地域保健法』に基づき，都道府県，指定都市，中核市，特別区，『地域保健法施行令』で定める市が設置する (5条1項)．
^{109A31}

□③ 保健所は次に掲げる事項について，企画，調整，指導およびこれらに必要な事業を行う（義務）(同法6条)．
^{110A3 109A31 104A26}

> ❶地域保健に関する思想の普及および向上に関する事項
> ❷人口動態統計その他地域保健に係る統計に関する事項
> ❸栄養の改善および食品衛生に関する事項
> ❹住宅，水道，下水道，廃棄物の処理，清掃その他の環境衛生に関する事項
> ❺医事および薬事に関する事項
> ❻保健師に関する事項
> ❼公共医療事業の向上および増進に関する事項
> ❽母性および乳幼児ならびに老人の保健に関する事項
> ❾歯科保健に関する事項
> ❿精神保健に関する事項
> ⓫治療方法が確立していない疾病その他の特殊疾病により長期に療養を必要とする者の保健に関する事項
> ⓬感染症その他の疾病の予防に関する事項
> ⓭衛生上の試験および検査に関する事項
> ⓮その他地域住民の健康の保持および増進に関する事項

□④ 保健所は地域住民の健康の保持および増進を図るため，必要があるときは，次に掲げる事業を行うことができる（任意）(同法7条)．
^{101P16}

> ❶地域保健に関する情報の収集，整理，活用
> ❷地域保健に関する調査，研究
> ❸歯科疾患，その他厚生労働大臣の指定する疾病の治療を行うこと
> ❹試験・検査の実施，医師等に試験・検査施設を利用させること

□⑤ 都道府県の設置する保健所は，所管区域内の市町村の地域保健対策の実施に関し，市町村相互間の連絡調整を行い，市町村の求めに応じ，技術的助言，市町村職員の研修等の必要な援助を行うことができる (同法8条)．

10章 保健医療福祉行政論

□⑥ 保健所長は原則として医師であるが，例外的に一定の要件を満たした，医師でない者も認められている (同令4条1, 2項).

□⑦ 保健所では，医師，歯科医師，薬剤師，獣医師，保健師，助産師，看護師などの保健所の業務を行うために必要な者のうち，地方自治体の長が必要と認める職員を置く (同令5条).

□⑧ 保健所は，地域における健康危機管理の拠点である (p.223参照) (厚生労働省：地域保健対策の推進に関する基本的な指針).

市町村保健センター (QB保-585) (RB看-社53, 54) (衛23, 24) (公みえ173, 175)

□① 市町村は，『地域保健法』に基づき，市町村保健センターを設置することができる [109A19] [102A25] (18条1項). 設置義務はない.

□② 市町村保健センターは，身近で利用頻度の高い保健サービスを一元的に提供する拠点である.

□③ 市町村保健センターは，住民に対して，健康相談，保健指導，健康診査などの地域保健に関して必要な事業を行う [103P2] [101P27] (同法18条2項).

▼ 保健所と市町村保健センター [103A5]

		保健所 （468か所*1）	技術的支援 →	市町村保健センター （2,419か所*1）
根拠法令		地域保健法		
設 置		都道府県，指定都市，中核市，特別区，『地域保健法施行令』で定める市		市町村
所 長		一定の基準を満たした医師（原則）		医師である必要はない
専門職員		医師，獣医師，薬剤師，保健師 等		保健師（中心的役割），看護師，管理栄養士等*2
役 割		疾病の予防，健康増進，環境衛生等，公衆衛生活動の中心的機関		地域住民に身近な対人サービスを総合的に行う拠点
対人サービス		広域的・専門的サービス （精神保健，難病，結核・感染症，小児慢性特定疾病）		地域的・一般的サービス （乳幼児健康診査，予防接種，がん検診，健康相談・検診，保健指導，介護事業）
監督的機能		食品衛生，環境衛生，医事・薬事の監視		なし
その他の業務		関係情報の収集や分析，統計調査の実施，市町村への技術的支援		市町村の各計画への参画

＊1：令和5年4月1日現在
＊2：保健所の職員とは異なり，市町村保健センターの職員には，資格に関する法令上の規定はない.

社会福祉法

（昭和26年制定，令和4年6月最終改正）（QB保-586, 587）
（RB看-社79, 80）（衛246, 247, 255）（公みえ158, 159）

□① 『社会福祉法』は，福祉サービスの利用者の利益の保護，地域福祉の推進を図るとともに，社会福祉事業の公明かつ適正な実施の確保，社会福祉を目的とする事業の健全な発達を図り，社会福祉の増進に資することを目的とする（1条）.

□② 『社会福祉法』は，対象者ごとに分けられた『児童福祉法』，『身体障害者福祉法』，『知的障害者福祉法』，『老人福祉法』，『生活保護法』，『母子及び父子並びに寡婦福祉法』などの社会福祉にかかわる法律の土台として，共通する事項を定めている.

□③ 地域福祉の推進のため，都道府県と市町村は，都道府県地域福祉支援計画および市町村地域福祉計画を策定するよう努めるものとする（107, 108条）.

□④ 地域共生社会（p.347参照）の推進に向け，地域住民の複雑化・複合化した支援ニーズに対応する包括的な支援体制を構築するため，市町村は重層的支援体制整備事業を行うことができる（106条の4）.

□⑤ 重層的支援体制整備事業は，❶対象者の属性を問わない相談支援（包括的相談支援事業），❷多様な参加支援（参加支援事業），❸地域づくりに向けた支援（地域づくり事業）の3つの支援を柱として一体的に実施する.
　➡これまで介護，障害，子育て，生活困窮の分野ごとに実施されていた相談支援や地域づくりを一体的に行うことが可能になった.

〔福祉事務所〕

□① 福祉事務所は，生活困窮者，児童，高齢者，障害者など，生活上のさまざまな問題を抱える者の総合的窓口として福祉行政を担う第一線機関である.

□② 都道府県，市（特別区を含む）は，条例で福祉事務所を設置しなければならない.町村は条例で福祉事務所を設置することができる.（14条）

□③　福祉事務所の業務内容は，以下のようである．

種　類	業務内容
児童福祉	● 母子生活支援施設・助産施設への入所 ● 児童手当の支給
障害者福祉	● 身体障害者手帳・療育手帳 (p.151参照) の申請受付，交付窓口 ● 障害者支援施設への入所支援
老人福祉	● 老人ホームへの入所 ● 在宅福祉サービスの提供
母子父子 寡婦福祉	● ひとり親家庭への総合的な支援 ● 児童扶養手当の支給
生活保護	● 生活困窮者への相談窓口，申請受付 ● 家庭訪問による生活調査，適用の判断，生活保護の実施事務

〔社会福祉協議会〕

□①　社会福祉協議会は，社会福祉関係者および住民が参加している民間の非営利組織であり，地域福祉の推進を図ることを目的としている．

□②　社会福祉協議会には，市町村社会福祉協議会，都道府県・指定都市社会福祉協議会，全国社会福祉協議会がある．

□③　社会福祉協議会は，ボランティア活動の支援や生活福祉資金の貸し付けなどを行う．

〔日常生活自立支援事業〕

□①　日常生活自立支援事業は，認知症高齢者，知的障害者，精神障害者などのうち判断能力が不十分な者に対して，福祉サービスの利用援助や日常的な金銭管理などを行い，地域において自立した生活が送れるよう支援することを目的とする．権利擁護 (p.8参照) 108P45 のひとつである． 105P16

□②　実施主体は都道府県・指定都市社会福祉協議会で，受付などの窓口業務は，市町村社会福祉協議会が行う．

□③　日常生活自立支援事業を利用するには，利用者本人が都道府県・指定都市社会福祉協議会と契約を締結する．原則として，利用者は実施主体が定める利用料を負担する．

生活保護法　(昭和25年制定，令和5年5月最終改正)(QB保-588, 589)(RB看-社96, 97)(衛226, 227, 246)(公みえ157)

□①　『生活保護法』は，『日本国憲法』25条［生存権 (p.2参照)］の理念に基づき，すべての生活困窮者を対象に「健康で文化的な最低限度の生活」を保障し，その自立を助長することを目的とする (1条)． 109A18　106A39

□② 『生活保護法』に定められている基本原理・原則は，以下のようである．

▼ 4つの基本原理 ^{110A39}

❶国家責任による最低生活保障の原理 (1条)

❷無差別平等の原理 (2条)

❸最低限度の生活保障の原理 (3条)

➡最低限度の生活は，健康で文化的な生活水準を維持することができるものでなければならない．

❹保護の補足性の原理 (4条)

➡利用可能な資産，能力等，あらゆるものを活用した後に保護が行われる．

▼ 4つの原則 ^{104A39}

❶申請保護の原則 (7条)

➡保護は申請に基づいて実施する．ただし要保護者が急迫した状況にあれば，申請がなくても必要な保護を行うことができる．

❷基準および程度の原則 (8条)

➡保護は，厚生労働大臣の定める基準により測定された需要をもととし，不足分を補う程度とする．

❸必要即応の原則 (9条)

➡年齢，性別，健康状態等を考慮し，個人や世帯の必要な状態に応じて，有効かつ適切に行う．

❹世帯単位の原則 (10条)

➡保護は，世帯単位で要否や程度を決定する．ただし，例外的に個人を単位として決定することもある．

□③ 生活保護の申請者は原則として，本人，その扶養義務者またはその他の同居の親族である (7条)．

□④ 都道府県知事，市長，福祉事務所を管理する町村長は，管理区域内の要保護者に対して保護を決定し，実施しなければならない (19条)．

□⑤ 生活保護には，以下の8つの扶助がある (11条)．

❶生活扶助　　❷教育扶助　　❸住宅扶助　　❹医療扶助

❺介護扶助　　❻出産扶助　　❼生業扶助　　❽葬祭扶助

□⑥ 生活保護は原則現金給付であるが，医療扶助と介護扶助は現物給付である ^{110A39 106A39}(34条, 34条の2)．なお，生活保護を受けている場合，原則として医療保険の被保険者や介護保険の第2号被保険者にはなれない．

□⑦　被保護者は，都道府県知事に対して，保護の内容に関する不服申し立てができる (64条).

□⑧　『生活保護法』に規定された保護施設として，❶救護施設，❷更生施設，❸医療保
護施設，❹授産施設，❺宿所提供施設がある (38条). ^{104A39}

□⑨　保護の実施機関は，被保護者健康管理支援事業 (p.115参照) として，被保護者に対す
る必要な情報の提供，保健指導，医療の受診の勧奨，その他の被保護者の健康の保持
および増進を図る事業を行う (55条の8).
➡福祉事務所の必須事業として，令和3(2021) 年1月1日より施行された.

〔生活保護の現状〕(厚生労働省：令和3年度被保護者調査，生活保護費負担金事業実績報告)

□①　生活保護の被保護人員は増加傾向であったが，平成26(2014) 年度をピークとして，
平成27(2015) 年から減少傾向に転じている. 令和3(2021) 年度，1か月平均で ^{106A39}
203.9万人である.

□②　8つの扶助のなかで，生活保護費において最も高い割合を占めているのは医療扶助
(49.9％) である. 一方で，受給人数が最も多いのは生活扶助（1か月平均で178.1万人）
である.

□③　被保護世帯（生活保護の受給世帯）は高齢者世帯が55.6％で最も多く，次いで障害者・
傷病者世帯が24.8％となっている.

□④　生活保護開始理由で最も多いのは貯金等の減少・喪失である.

生活困窮者自立支援法 (平成25年制定，令和4年6月最終改正)(QB保-590)(衛246)

□①　『生活困窮者自立支援法』は，生活保護に至る前の段階の自立支援策の強化を図り，
生活困窮者の自立の促進を目的として，平成25(2013) 年12月に成立し，平成27(2015)
年4月に施行された.

□②　生活困窮者とは，就労の状況，心身の状況，地域社会との関係性その他の事情により，
現に経済的に困窮し，最低限度の生活を維持することができなくなるおそれのある者
をいう (3条).
➡地域社会との関係性のなかには，ひきこもり状態が含まれる.

□③　福祉事務所設置自治体が実施主体となり，官民協働で生活困窮者を対象に，以下の
ような必須事業と任意事業を行う (3,5～7条). ^{108P18}

必須事業：自立相談支援事業・住居確保給付金
任意事業：就労準備支援事業，家計改善支援事業，一時生活支援事業，
　　　　　子どもの学習・生活支援事業 等

成年後見制度　(QB保-591)(RB看-社94)(衛255)(公みえ266)

□① 成年後見制度とは，認知症や知的障害，精神障害などで判断能力が不十分になった人の権利を保護し，財産管理や契約などの法律行為を支援する制度で，権利擁護 (p.8参照) のひとつである.

□② 家庭裁判所が本人の判断能力の程度に基づいて成年後見人等を選定する法定後見制度と，本人が判断力のあるうちに自分で任意後見人を決める任意後見制度がある.

　➡法定後見制度は，『民法』に規定されている.

　▼ 成年後見制度 ^109P22

> 成年後見制度：認知症や知的障害，精神障害等で判断能力が不十分になった人の
> 　　　　　　　権利を保護し，財産管理や契約等の法律行為を支援するための制度
> 　　━━━━ 法定後見制度：家庭裁判所が本人の判断能力の程度に基づいて，
> 　　　　　　　　　　　保護者（成年後見人，保佐人，補助人）を選定する.
> 　　━━━━ 任意後見制度：本人が判断能力のあるうちに自分で任意後見人を決める.

□③ 判断能力が低下した者に対するサービスとしては，ほかに日常生活自立支援事業 (p.322参照) がある. 日常生活自立支援事業が福祉サービスの利用援助や日常的な金銭管理などであるのに対し，成年後見制度は，財産管理や契約などの法律行為を行う.

》 医療提供体制

医療法 (昭和23年制定，令和5年6月最終改正)(QB保-592～594)(RB看-社112～115)
(衛169, 170, 184～186)(公みえ119, 120, 124～133)

□① 『医療法』は，日本の医療提供体制の基本となる法律である．
　110P18　104P22　104P35
　▼ 　『医療法』の概要

項目と内容
第1条　目的 ❶ 医療を受ける者による医療に関する適切な選択の支援 ❷ 医療の安全の確保 ❸ 病院，診療所，助産所の開設，管理，整備 ❹ 医療提供施設相互間の機能の分担・業務の連携の推進 　上記❶～❹により，医療を受ける者の利益の保護および良質かつ適切な医療を効率的に提供する体制の確保を図り，国民の健康の保持に寄与することを目的とする．
第1条の4　医療関係者の責務 ❶ 理念に基づいた良質かつ適切な医療の提供 ❷ 患者へのインフォームド・コンセント ❸ 医療提供施設間の機能分担および業務連携　｝地域ケア連携の推進 ❹ 保健・福祉サービスとの連携 ❺ 医療提供施設の有効活用
第1条の5　病院・診療所の定義 　病　院 ── 20床以上 　診療所 ── 19床以下，ないし無床
第4条～第4条の3　地域医療支援病院・特定機能病院・臨床研究中核病院 　●地域医療支援病院：都道府県知事の承認が必要 　●特定機能病院：厚生労働大臣の承認が必要 　●臨床研究中核病院：厚生労働大臣の承認が必要
第6条の10　医療事故調査・支援センター　(p.327参照)
第6条の11　医療事故調査　(p.327参照)
第6条の13　医療安全支援センター 　●医療安全支援センターの設置（努力義務）：都道府県，保健所設置市，特別区
第7条　病床の種別　(p.330参照) 　一般病床，療養病床，結核病床，精神病床，感染症病床
第25条　立ち入り検査 　都道府県知事，保健所設置市の市長，特別区の区長は，必要時，職員（医療監視員）に人員，清潔保持の状況，診療録等について**病院等へ立ち入り検査**をさせることができる．
第30条の4　医療計画　(p.328～330参照) 　都道府県が医療計画を定める．
第30条の13　病床機能報告　(p.329参照) 　一般病床，療養病床を有する病院，診療所は，病床の機能を都道府県知事に報告しなければならない．

〔医療安全対策〕

□① 医療安全対策は，医療機関が**組織**として取り組むものである．病院等の管理者は医療安全を確保するための措置を講じなければならない (6条の12). ^101P28

□② **病院等の管理者**は医療事故が発生した場合には，速やかに**医療事故調査**を行わなければならない (6条の11第1項). ^105A20

□③ 医療事故が発生した場合には，病院等の管理者は，遅滞なく，**医療事故調査・支援センター**に報告しなければならない (6条の10).

➡**医療事故調査・支援センター**：医療機関の院内事故調査の報告により，収集した情報の整理・分析，医療事故の再発の防止に関する普及啓発などを行う民間の指定法人 (6条の15, 16).

□④ 医療安全支援センターでは，患者・住民の**医療に関する苦情・相談**への対応や，患者・医療機関に対して必要な**情報提供**などを行う (6条の13). ^108P17

★『レビューブック（RB）』は『クエスチョン・バンク（QB）』と同じ目次構成になっています．
　セットで使えば問題演習⇔復習の効率アップ！

医療計画 (QB保-594〜596)(RB看-社113〜115)(衛170〜172)(公みえ129〜135)

□① 医療計画は，地域の実情に応じて医療提供体制の確保を図るために，都道府県が策定する（『医療法』30条の4）．昭和60(1985)年の第一次『医療法』改正により法制化され，令和6(2024)年度からは第八次医療計画が推進されている．

□② 医療計画の記載事項は，以下のようである． 108A24 106P35 105P34 104P13 104P35

5疾病	❶ がん　　❷ 脳卒中　　❸ 心筋梗塞等の心血管疾患 ❹ 糖尿病　　❺ 精神疾患
6事業*	❶ 救急医療　❷ 災害時における医療 ❸ 新興感染症発生・まん延時における医療 ❹ へき地の医療　❺ 周産期医療　❻ 小児医療（小児救急を含む）

❶ 5疾病の治療または予防に係る事業，6事業の医療の確保に必要な事業
❷ 5疾病6事業に関する目標・医療連携体制（施設間の機能分担・業務連携の確保），情報提供の推進
❸ 居宅等における医療の確保
❹ 地域医療構想に関する事項
❺ 地域医療構想の達成に向けた病床の機能の分化および連携の推進
❻ 病床の機能に関する情報提供の推進
❼ 外来医療の確保
❽ 医師の確保
❾ 医療従事者（医師を除く）の確保
❿ 医療の安全の確保
⓫ 医療圏の設定（二次・三次医療圏を定める）
⓬ 基準病床数（一般病床，療養病床，結核病床，精神病床，感染症病床）
⓭ 地域医療支援病院等の整備目標
⓮ その他医療提供体制の確保に関する必要事項

＊第八次医療計画（令和6〜11年度）から，従来の5事業に「新興感染症発生・まん延時における医療」が追加され，6事業になった．

□③ 医療計画は，『地域医療介護総合確保促進法』の都道府県計画，都道府県介護保険事業支援計画（p.341参照），感染症の予防計画（p.160参照），新型インフルエンザ等対策の実施に関する都道府県行動計画（p.166参照）と整合性を図らなければならない（同法30条の4第13項）．

□④ 医療計画は6年ごとの見直しだが，介護保険の計画を見直す時期にあたる中間年（3年）にも一定の事項について見直しをする（同法30条の6）．

〔地域医療構想／病床機能報告制度〕

□① 平成26（2014）年の『医療介護総合確保推進法』に基づく『医療法』改正で，地域医療構想（地域医療ビジョン）や病床機能報告が導入された.[107P21]

□② 都道府県は，医療計画の一部として地域医療構想を策定する（厚生労働省：地域医療構想策定ガイドライン）.

□③ 地域医療構想では，構想区域ごとに病床の4つの医療機能（高度急性期，急性期，回復期，慢性期）について，令和7（2025）年の医療需要と病床の必要量を推計し，目指すべき医療提供体制を実現するための具体的な施策を定める.

➡構想区域は，原則として二次医療圏である.

➡令和7（2025）年は，団塊の世代が75歳以上となる時期である.

□④ 都道府県は，構想区域ごとに医療関係者，医療保険者などの関係者と協議の場（地域医療構想調整会議）を設け，関係者との連携を図りつつ，地域医療構想の達成を推進するために必要な協議を行う[110A38]（同法30条の14）.

□⑤ 都道府県は，地域医療構想を策定するにあたり，地域の医療分析を行うため，医療機関から病床機能報告を受ける.

□⑥ 病床機能報告では，一般病床・療養病床を有する病院および診療所の管理者が，病床の医療機能を自ら選択し，病棟単位を基本として，毎年，都道府県知事に報告しなければならない（同法30条の13）.

補足事項

● 令和4（2022）年4月には，対象の医療機関の管理者が病床機能報告と一体的に外来機能を都道府県知事に報告する外来機能報告制度が開始された.

10章 保健医療福祉行政論

〔医療圏〕

□① 医療圏とは，医療の整備を図るために都道府県が設定する地域的単位である．

□② 医療のレベルに応じて一次・二次・三次医療圏に分けられる．二次医療圏と三次医療圏は医療計画で規定される （同法30条の4第2項14, 15号）．

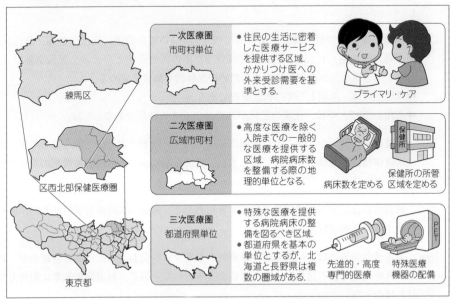

医療情報科学研究所 編：公衆衛生がみえる 2024-2025．第6版，メディックメディア，2024，p.130 より改変

〔基準病床数〕

□① 病床には一般病床，療養病床，結核病床，精神病床，感染症病床がある．都道府県は各病床について医療計画に適切な病床数（基準病床数）を定める （同法30条の4第2項17号）．

□② 基準病床数は，一般病床・療養病床は二次医療圏単位，結核病床・精神病床・感染症病床は都道府県単位で算定する．

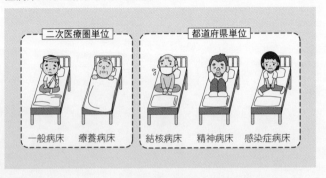

訪問看護制度 <small>(QB保-596, 597)(RB看-在11 〜 15)(衛176, 177)(公みえ252)</small>

□① 訪問看護制度は，医療保険制度 (p.332, 333参照) と介護保険制度 (p.333参照) において定められている．利用者の年齢と疾病で，どちらの保険制度で実施されるかが決まる．

□② 医療保険および介護保険による訪問看護の違いは，以下のようである．

	医療保険によるもの	介護保険によるもの
給付の根拠法令	健康保険法，国民健康保険法等の医療保険各法，高齢者医療確保法（後期高齢者医療制度）	介護保険法
対象者	疾病等により継続して療養を受ける必要がある者で，居宅での訪問看護が必要と主治医が認めた者	要介護，要支援の認定を受け，主治医が訪問看護の必要を認めた者
対象年齢	全年齢	40歳以上（原則65歳以上）
訪問看護指示書	どちらの場合も医師の指示書は必要	
回　数	原則：週3日まで 例外：厚生労働大臣が定める疾病等については週4日以上の訪問が可能	必要性に基づき，ケアプランによって決められる．
自己負担	原則：3割負担 例外：年齢や収入によっては1割もしくは2割負担	原則：1割負担 例外：収入によっては2割負担もしくは3割負担

□③ 要介護認定を受けている者は，原則として医療保険よりも介護保険が優先される．

□④ 要介護認定を受けていても，以下のような場合は医療保険で訪問看護を利用する．

- 末期の悪性腫瘍など「厚生労働大臣が定める疾病等」の療養者
- 症状の急激な増悪などで主治医より特別訪問看護指示書が交付された場合
- 認知症以外の精神疾患を有する者

□⑤ 訪問看護利用者の傷病は，循環器系の疾患が圧倒的に多い．なかでも脳血管疾患が最も多く，次いで心疾患，高血圧系疾患となっている (厚生労働省：令和元年介護サービス施設・事業所調査)．

□⑥ 訪問看護ステーションの看護職員は常勤換算で2.5人以上（うち1人が常勤）でなければならない (厚生労働省：指定訪問看護の事業の人員及び運営に関する基準)．
　➡管理者は原則，保健師，看護師である．

>> 医療保険制度

医療保険制度の概要 （QB保-598〜600）（RB看-社31〜33）（衛218〜224）
（公みえ160〜164）

□① 医療保険は，社会保険（p.313〜315参照）のひとつで，傷病による医療費の負担による経済的困窮を防止し，必要な医療を効果的に受けられることを保障する制度である．

□② 日本の医療保険は，国民のすべてが何らかの医療保険に加入している皆保険制である．

□③ 医療保険は，『健康保険法』などにより規定される被用者保険と，地域保険である国民健康保険，および後期高齢者医療制度の3つに大別される． 104P49 101A34

制　度		対象者	保険者	根拠法令
被用者保険 （職域保険）	健康保険*	主に中小企業の被用者とその家族	全国健康保険協会 （協会けんぽ）	健康保険法
		主に大企業の被用者とその家族	健康保険組合	
	共済組合	公務員，私立学校職員とその家族	各共済組合または 事業団（私学共済）	各共済組合法
	船員保険	船員とその家族	全国健康保険協会	船員保険法
国民健康保険 （地域保険）		特定業種（医歯薬，弁護士，酒屋 等）の自営業者	国民健康保険組合	国民健康保険法
		上記以外の一般住民	都道府県・市町村	
後期高齢者 医療制度		75歳以上の者，65〜74歳で一定の障害のある者	後期高齢者医療 広域連合	高齢者医療確保法

＊全国健康保険協会が保険者の全国健康保険協会管掌健康保険と，各健康保険組合が保険者の組合管掌健康保険がある．

□④ 医療保険の財源は保険料と公費（税）である．加入者は，所得に応じた額の保険料を納付する．

□⑤ 医療保険加入者は，傷病の際に，全負担金のうち自己負担分だけを支払い，残りは保険者が医療機関に支払う．医療保険加入者は，医療費ではなく「医療サービス」という現物を受給する． 110A20

□⑥　医療保険の給付は，以下のように分類される. ^106P31

現物給付 ^*1	療養の給付	●傷病の治療に要した金額に対して一定の割合を保険者が負担する.
		原則7割給付 （3割負担）　　小学校入学以前─8割給付（2割負担） 70〜74歳────8割給付（2割負担） 75歳以上─────9割給付（1割負担）
		※70歳以上で一定以上の所得のある者は7割または8割給付
	高額療養費 *3	●医療費が自己負担限度額を超えた場合に，超えた額が支給される.
	療養費	●やむを得ない事情により保険医療機関で保険診療を受けることができなかった場合，支給される.
現金給付 ^*2	傷病手当金	●傷病のため働けなくなった被保険者の所得を保障する（給与の2/3相当）.
	出産手当金	●『労働基準法』で定める産前産後の休業期間中 (p.200, 203参照) で，仕事を休んだ期間を対象として支給される（給与の2/3相当）.
	出産育児一時金	●1児を出産するごとに原則50万円が支給される.
	埋葬料	●被保険者が死亡した場合，約5万円が支給される.
	移送費	●傷病のため移動が困難な者が医師の指示でやむを得ず移送される場合に支給される.

＊1：直接医療機関を受診して治療してもらい，一部負担金だけを支払って残りは医療機関から保険者に請求してもらうという
　　　方法. 被保険者からみると，現金ではなく治療というサービス現物をもらうことになるため，現物給付と呼ばれる.
＊2：被保険者が保険者に直接請求して現金をもらう方法.
＊3：原則は現金給付であるが，入院・外来とも現物給付とすることもできる.

≫ 介護保険制度

介護保険制度の概要 (QB保-601〜603) (RB看-社40〜45) (衛231, 241, 242) (公みえ236)

□①　介護保険は，高齢者の介護を社会全体で支える仕組みであり，社会保険に含まれる.

□②　理念として，高齢者介護の社会支援，利用者の選択・自己決定の尊重などがある. ^104A18

□③　平成9（1997）年に『介護保険法』が成立し，平成12（2000）年に施行された.

□④　運営主体（保険者）は，市町村または特別区（以下，市町村）である (同法3条).

□⑤　医療保険と同じく，現物給付が原則である.

□⑥　介護保険サービスの利用者負担は，原則1割である. ただし，一定以上の所得がある者の利用者負担は，2割もしくは3割となる.

□⑦　利用者負担分を引いた介護保険の財源は，加入者の**保険料50％**と**公費50％**である. ^110A34
　➡**公費の内訳（居宅給付費）：国25％，都道府県12.5％，市町村12.5％**

10
章

保健医療福祉行政論

介護保険の被保険者 (RB看-社42, 43)(衛231, 232, 242)(公みえ236)

□① 介護保険の被保険者は**40歳以上の者**で，以下のように第1号被保険者と第2号被保険者に区分される(『介護保険法』9条).

^{110A34}

項　目	第1号被保険者	第2号被保険者
対象者	65歳以上の者	40～64歳の医療保険加入者
受給者	要介護・要支援状態の者	加齢に伴う疾病（特定疾病）により，要介護・要支援状態にある者
賦課・徴収方法	年金額一定額以上は年金天引（特別徴収），それ以外は普通徴収（市町村が直接保険料を徴収）	医療保険者が医療保険料と合わせて徴収し，納付金として市町村に一括納付

□② 第2号被保険者が要介護・要支援の認定を受けられるのは，次の16の特定疾病により介護が必要な状態になったときである(同令2条).

^{109A53 104A28}

❶がん末期　　❷関節リウマチ　　❸筋萎縮性側索硬化症
❹後縦靱帯骨化症　❺骨折を伴う骨粗鬆症　❻初老期における認知症
❼進行性核上性麻痺，大脳皮質基底核変性症およびパーキンソン病
❽脊髄小脳変性症　❾脊柱管狭窄症　❿早老症　⓫多系統萎縮症
⓬糖尿病性神経障害，糖尿病性腎症および糖尿病性網膜症
⓭脳血管疾患　⓮閉塞性動脈硬化症　⓯慢性閉塞性肺疾患
⓰両側の膝関節または股関節に著しい変形を伴う変形性関節症

要介護認定 (QB保-604)(RB看-社43, 44)(衛231, 232, 239, 240)(公みえ239～241)

□① 介護保険の給付を受けるためには，市町村の要介護認定・要支援認定（以下，要介護認定）を受ける必要がある．認定は，認定調査，一次判定，二次判定を経て決定される．

□② 被保険者から市町村に**新規**の申請があった場合，市町村は職員を派遣し，認定調査を行う(『介護保険法』27条2項, 32条2項).
➡ 2回目以降（更新，区分変更 等）の場合は介護支援専門員（ケアマネジャー）などに調査を委託できる(同法28条5項, 29条2項 等).

□③ 要介護認定には，主治医の意見書が必要である．被保険者から申請を受けた後，市町村（保険者）は，被保険者の主治医に主治医意見書の作成を依頼する．主治医がいない場合には，市町村が指定する医師の診断を受けさせることができる(同法27条3項).

□④　市町村に設置される介護認定審査会の審査判定の結果（二次判定）に基づき, 市町村が要介護認定を行う （同法14, 19条）.

□⑤　要介護度は,「要支援1, 2」「要介護1 ～ 5」の7段階に区分されている.

介護度	状態の目安
要支援1	日常生活には支障はないが, 立ち上がり等に一部介助が必要
要支援2	日常生活にはほぼ支障はないが, 歩行や入浴等に一部介助が必要
要介護1	立ち上がりや歩行がやや不安定, 排泄や入浴等に一部介助が必要
要介護2	立ち上がりや歩行が困難, 排泄や入浴に全介助が必要
要介護3	立ち上がりや歩行が自力では不可能で, 排泄・入浴・更衣等に全介助が必要
要介護4	介護なしでは日常生活が困難なため, 全介助が必要
要介護5	意思伝達困難や, 介護なしで日常生活が不可能なため全面的な介助が必要

□⑥　被保険者は認定結果に不服がある場合には, 都道府県の介護保険審査会に審査請求することができる （同法183条1項, 184条）.

□⑦　認定の有効期間内であっても, 心身の状態が悪化した場合には, 認定の区分変更を申請することができる （同法29条, 33条の2）.

〔要介護者の状況〕

□①　高齢化に伴い, 要介護・要支援認定者（認定者）は年々増加しており, 令和3（2021）年度末現在で690万人である （厚生労働省：令和3年度介護保険事業状況報告）.

□②　認定者のうち, 軽度（要支援1 ～ 要介護2）の者が約65.4％を占める （同報告）.

□③　介護が必要となった主な原因の第1位は認知症（16.6％）である （厚生労働省：令和4年国民生活基礎調査）.

介護サービス計画（ケアプラン） (RB看-社44, 45)(衛232, 233)(公みえ242, 243)

- □① 介護保険サービスを利用する際には，介護サービス計画（ケアプラン）を立案しなければならない．

- □② ケアプランとは，要介護者・要支援者が介護保険サービスを適切に利用できるよう，心身の状況，生活環境を勘案し，サービスの種類，内容，提供スケジュール，実施者などを定めた計画である．

- □③ ケアプランは利用者が自ら作成してもよいが，要介護者の依頼を受けて介護支援専門員（ケアマネジャー）が作成する場合が多い（要支援者の場合は，地域包括支援センターの保健師等が作成）．この場合，ケアプラン作成費用は全額介護保険から支給される（『介護保険法』46, 58条）．

- □④ 支援内容を決定するのは，サービス利用者である**本人**や**家族**である．^{104A18}

- □⑤ 要介護者・要支援者やその家族の相談に応じ，そのニーズを適切に把握したうえでケアプランを作成し，必要に応じて定期的に見直す．

- □⑥ 介護保険のサービスだけでなく，そのほかの利用可能な保健福祉サービスの活用も検討して，ケアプランを作成する．

介護支援専門員（ケアマネジャー） (QB保-605)(RB看-社45)(衛239)(公みえ243)

- □① 介護支援専門員（ケアマネジャー）は，要介護者・要支援者からの相談を受け，心身の状況に応じた適切なサービスが利用できるよう，市町村，サービス事業者，介護保険施設などと連絡・調整を行う．

- □② 医療，保健，福祉などの有資格者で，5年以上の実務経験を有する者などが，試験と研修を経て都道府県知事の登録を受けることで取得する（『介護保険法』69条の2）．

- □③ ケアマネジャーは，利用者の依頼を受け，**居宅介護支援**（ケアマネジメント）やケアプランの作成などを行う．

- □④ 居宅介護支援（ケアマネジメント）では，居宅要介護者が**介護保険サービス**やその他の居宅で必要な**保健医療福祉サービス**を利用できるよう，心身の状況や環境，居宅要介護者と家族の希望などを勘案して，**ケアプランを作成**するとともに，関係機関との**連絡調整**などを行う^{103P28 102A5}（同法8条24項）．

介護保険サービス （RB看-社40～42）（衛231～237）（公みえ244）

□① 介護保険サービスには，要介護者を対象とした介護給付と，要支援者を対象とした
予防給付がある．利用者は要介護度に応じて，必要なサービスを受けることができる．

▼ 介護保険サービス利用までの流れ

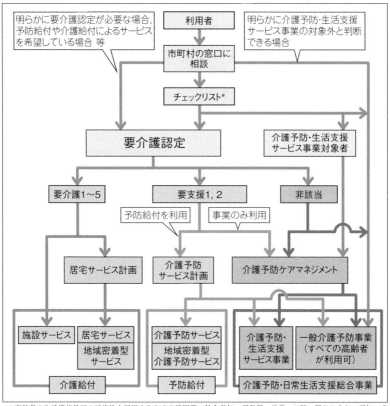

* 高齢者の生活機能低下の可能性を把握するための質問票．社会参加，運動器，栄養，口腔，閉じこもり，認知，う
つに関する25項目で構成されている．
厚生労働省：「介護予防・日常生活支援総合事業のサービス利用の流れ」より改変

□② サービスの利用は，認定時からではなく申請時までさかのぼって認められる（『介護保
険法』27条8項，32条7項）．

10章 保健医療福祉行政論

□③　介護保険サービスの種類は，以下のようである．　109A53

予防給付	介護給付
都道府県による指定・監督 ◎介護予防サービス 【訪問サービス】 ○介護予防訪問入浴介護 ○介護予防訪問看護 ○介護予防訪問リハビリテーション ○介護予防居宅療養管理指導 【通所サービス】 ○介護予防通所リハビリテーション 【短期入所サービス】 ○介護予防短期入所生活介護 ○介護予防短期入所療養介護 ○介護予防特定施設入居者生活介護 ○介護予防福祉用具貸与 ○特定介護予防福祉用具販売	**都道府県による指定・監督** ◎居宅サービス 【訪問サービス】 ○訪問介護（ホームヘルプサービス） ○訪問入浴介護 ○訪問看護 ○訪問リハビリテーション ○居宅療養管理指導 【通所サービス】 ○通所介護（デイサービス） ○通所リハビリテーション（デイケア） 【短期入所サービス】（ショートステイ） ○短期入所生活介護 ○短期入所療養介護 ○特定施設入居者生活介護 ○福祉用具貸与 ○特定福祉用具販売 ◎施設サービス* ○介護老人福祉施設 ○介護老人保健施設 ○介護医療院
市町村による指定・監督 ◎介護予防支援（介護予防ケアマネジメント） ◎地域密着型介護予防サービス ○介護予防小規模多機能型居宅介護 ○介護予防認知症対応型通所介護 ○介護予防認知症対応型共同生活介護（グループホーム）	**市町村による指定・監督** ◎居宅介護支援（ケアマネジメント） ◎地域密着型サービス ○定期巡回・随時対応型訪問介護看護 ○小規模多機能型居宅介護 ○夜間対応型訪問介護 ○認知症対応型通所介護 ○認知症対応型共同生活介護（グループホーム） ○地域密着型通所介護 ○地域密着型特定施設入居者生活介護 ○地域密着型介護老人福祉施設入所者生活介護 ○複合型サービス（看護小規模多機能型居宅介護）
その他 ○介護予防住宅改修（20万円を限度．原則として同一住居につき1人1回）	**その他** ○居宅介護住宅改修（20万円を限度．原則として同一住居につき1人1回）

市町村が実施する事業
◎地域支援事業
○介護予防・日常生活支援総合事業
○包括的支援事業
○任意事業

＊令和6年3月31日までに介護療養型医療施設は廃止された．

居宅サービス (RB看-社45, 46)(衛233, 234)(公みえ246)

□① 在宅介護を支援するため，要介護者には**居宅サービス**，要支援者には**介護予防サービス**として，以下のような『介護保険法』による居宅サービスが提供される.[103A51]

種　別	サービスの名称	内　容
居宅（訪問）	**訪問介護**（ホームヘルプサービス）	訪問介護員（ホームヘルパー）や介護福祉士等が，利用者宅を訪れ，身体介護（入浴，排泄，食事等の援助）や生活援助（調理，洗濯，掃除 等）を行う.
	訪問入浴介護	介護職員および看護師等が利用者宅を訪れ，専用の浴槽あるいは移動入浴車等で入浴を介助する.
	訪問看護	看護職が利用者宅を訪問し，医師の指示のもとに，点滴管理，創傷ケア，褥瘡ケアといった診療の補助行為，療養上の世話を行う.
	訪問リハビリテーション	理学療法士，作業療法士等が利用者宅を訪問し，医師の指示のもとに，理学療法や作業療法等のリハビリテーションを行う.
	居宅療養管理指導	医師，歯科医師，薬剤師，管理栄養士等が利用者宅を訪問し，診療行為，口腔管理，服薬指導，栄養指導等の療養上の管理・指導を行う.
通所	**通所介護**（デイサービス）	利用者がデイサービスセンター等の施設に通所し，入浴，排泄，食事等の介護および機能訓練を受ける. カラオケやゲーム等のレクリエーションを通じて，機能訓練を行う場合が多い.
	通所リハビリテーション（デイケア）	利用者が介護老人保健施設，介護医療院や病院，診療所等の施設に通所し，医師の指示のもとに，理学療法や作業療法等のリハビリテーションを行う.
（ショートステイ）短期入所	**短期入所生活介護**	利用者が特別養護老人ホーム等の施設に短期入所し，入浴，排泄，食事等の介護その他日常生活上の世話および機能訓練を受ける. 家族の身体的・精神的負担を軽減することで，家族生活の維持・安定を図ることが目的である.
	短期入所療養介護	利用者が介護老人保健施設，介護医療院等に短期入所し，看護，計画的な医学管理に基づく介護，機能訓練その他必要な医療や日常生活上の世話を受ける.
生活支援	**特定施設入居者生活介護**＊	利用者が特定施設（軽費老人ホーム，有料老人ホーム 等）に入居し，特定施設サービス計画に基づいて，入浴，排泄，食事等の介護その他日常生活上の世話，機能訓練，療養上の世話を受ける.
その他	**福祉用具貸与・特定福祉用具販売**	事業者は利用者に福祉用具の貸与や販売を行う.

＊特定施設は居宅と同じ扱いである.
※予防給付の場合は，各サービスの名称の前に「介護予防」がつく. ただし，平成26年の改正により，介護予防訪問介護と介護予防通所介護は地域支援事業へ移行された.

施設サービス

(RB看-社47, 48)(衛235, 236)(公みえ245)

□① 各介護施設の機能，対象者などは，以下のようである．

施設名	指定介護老人福祉施設（特別養護老人ホーム[*1]）	介護老人保健施設	介護医療院	
			Ⅰ型	Ⅱ型
設置の根拠法令	老人福祉法（＋介護保険法の指定）	介護保険法	介護保険法	
医療行為	なし	あり		
施設の位置づけ	福祉的機能 ← 中間的機能 → 医療的機能			
機　能	生活援助	在宅復帰，機能訓練，医学的管理	長期療養，機能訓練，医学的管理，生活施設	
対象者	身体上または精神上著しい障害があるために，常時の介護を必要とし，かつ居宅においてこれを受けることが困難な要介護者[*2]	病状安定期にあり，入院治療の必要はないが，看護・医学的管理の下，介護・機能訓練・医療等を必要とする要介護者	長期療養患者で，日常的な医学的管理が必要な重介護者や，看取り・ターミナルケア等が必要な要介護者	
管理者	医師でなくてもよい	原則医師		
入所期間の目安	期限なし	短期（3か月）	長期	

*1：特別養護老人ホームのうち，都道府県知事の指定を受け介護保険の給付対象施設となったものを指定介護老人福祉施設という．
*2：特別養護老人ホームへの新規入所者は原則要介護3以上に限定される．なお，やむを得ない事情がある場合は要介護1・2でも入所可となる．

□② 施設サービスは，要介護者のみ利用できる（要支援者は利用不可）．

地域密着型サービス

(RB看-社48, 49)(衛234, 235)(公みえ247)

□① 地域密着型サービスは，介護が必要となっても住み慣れた地域での生活が継続できるように24時間支えるという観点から，日常生活圏域内にサービスの拠点を確保し，提供されている．

➡被保険者は，原則として居住する市町村内で提供されるサービスのみを利用できる．

□② 要介護者・要支援者ともに利用できるサービスは，以下のようである．

サービスの名称	内容
小規模多機能型居宅介護	居宅サービスの拠点で，入浴，排泄，食事等の介護や日常生活上の世話，機能訓練を提供するサービス．通いを中心に，利用者の状態や希望に応じて，随時訪問や泊まりを組み合わせて提供することで，在宅での生活を支援する．登録定員は，1事業所29人以下である．
認知症対応型通所介護	認知症の要介護者等が特別養護老人ホームや老人デイサービスセンター等の施設に通い，入浴，排泄，食事等の介護や日常生活上の世話，機能訓練を受ける．通所介護の認知症対応版システムである．
認知症対応型共同生活介護*（グループホーム）	認知症の要介護者等を，施設において，入浴，排泄，食事等の介護，その他の日常生活上の世話および機能訓練を行う．5〜9人程度が1ユニットとなって共同生活を行う．必要時，利用者は訪問看護を利用できる．

＊要支援1では利用できない．
※予防給付の場合は，サービスの名称の前に「介護予防」がつく．

□③ 要介護者のみが利用できるサービスは，以下のようである．　^{101A35}

サービスの名称	内容
定期巡回・随時対応型訪問介護看護	日中・夜間を通じて短時間の定期巡回型訪問と随時の対応を行う．
夜間対応型訪問介護	夜間の巡回や連絡に特化した訪問介護サービスを行う．
地域密着型通所介護	特別養護老人ホームや老人デイサービスセンター等において，入浴，排泄，食事等の介護その他日常生活上の世話，機能訓練を行う（定員18人以下の通所介護事業所）．
地域密着型特定施設入居者生活介護	有料老人ホームやケアハウス等において，特定施設サービス計画に基づく入浴・排泄・食事等の介護，その他日常生活上の世話，機能訓練，療養上の世話を行う（定員29人以下の介護専用型特定施設）．
地域密着型介護老人福祉施設入所者生活介護	地域密着型施設サービス計画に基づく，入浴，排泄，食事等の介護や日常生活上の世話，機能訓練，療養上の世話を行う（定員29人以下の特別養護老人ホーム）．
複合型サービス（看護小規模多機能型居宅介護）	訪問看護と小規模多機能型居宅介護を組み合わせて多様なサービスを一体的に提供する．居宅またはサービス拠点への通所・短期宿泊において提供される．

介護保険事業（支援）計画 (QB保-606, 607)

□① 介護保険事業の円滑な実施のため，国が策定する基本指針に基づき，市町村は介護保険事業計画，都道府県は介護保険事業支援計画を作成する．3年を1期として策定される．（『介護保険法』117, 118条）

□② これらの計画は，市町村や都道府県の介護保険サービスの基盤を整備する計画であり，市町村の第1号被保険者の保険料算定の基礎となる．

□③　市町村介護保険事業計画には，以下のような内容を定める（同法117条2項）.

> ● 日常生活圏域の設定
> ● 各年度の介護給付等対象サービスの種類ごとの量の見込み
> ● 各年度における地域支援事業の量の見込み
> ● 自立支援や費用の適正化等に対する市町村の取り組みおよび目標設定 等

□④　市町村介護保険事業計画で定める**日常生活圏域**は，「当該**市町村が，その住民が日常生活を営んでいる地域**として，地理的条件，人口，交通事情その他の社会的条件，介護給付等対象サービスを提供するための施設の整備の状況その他の条件を総合的に勘案して定める区域」とされている（同法117条2項）.
　　➡具体的には，おおむね30分程度で行ける範囲，中学校区程度などを指す.

□⑤　市町村は，市町村介護保険事業計画を定めるとき，または変更しようとするときに，あらかじめ**意見公募**（パブリックコメント）などの被保険者の意見を反映させるために必要な措置を講じることが定められている（同法117条12項）.

□⑥　市町村介護保険事業計画は，地域包括ケアシステム（p.346, 347参照）を推進するための地域包括ケア計画に位置づけられており，介護保険総合DB（p.309参照）などを活用した地域分析をもとに計画を作成する.

□⑦　都道府県介護保険事業支援計画には，以下のような内容を定める（同法118条2, 3項）.

> ● 老人福祉圏域の設定（二次医療圏と一致が望ましい）
> ● 介護保険施設の種類ごとの必要入所定員総数
> ● 市町村の推計した見込み等をもとにした各年度の介護給付等対象サービスの量の見込み
> ● 市町村の自立支援や費用の適正化等に対する取り組みへの支援に関し，都道府県が取り組むべき施策と目標設定
> ● 介護サービス情報の公表に関する事項　　　　　　　　　　　　　　　　等

□⑧　市町村介護保険事業計画と都道府県介護保険事業支援計画は，『老人福祉法』に基づく市町村老人福祉計画，都道府県老人福祉計画と一体のものとして作成しなければならない（『介護保険法』117条7項 等）.
　　➡**老人福祉計画**：老人福祉事業の供給体制の確保に関する計画で，市町村と都道府県がそれぞれ策定する（『老人福祉法』20条の8, 9）.

地域支援事業 (QB保-607～609)(RB看-社51)(衛237)(公みえ248)

□①　地域支援事業は，市町村が主体となり，被保険者が要支援・要介護状態になることを予防し，社会に参加しつつ，地域において自立した日常生活を営むことができるよう支援することを目的とする (厚生労働省：地域支援事業実施要綱)．

□②　地域支援事業には，介護予防・日常生活支援総合事業（必須），包括的支援事業（必須），各市町村の判断で行われる任意事業があり，包括的支援事業を中心とした事業の多くは地域包括支援センターに委託されている．
110P31　109A50　107P40　107P41　104A27　103A55　102P13

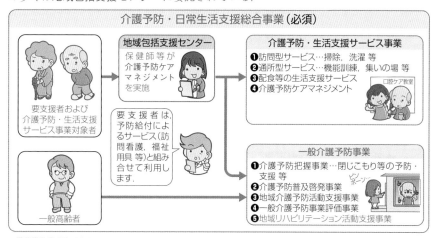

医療情報科学研究所 編：公衆衛生がみえる 2024-2025．第6版，メディックメディア，2024，p.248 より改変

10章

保健医療福祉行政論

□③　介護予防・日常生活支援総合事業（以下，総合事業）には，**介護予防・生活支援サービス事業**と**一般介護予防事業**がある． _{103A55}

□④　総合事業のうち**介護予防・生活支援サービス事業**は，住民，NPO，民間企業などが主体となり，地域のニーズにあった多様なサービス（買い物，見守り，外出支援 等）を提供する． _{103A55}

□⑤　介護予防・生活支援サービス事業の対象者は，**要支援者**と基本チェックリストにより支援が必要とされる者（事業対象者）である． _{103A55　102P13}

□⑥　一般介護予防事業の対象者は，第1号被保険者 (p.334参照) のすべての者である．一般介護予防事業は，**住民主体の通いの場の充実**やリハビリテーションの専門的知見による自立支援に資する取り組みなどを行い，**介護予防を推進する**． _{109A50} _{107P41}

□⑦　市町村は，高齢者保健事業を担う**後期高齢者医療広域連合との連携**を図り，高齢者保健事業と国民健康保険の保健事業，地域支援事業を一体的に実施するよう努める（『介護保険法』115条の45第6項）．
➡**高齢者保健事業**：75歳以降の後期高齢者医療制度の保健事業 (p.118〜120参照)
➡**国民健康保険の保健事業**：74歳までの国民健康保険制度の保健事業

□⑧　市町村は，地域支援事業の実施に必要がある場合，ほかの市町村や後期高齢者医療広域連合などに対して，被保険者の保健医療福祉サービス，健康診査，保健指導，療養に関する情報の提供を求めることができる（同法115条の45第7項）．

〔基本チェックリスト〕
□①　基本チェックリストは，高齢者の**生活機能**の状態を評価する質問票で，日常生活関連動作（ADLやIADL），運動器の機能，栄養状態，口腔機能，閉じこもり，認知症，うつに関する項目で構成されている． _{110P39　107P39}

▼　基本チェックリストにおけるうつの評価項目 _{101P24}

- （ここ2週間）毎日の生活に充実感がない
- （ここ2週間）これまで楽しんでやれていたことが楽しめなくなった
- （ここ2週間）以前は楽にできていたことが今ではおっくうに感じられる
- （ここ2週間）自分が役に立つ人間だと思えない
- （ここ2週間）わけもなく疲れたような感じがする

□②　基本チェックリストは，地域包括支援センターや市町村の窓口などで，被保険者に対して実施し，その結果に応じて，**要介護認定** (p.334, 335参照) や**介護予防・日常生活支援総合事業** (p.337, 338, 343, 344参照) などの必要なサービスにつなぐ．

地域包括支援センター (QB保-610〜611)(RB看-社51)(衛237, 238)(公みえ249)

□① 地域包括支援センターは，地域住民の保健医療の向上および福祉の増進を包括的に支援することを目的とした機関であり，**市町村または委託を受けた法人が設置する**（『介護保険法』115条の46第1〜3項）.

□② 要介護認定の有無にかかわらず，地域の高齢者のさまざまな相談や支援を総合的に行う機関である. ^{106A52}

□③ **保健師，社会福祉士，主任介護支援専門員（主任ケアマネジャー）の3職種が配置される**（同則140条の66）.

□④ 地域包括支援センターの業務は，以下のようである. ^{106A23 102P25}

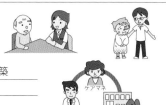

業務内容	❶包括的支援事業
	● 総合相談支援業務　　● 権利擁護業務
	● 包括的・継続的ケアマネジメント支援業務
	● 介護予防ケアマネジメント
	❷多職種協働による地域包括支援ネットワークの構築
	❸地域ケア会議の実施
	❹指定介護予防支援について
	❺その他

＊総合相談支援業務，指定介護予防支援は，指定居宅介護支援事業所に委託することも可能である.
厚生労働省：地域包括支援センターの設置運営について

□⑤ **包括的・継続的ケアマネジメント支援業務は，地域における連携・協働体制づくりや，介護支援専門員（ケアマネジャー）の支援を行う**. 介護支援専門員の支援では，個別指導や相談だけでなく，**介護支援専門員のネットワークの構築**や支援困難事例への指導などを行う. ^{102A22}

□⑥ 介護予防ケアマネジメントでは，対象者の状態をアセスメントし，介護予防・生活支援サービス事業（p.337, 338, 343, 344参照），一般介護予防事業（p.337, 343, 344参照）を，対象者が適切に利用できるよう支援する.

〔地域ケア会議〕

□① 地域ケア会議とは，高齢者個人に対する支援の充実と，それを支える社会基盤の整備を同時に進めていく，地域包括ケアシステムの実現に向けた手法である (厚生労働省：平成25年9月地域ケア会議推進に係る全国担当者会議資料).

□② 地域ケア会議には，❶個別課題解決機能，❷ネットワーク構築機能，❸地域課題発見機能，❹地域づくり・資源開発機能，❺政策形成機能がある (厚生労働省：「地域ケア会議」に関するQ&A).

□③ 地域ケア会議は，以下のように行われる．会議の内容・目的に応じて**地域包括支援センター**や**市町村**などが主催する.
_{109A51　103P29}

- 医療，介護等の多職種の協働により高齢者の個別の事例検討を通して個別課題の解決を図るとともに，介護支援専門員の自立支援に資するケアマネジメントの実践力を高める.
  ➡個別課題の分析により，地域に共通した課題を明確化する.
- 共有された地域課題の解決に必要な資源開発や地域づくり，さらには介護保険事業計画への反映などの政策形成につなげる.

厚生労働省：地域ケア会議の概要より作成

≫ 医療・介護・福祉の包括的な連携

地域包括ケアシステム (QB保-612, 613)(RB看-在4～7)(衛238, 243, 244)(公みえ132, 249)

□① 地域包括ケアシステムでは，団塊の世代が75歳以上になる**令和7(2025)年**をめどに，住み慣れた地域で自立した日常生活を営むことができるように，❶医療，❷介護，❸介護予防，❹住まい，❺自立した日常生活の支援が一体的に提供される体制を目指している.
_{105A31　103A10}

□② 平成26(2014)年に社会保障制度改革の一環として『**医療介護総合確保推進法**』が成立し，地域包括ケアシステムを構築するため，『**医療法**』，『**介護保険法**』が改正された.
_{110A38　107P21}
_{104P23}

- 『**医療法**』改正：地域医療構想，病床機能報告の創設 (p.329参照) 等.
- 『**介護保険法**』改正：予防給付（訪問介護・通所介護）の地域支援事業への移行，地域ケア会議の推進，特別養護老人ホームの新規入所者の限定（要介護3以上）等.

□③ 平成29（2017）年には，地域包括ケアシステムの深化・推進のため，『介護保険法』などが改正された．改正法では，以下の取り組みを行っている．^{107A8}

> ❶ 自立支援・重度化防止に向けた介護保険の保険者機能の強化等の取り組みの推進
> ❷ 介護医療院（p.340参照）の創設
> ❸ 地域共生社会の実現に向けた取り組みの推進（共生型サービス 等）

□④ 地域包括ケアシステムは，高齢者に限定するものではなく，地域共生社会の実現に向けて，障害者や子どもを含む，すべての地域住民のための仕組みとして取り組みが進められている．

　➡当初，『医療介護総合確保推進法』では，高齢者のみを対象としていたが，その後，地域共生社会の実現に向けて，すべての地域住民が対象となった．

　➡これを受け，介護保険と障害福祉制度では，高齢者と障害者（児）が同一事業所を利用できるよう共生型サービスが整備された．

□⑤ 地域共生社会とは，制度・分野ごとの縦割りや，支え手・受け手という関係を超えて，地域住民や地域の多様な主体が我が事として参画し，人と人，人と資源が世代や分野を超えて丸ごとつながることで，住民一人ひとりの暮らしと生きがい，地域をともに創っていく社会のことである．^{110A32}

　➡地域共生社会の実現に向けて，令和2（2020）年に『社会福祉法』が改正され，重層的支援体制整備事業（p.321参照）が整備された．

10 章　保健医療福祉行政論

★mediLinkアプリのQRコードリーダーで各ページのQRコードを読み込むと，無料で解説動画を観られます．なお，動画を観るにはmediLink会員登録と，書籍付属のシリアルナンバーを登録する必要があります．詳しくは本書冒頭の青い袋とじをチェック！

3 公衆衛生に関する国際的な活動

≫ 保健医療分野の国際協力

主な国際協力 (QB保-622)(RB看-統24～27)(衛31～39)(公みえ434)

□① 保健医療の分野における国際協力は，技術・情報の交換，人的交流を通じて自国民の生活の向上を図る国際交流と，開発途上国に対して日本の人的・物的・技術的資源を提供し，相手国民の生活の向上を図る狭義の国際協力に大別される．

□② 国際保健医療協力の枠組みは，以下のようである．

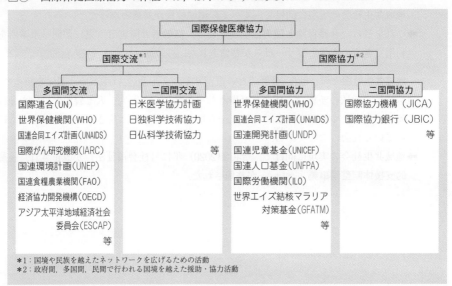

国際保健医療協力

国際交流*1 ／ 国際協力*2

多国間交流
国際連合(UN)
世界保健機関(WHO)
国連合同エイズ計画(UNAIDS)
国際がん研究機関(IARC)
国連環境計画(UNEP)
国連食糧農業機関(FAO)
経済協力開発機構(OECD)
アジア太平洋地域経済社会
　委員会(ESCAP)
　　　　　等

二国間交流
日米医学協力計画
日独科学技術協力
日仏科学技術協力

　　　等

多国間協力
世界保健機関(WHO)
国連合同エイズ計画(UNAIDS)
国連開発計画(UNDP)
国連児童基金(UNICEF)
国連人口基金(UNFPA)
国際労働機関(ILO)
世界エイズ結核マラリア
　対策基金(GFATM)
　　　　等

二国間協力
国際協力機構(JICA)
国際協力銀行(JBIC)
　　　等

＊1：国境や民族を越えたネットワークを広げるための活動
＊2：政府間，多国間，民間で行われる国境を越えた援助・協力活動

□③ 国際連合（UN）は，国際平和の維持と経済・社会の発展を目的として設立された世界最大の国家間の連合である．

□④ 国連食糧農業機関（FAO）は，貧困・飢餓の撲滅を目標として世界の農林水産業の生産性向上と農村の生活状況の改善に取り組んでいる．

□⑤ 経済協力開発機構（OECD）は，多国間交流により経済・社会の課題に取り組んでいる．
　➡活動範囲は経済政策全般であるが，環境問題，社会保障（医療，健康）も対象としている．

政府開発援助（ODA） (QB保-623)(RB看-統25)(衛34, 35)(公みえ434, 439)

□① 政府開発援助（ODA）とは，開発途上国の経済・社会の発展や人々の生活向上のために先進国の政府によって行われる**資金・技術協力**である．^{103A37}

□② ODAには，先進国と開発途上国の間で実施される**二国間協力**と，国際機関への出資・拠出という**多国間協力**がある．

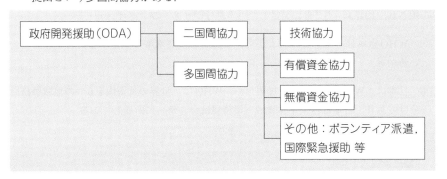

□③ 日本のODAのうち，二国間協力は**国際協力機構（JICA）**が担っている．^{103A37}

≫ 二国間協力

国際協力機構（JICA） (QB保-624)(RB看-統25)
(衛34)(公みえ438)

□① 日本における政府ベースの二国間協力は，主に**国際協力機構（JICA）**を通じて行われる．

□② JICAの二国間協力による主な事業は，以下のようである．

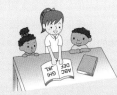

- ●**技術協力**：技術協力プロジェクト（専門家の派遣等）
  青年研修（研修員の受け入れ）
- ●**有償資金協力**（低利の貸し付け）
- ●**無償資金協力**（病院の建設や機器の供与）
- ●**ボランティア派遣**（青年海外協力隊等）
- ●**国際緊急援助** 等

≫ 多国間協力

世界保健機関（WHO） (QB保-625, 626)(RB看-統26)(衛36 ～ 39)(公みえ436, 437)

□① 世界保健機関（WHO）は，国際連合（UN）の国際保健分野に関する専門機関である．

□② 1946年，ニューヨークで開かれた国際保健会議で世界保健機関（WHO）憲章が採択され，1948年4月7日に発足した［本部はジュネーブ（スイス）］．

□③ WHO憲章は，すべての人々が可能な最高の健康水準に到達することを目的としている (1条)．

□④ 日本は，WHOに1951年に加盟した．WHOは，世界の加盟国を6つの地域事務局に分けており，日本は西太平洋地域（事務局はマニラ）に所属している．

□⑤ WHOの活動内容は，以下のようである．[101A40]

❶感染症対策事業
❷疫学・統計サービスの確立と維持 ［ICD (p.307参照)，ICF (p.143参照) の作成］
❸診断基準の標準化，生物製剤・抗生物質の国際基準の制定
❹保健医療従事者の教育・研修の基準の策定
❺保健事業の強化についての技術的協力
❻国際保健事業の指導的機関としての活動
❼薬品の副作用のモニタリング
❽災害時の緊急対策

□⑥ WHOが取り組む重要課題には，感染症対策，NCD対策 (p.105参照)，たばこ対策，ユニバーサル・ヘルス・カバレッジ（UHC）(p.352参照) などがある．

□⑦ 国際的な公衆衛生上の緊急事態に対する危機管理対策として，2005年に脅威となる疾病の国際的伝播を最大限防止することを目的として，緊急事態への対応や情報共有について国際保健規則が改正された．[107P2]
➡ **具体的な内容**：WHOへの通告義務，国内連絡窓口の設置 等．[107P2]

□⑧ WHOは，1974年からUNICEFとの共同事業として，世界中のすべての1歳未満の乳児に予防接種を行う**予防接種拡大計画（EPI）**を推進している．[105P2]

□⑨ WHOは，1988年の第41回世界保健総会において，ポリオを2000年までに地球上から根絶する決議案を採択した．なお，日本が所属するWHO西太平洋地域では2000年にポリオの根絶が確認されている．

□⑩　WHOは女性の健康の視点から，家庭・母子保健やHIV・エイズ感染対策など，リプロダクティブ・ヘルスの推進に取り組んでいる. ^101A40

□⑪　2003年，WHOによりたばこの規制に関する世界保健機関枠組条約が採択された.

国連児童基金（UNICEF）(QB保-627)(RB看-統26)(公みえ436)

□①　国連児童基金（UNICEF）は，1946年，第二次世界大戦で被災した子どもたちの緊急援助を目的に，国連国際児童緊急基金として設立された. その後，活動範囲を広げ，1953年に現在の名称へ改称された.

□②　多国間協力により，以下の事業に取り組んでいる. ^102A20

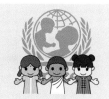

● 児童の権利に関する条約（子どもの権利条約）の普及
● 開発途上国や紛争中の国の子どもの支援
➡ 主な活動は子どもの命と健康を守るための生活支援であるが，初等教育普及（学校建設等）の支援も行っている.

□③　UNICEFは，その使命として，各国の事業計画に基づき，**女児と女性**が平等な権利を獲得できるように支援し，女性が地域社会の政治・社会・経済発展に全面的に参加できるようにすることを目指している. ^106A1

その他の多国間協力 (RB看-統26)(公みえ434〜436)

□①　国連合同エイズ計画（UNAIDS）は，国連のエイズ対策の強化・調整をする中心的機関で，開発途上国へのエイズ対策の啓発，支援などに取り組んでいる.

□②　国際労働機関（ILO）は労働問題に関する国際機関であり，労働条件の改善などに取り組んでいる.

□③　国連世界食糧計画（WFP）は，飢餓に苦しむ人を対象に食糧支援を実施する機関である. 食糧支援として**学校給食**の普及にも取り組んでいる. ^102P23

□④　国連難民高等弁務官事務所（UNHCR）は，難民支援活動として国際的な諸規定の監督（法的保護活動），緊急時の保護・支援などに取り組んでいる.

≫ 近年の国際保健の動向

持続可能な開発目標（SDGs）

（QB保-628, 629）（RB看-統27）（衛33, 34）
（公みえ435）

□① 2000年の国連ミレニアムサミットで，2015年までの目標を掲げたミレニアム開発目標（MDGs）を定めた．乳幼児死亡率の削減や妊産婦の健康改善などの目標達成を目指して取り組んでいた．

□② 2015年には，MDGsの後継として，2016～2030年までの**17分野の目標**を掲げた**持続可能な開発目標（SDGs）**が策定された．[109A32]

▼ 持続可能な開発目標（SDGs）

❶貧困をなくす	❿格差の是正
❷飢餓をなくす	⓫持続可能な都市とコミュニティづくり
❸健康と福祉	⓬責任ある生産と消費
❹質の高い教育	⓭気候変動への緊急対応
❺ジェンダー平等	⓮海洋資源の保全
❻きれいな水と衛生	⓯陸上資源の保全
❼誰もが使えるクリーンエネルギー	⓰平和，法の正義，有効な制度
❽人間らしい仕事と経済成長	⓱目標達成に向けたパートナーシップ
❾産業，技術革新，社会基盤	

□③ SDGsの目標のうち，「❸健康と福祉：あらゆる年齢のすべての人々の健康的な生活を確保し，福祉を促進する」には，ユニバーサル・ヘルス・カバレッジ（UHC）の達成が含まれている．

〔ユニバーサル・ヘルス・カバレッジ（UHC）〕

□① ユニバーサル・ヘルス・カバレッジ（UHC）とは，「すべての人が適切な予防，治療，機能回復などの保健医療サービスを，必要なときに支払い可能な費用で受けられる状態」のことを指す．[110P17]

□② 貧困などの格差により，いまだに全世界の人口の半分は健康を守るための基礎的な保健医療サービスを受けられない状態にある．そのため，WHOや各国政府が協力して，UHCの達成を目指している．

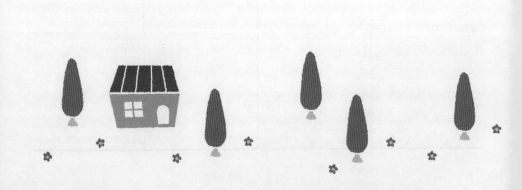

監修者一覧（五十音順・敬称略）

氏原　将奈	淑徳大学看護栄養学部看護学科 准教授	
加藤　由希子	慶應義塾大学看護医療学部 助教	
岸下　洸一朗	埼玉県朝霞保健所	
北宮　千秋	弘前大学大学院保健学研究科看護学領域 教授	
栗岡　住子	桃山学院教育大学人間教育学部 教授	
越田　美穂子	富山県立大学看護学部看護学科 教授	
小林　恵子	佐久大学看護学部看護学科 教授	
榊原　久孝	一宮研伸大学看護学部看護学科 教授	
佐藤　美樹	国立保健医療科学院生涯健康研究部公衆衛生看護研究領域	
	上席主任研究官	
島村　珠枝	兵庫県立大学 助教	
小路　浩子	神戸女子大学看護学部看護学科 准教授	
友滝　愛	前 東海大学医学部看護学科公衆衛生看護学領域 特任講師	
野地　有子	姫路大学看護学部 教授・千葉大学 名誉教授	
芳我　ちより	香川大学医学部看護学科地域看護学 教授	
原口　道子	公益財団法人東京都医学総合研究所難病ケア看護ユニット 主席研究員	
平澤　則子	長岡崇徳大学看護学部看護学科 教授	
吹田　晋	国立保健医療科学院生涯健康研究部	
藤野　智史	埼玉県東松山保健所 医幹	
渡邉　亮一	自治医科大学看護学部 名誉教授	

カバー・表紙 デザイン	名和田耕平デザイン事務所
カバー 写真	ただ（ゆかい）
カバー 粘土人形	キクチミロ

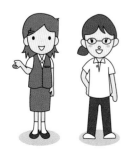

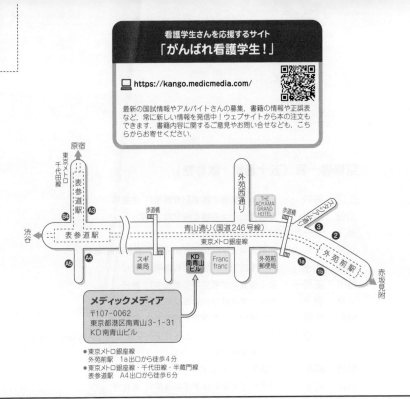

看護学生さんを応援するサイト
「がんばれ看護学生！」

https://kango.medicmedia.com/

最新の国試情報やアルバイトさんの募集，書籍の情報や正誤表など，常に新しい情報を発信中！ウェブサイトから本の注文もできます．書籍内容に関するご意見やお問い合せなども，こちらからお寄せください．

メディックメディア
〒107-0062
東京都港区南青山3-1-31
KD南青山ビル

● 東京メトロ銀座線
　外苑前駅　1a出口から徒歩4分
● 東京メトロ銀座線・千代田線・半蔵門線
　表参道駅　A4出口から徒歩6分

保健師国家試験のための レビューブック2025 第25版

● 落丁・乱丁はお取替えいたしますので，小社営業部までご連絡ください．
eigyo@medicmedia.com

● 書籍の内容に関するお問い合わせは，「書籍名」「版数」「該当ページ」を明記のうえ，下記からご連絡ください．
https://medicmedia.com/inquiry/

● 本書および付録の一部あるいは全部を無断で転載，インターネットなどへ掲載することは，著作者および出版社の権利の侵害となります．予め小社に許諾をお求めください．

● 本書を無断で複写・複製する行為（コピー，スキャンなど）は，「私的使用のための複製」など著作権法上の限られた例外を除き，禁じられています．自らが複製を行った場合でも，その複写物やデータを他者へ譲渡・販売することは違法となります．

● 個人が営利目的ではなく「本書を活用した学習法の推奨」を目的として本書の一部を撮影し，動画投稿サイトなどに収録・掲載する場合に限り，事前の申請なく，これを許可いたします．詳細については必ず小社ホームページでご確認ください．
https://medicmedia.com/guideline/

1999年 11月 11日	第 1 版発行	
2000年 12月 20日	第 2 版発行	
2001年 11月 6日	第 3 版発行	
2002年 11月 6日	第 4 版発行	
2003年 11月 17日	第 5 版発行	
2005年 10月 15日	第 6 版発行	
2006年 7月 26日	第 7 版発行	
2007年 7月 12日	第 8 版発行	
2008年 7月 10日	第 9 版発行	
2009年 7月 9日	第 10 版発行	
2010年 7月 15日	第 11 版発行	
2011年 7月 7日	第 12 版発行	
2012年 7月 6日	第 13 版発行	
2013年 7月 9日	第 14 版発行	
2014年 7月 4日	第 15 版発行	
2015年 7月 4日	第 16 版発行	
2016年 4月 29日	第 17 版発行	
2017年 4月 29日	第 18 版発行	
2018年 4月 21日	第 19 版発行	
2019年 4月 20日	第 20 版発行	
2020年 4月 18日	第 21 版発行	
2021年 4月 20日	第 22 版発行	
2022年 4月 19日	第 23 版発行	
2023年 4月 18日	第 24 版発行	
2024年 4月 16日	第 25 版発行	

編　　集　　医療情報科学研究所

発行者　　岡庭　豊

発行所　　**株式会社 メディックメディア**
〒107-0062　東京都港区南青山3-1-31 KD南青山ビル
（営業）　TEL　03-3746-0284
　　　　　FAX　03-5772-8875
（編集）　TEL　03-3746-0282
　　　　　FAX　03-5772-8873
https://medicmedia.com/

印　　刷　　倉敷印刷株式会社